健康管理导论

郑国华　万广圣 等◎主编

科学技术文献出版社
SCIENTIFIC AND TECHNICAL DOCUMENTATION PRESS
·北京·

图书在版编目（CIP）数据

健康管理导论 / 郑国华等主编. -- 北京：科学技术文献出版社，2024. 7. -- ISBN 978-7-5235-1617-1

Ⅰ. R19

中国国家版本馆 CIP 数据核字第 20247NN455 号

健康管理导论

策划编辑：张　丹　　责任编辑：韩　晶　　责任校对：张　微　　责任出版：张志平

出　版　者	科学技术文献出版社
地　　　址	北京市复兴路15号　　邮编 100038
出　版　部	(010) 58882952，58882087（传真）
发　行　部	(010) 58882868，58882870（传真）
邮　购　部	(010) 58882873
官 方 网 址	www.stdp.com.cn
发　行　者	科学技术文献出版社发行　　全国各地新华书店经销
印　刷　者	北京厚诚则铭印刷科技有限公司
版　　　次	2024 年 7 月第 1 版　　2024 年 7 月第 1 次印刷
开　　　本	787×1092　1/16
字　　　数	347千
印　　　张	16.5
书　　　号	ISBN 978-7-5235-1617-1
定　　　价	48.00元

编 委 会

主　编　郑国华　万广圣

副主编　王婷婷　赵　芳　施毓凤　杜学礼

编　者（以姓氏笔画为序）
　　　　万广圣　王婷婷　白　洁　杜学礼
　　　　郑国华　赵　芳　施毓凤　郭慧宁
　　　　彭向东　濮桂萍

（以上编者单位均为上海健康医学院）

随着工业化、城镇化和人口老龄化进程加快，我国居民生产生活方式和疾病谱也在不断地发生变化。居民健康知识知晓率偏低，吸烟、过量饮酒、缺乏锻炼、不合理膳食等不健康生活方式普遍存在，由此引起的心脑血管疾病、癌症、呼吸系统疾病、糖尿病等慢性非传染性疾病的发病率和死亡率逐年升高，严重影响人民的健康并阻碍了国民经济的发展。为此党和政府明确提出把人民健康放在优先发展的战略地位，以普及健康生活、优化健康服务、完善健康保障、建设健康环境、发展健康产业为重点，加快推进健康中国建设，努力全方位、全周期保障人民健康。

健康管理是在现代医学模式指导下，应用现代医学和管理学、信息学知识，对个体或群体的健康状况及影响健康的风险因素进行监测、分析与评估，并进行健康促进与干预的连续服务过程。其宗旨是调动个人、集体和社会的积极性，通过改变居民的不良健康行为，提高其健康素养，达到预防疾病和促进健康的目的。因此，发展以健康管理为中心的健康服务业，是推进健康中国战略进程的重要举措。为此，2016 年教育部在本科专业目录调整中设立了健康服务与管理专业。经过近 10 年的发展，逐步形成了以医学院校为主、其他类型高校为辅的本科教育体系，为本专业适应社会发展和市场需求提供了多样化的发展模式。为了使新入学的学生或感兴趣的社会人员全面了解该专业的工作内容、职业技能要求及未来发展前景，提高其专业认同度和学习态度，我们组织从事本专业教学一线工作的专业教师编写了本书，目的是帮助本专业新生或对本专业感兴趣的社会人员全面、系统地认识和理解健康管理的专业内涵、职业特点、能力要求，以及就业范围和工作内容等，为其深入学习本专业的理论知识奠定基础。

本书共有 15 章。第一章至第八章分别介绍了健康管理的起源与发展，健康管理相关概念，健康管理理论基础，健康管理基本技能，健康管理基本程序，健康管理基本策略和服务方式，健康管理工作的范畴和内容，健康管理人员的知识、能力结构和素质要求。第九章至第十五章分别介绍了健康管理与卫生事业管理的区别、健康管理与健康产业的关系及其应用，包括健康管理在健康体检业、健康保险业和健康养老业中的应用，以及在社区卫生服务和职业人群健康服务中的应用。

本书主要从专业入门的角度切入，重在阐述健康管理及其专业概貌，旨在帮助学生了解健康管理学科的基本概念、与相关学科的内在逻辑关系及其专业前景。本书适用于健康管理专业的本科学生及相关领域从业人员，也可作为自学教材使用。

　　本书在编写过程中，通过编委会编撰、初稿互审、主编和副主编统稿、审稿等环节严格控制编写质量。但是，鉴于本书内容涵盖范围较为广泛，编者水平及时间有限，难免有误，敬请同行及读者批评斧正，以便不断完善。

编写组

2024 年 7 月

目　录

第一章 健康管理的起源与发展

健康管理是一种对个人或人群的健康危险因素进行全面管理的综合性健康服务，其宗旨是调动个人、集体和社会的积极性，有效地利用有限的资源来达到最大的健康效果。

第一节 健康管理起源

一、健康管理的产生背景

（一）全球疾病谱的改变

疾病谱是指将疾病按其患病率的高低排列的顺序。疾病谱反映某一特定时间、特定地区和人群各种疾病的发生频度、疾病的种类和疾病的变动情况，可以用来描述一个国家或特定地区和人群患病状况，分析疾病的流行特点。20世纪50年代是人类健康问题的一个转折点，人类的疾病谱发生了历史性的转变。在20世纪50年代之前，威胁人类健康的主要疾病是急性和慢性传染病、营养不良性疾病、寄生虫病等，但是，当人类步入20世纪50年代的时候，世界各国的疾病谱发生了重大变化，主要疾病逐渐由过去的生物因素引起的传染性疾病转变为非生物因素或生物因素较少的非传染性疾病，如心血管疾病、恶性肿瘤、脑血管疾病、高血压等慢性非传染性疾病（慢性病）。据世界卫生组织的资料显示，1999年慢性病造成的死亡人数大约占全球死亡人数的60%，由此导致的疾病负担占全球疾病负担的43%，而在2017年，全球每年约有4100万人死于慢性病，占总死亡人数的71%。慢性病已经成为威胁全球人类健康的主要因素。慢性非传染性疾病主要指以心脑血管疾病（高血压、冠心病、脑卒中等）、糖尿病、恶性肿瘤、慢性阻塞性肺疾病、慢性肝脏疾病、肥胖症、精神异常和精神病等为代表的一组疾病，具有病因复杂、潜伏期长、病程长且大多数难以彻底治愈等特点。慢性病的危害主要是造成脑、心、肝、肺、肾等重要脏器的慢性损害，易造成伤残，影响劳动能力和生活质量，且医疗费用极其昂贵，增加了社会和家庭的经济负担。据世界经济论坛的报告估计，截至2030年五大慢性病（癌症、糖尿病、精神类疾病、心血管疾病和呼吸系统疾病）将给全球经济造成约47万亿美元的损失，相当于全球GDP的4%。因此，慢性病不仅是健康风险问题，更是全球经济风险问题。虽然慢性病的病因复杂，但通常与多个行为因素有关，如个体不良的生活方式、行为与饮食习惯等。因而通过改变生活方式，如保持健康的饮食、适量的运动、戒烟限酒、保持心理健康等，可以有效地预防慢性病的发生和发展，给健康管理提供了巨大的发展空间。

（二）现代医学模式的要求

医学模式（Medical Model）是人类在一定历史时期内从总体上对健康和疾病及其相互转化规律的哲学观点，包括健康观、疾病观、诊断观、治疗观等，是一定时期内人们对疾病和健康总体的认识，并成为当时医学发展的指导思想，影响着某一时期整个医学工作的思维及行为方式，从而使医学实践带有一定的倾向性。医学模式在医学发展进程中经历了神灵主义医学模式、自然哲学医学模式、机械论医学模式、生物医学模式和生物—心理—社会医学模式（现代医学模式）。与其他医学模式不同，现代医学模式综合考虑了生物、心理和社会因素对健康和疾病的影响。这种模式认为，疾病不仅仅是由生物因素引起的，还与个体的心理状态、生活方式和所处的社会环境等密切相关，这一模式要求生物医学以系统论为概念框架、以身心一元论为基本的指导思想，既要考虑到个体发病的生物学因素，还要充分考虑到有关的心理因素及环境和社会因素的影响，认为这些因素是相互联系和相互影响的。在此医学模式下，要求健康服务人员不仅要关注个体的生物学因素，还要关注个体的心理和社会因素，如情绪、压力、家庭关系、社会地位等，要根据个体的综合情况，制定出更为全面、个性化的健康服务方案。同时，该模式也强调预防和健康促进，认为预防疾病的发生和发展是医学的重要目标。健康服务人员要鼓励个体采取健康的生活方式，如均衡饮食、适量运动、保持良好的睡眠等，并关注个体所处的社会环境及其心理健康，提供相应的干预和治疗服务。这种模式使得健康服务人员能够更好地理解个体的病情和需求，提供更为全面、个性化的服务。同时，也有助于提高公众的医学素养和健康意识，促进健康生活方式的培养和疾病的预防。现代医学模式的提出，推动了医学从单纯治疗向预防、治疗、康复和健康管理相结合转变。

（三）多元化健康需求的需要

多元化健康需求是指在健康领域中，人们有着不同类型的需求和服务。由于个体的年龄、性别、生活方式、经济条件、健康状况等不同，不同的个体对健康产品和服务的需求也不相同。因此，健康需求因生理、心理、环境、社会等多种因素而异，而全球经济发展的不平衡使不同地区、不同国家和不同群体的健康需求差异进一步扩大。例如，在发达国家，多数人的健康需求可能是更加追求生命质量和长寿，更强调高品质的医疗保健和各种高科技手段的应用，而在发展中国家和一些贫困地区，普及基本的卫生健康知识和掌握简单的保健技能可能是大多数人基本的健康需求。一般而言，随着社会发展和人们生活水平的提高，人们对健康的需求日益多元化。多数人不再满足于基本的医疗保健服务，而是更加注重预防、康复、心理健康、营养等其他方面的需求。这些不同的需求和服务可以是相互独立的，也可以是相互补充的。多元化健康需求主要指以下几点。

①预防和健康促进。人们希望通过健康的生活方式与行为及定期体检、疫苗接种等措施，预防疾病的发生和发展。

②康复和慢性病管理。对于一些需要康复治疗的患者，如术后康复、骨折的患者等，人们需要更为全面、个性化的康复治疗方案。对于慢性病患者，人们需要长期的疾病管理和治疗方案，以控制病情、减少并发症、提高生活质量。

③心理健康。人们需要关注心理健康，包括情绪管理、压力缓解、人际关系等方面。人们需要专业的心理咨询和治疗，以解决心理问题、提高心理健康水平。

④营养和饮食。人们需要科学的营养和饮食指导，以保持身体健康、预防疾病。人们需要了解如何选择健康的食物、控制饮食量、保持营养平衡等方面。

⑤传统医学和自然疗法。人们希望了解和使用传统医学中的养生和保健方法及自然疗法，如中医、瑜伽、按摩等，以补充和辅助现代健康服务。

此外，一些特殊人群，如老年人、残疾人、农民工等，对健康服务有着特殊的需求。多元化健康需求要求社会能提供更为全面、个性化的健康服务，同时还需要加强与社区、家庭、社会机构的合作，形成综合的健康服务网络，满足人们的多元化健康需求。

二、健康管理的思想溯源

（一）中国传统医学中的健康管理思想

健康管理的思想源头可以追溯到中国的古代文化和中医学。在殷商时期的《尚书·商书·说命中》就有"惟事事，乃其有备，有备无患"的预防思想的表述。春秋时期，我国古代医家对健康形成客观认识并意识到其影响因素的可控制性的思想。春秋时期的《左传》就有描述，"若君身，则亦出入饮食哀乐之事也，山川星辰之神，又何为焉"，同时描述了六气致病论，初步对疾病和健康形成客观的认识，逐步脱离疾病与鬼神作祟相联系的认识，并意识到饮食、情志、生活方式等因素对健康的影响，形成新思想的萌芽。秦汉时期，《黄帝内经》明确提出并论述了"治未病"思想，如《素问·四气调神大论》中所述，"圣人不治已病治未病，不治已乱治未乱，此之谓也。夫病已成而后药之，乱已成而后治之，譬犹渴而穿井，斗而铸锥，不亦晚乎"，并进一步论述了饮食、五味、起居、六气、情志等对人体的影响。这说明古人已经认识到并强调预防疾病的重要性，而不是等到疾病已经发生才去治疗。战国时期名医扁鹊提出的"上医治未病，中医治欲病，下医治已病"的观点，也表达了同样的思想。这种"上医治未病"的思想，被认为是健康管理的最精辟和朴素的概括，与现代健康管理的理念相吻合。魏晋至明清时期，各代医家在早期《黄帝内经》"治未病"思想及相关理论的基础上不断扩充发展，如孙思邈将健康至疾病转变分为"未病""欲病""已病"3个阶段，认为医生要"消未起之患、治未病之疾，医之于无事之前"，阐明防重于治、有病早治的观点；朱丹溪发扬《黄帝内经》"治未病"思想，在《丹溪心法》中指出，"与其救疗于有疾之后，不若摄养于无疾之先"。

我们国家的传统养生文化有着悠久的历史，在其发展过程中融合了自然科学、社会科学等诸多因素，形成自身独特的理论体系，与现代健康管理理念在本质上殊途同归。养生是通过养精神、调饮食、练形体、适寒温等各种方法保养身体，减少疾病，增进健康，延年益寿，是一种综合性的强身益寿活动。从殷商时期开始，我国的养生文化就有确切的文字记载。如甲骨文中出现"沐""浴""寇帚"之类的字样。"沐"指洗头，"浴"指澡身，合在一起就是洗澡之意，强调重视个人卫生。西周时期，养生思想得到进一步发展，出现了专门掌管王室和贵族阶层饮食的食医官员，负责调配王室贵族饮食的寒温、滋味、营养等，类似于现代的营养师。这些养生保健思想出现在几千年前的古代，具有极其先进的意义。秦汉至隋唐时期，是中华养生文化的繁荣鼎盛时期，产生了众多的养生著作，其中最令世人瞩目的要算《黄帝内经》。该书汇集了先秦时期的各种养生观点，并且首次专门从医学角度探讨了养生问题，如《素问·上古天真论》就提到了"法于阴阳，和于术数，食饮有节，起居有常，不妄作劳，故能形与神俱，而尽终其天年，度百岁乃去"的养生原则。这些理论对后代产生了深远影响，引导和带动中医养生学日趋繁荣，并且逐渐出现了很多长于养生之术的医家，如张仲景和华佗等。"医圣"张仲景提出了"内养正气、外慎邪气"的养生经验，提出了预防为主的养生思想；华佗则根据古代的导引法，创立了著名的"五禽戏"。孙思邈继承了华佗的养生思想，注重适当运动且动静结合，在《千金要方·道林养性》中强调，"每日必须调气补泻，按摩导引为佳""养性之道，常欲小劳，但莫大疲及强所不能堪耳"，主张"动"起来，但均不能过度，更不能"强所不堪"，运动不能超过自身体力所能承受的范围，应该做适合自己的运动。

（二）西方古代医学中的健康管理思想

早在 6000 年前古埃及人认为食物除了滋养身体所需部分外，多余的部分如果不及时进行清除，将影响健康，而通过禁食、催吐、灌肠等方法可提高健康水平，这可能是现存记载最早的健康维护实践。古罗马医生盖仑认为，健康和疾病与人本身的意愿和行动能影响的 6 个因素有关，即空气、运动和休息、睡眠和觉醒、食物和饮料、满足和疏泄、情绪性兴奋。1 世纪的罗马大百科全书学者西尔斯指出：医学实践由三部分组成，即生活方式治疗、药物治疗和手术治疗。生活方式治疗就是在营养、穿着、对身体的护理、锻炼和锻炼的时间长度、按摩、洗澡、睡眠、合理限度的性生活等方面提供健康方式的处方和建议。因为当时的医生对疾病基本上是束手无策，这种医学实践持续了至少 1500 年，其主要贡献就是提供关于生活方式治疗的意见，在做出诊断和治疗后给予支持疗法。通过提供健康生活方式的建议来维护健康的模式是当时最主要的医学实践之一。

三、现代健康管理的兴起

随着经济和社会的进步，以及现代化进程加速，老龄化和慢性病的双重负担开始导致医疗卫生需求和费用的不断增长。市场出现医疗费用持续上升无法遏制的现象，以疾病为中心的诊治模式应对不了这些新挑战，而且医疗卫生领域的高科技投资对人群总体健康的回报率已经开始下降。新药、新手术和其他新技术的投入成本越来越大，对人群总体疾病的诊断和治疗、总体健康寿命的贡献却越来越小。无法遏制的医疗费用增长迫使人们寻找出路，1000多年前就有的生活方式治疗开始引起人们的注意。管理健康，而不仅仅是治疗疾病，开始逐渐发展起来。

（一）以美国为主的西方国家健康管理的兴起

美国是最早进入后工业化时代的国家之一，因此，美国最早感受到员工健康问题对生产力的负面影响已经构成了对经济和发展的威胁和挑战。于是，员工的健康管理开始被提到企业核心竞争力建设的高度来对待。1929年，美国蓝十字和蓝盾保险公司在对教师和工人提供基本的医疗诊费的同时，也提供进行健康管理的费用，由此产生了健康管理的商业行为。20世纪50年代末，美国保险业蓬勃发展，他们通过对其医疗保险客户（包括疾病患者或高危人群）开展系统的监管和控制，从而引出了"健康管理"的概念。其核心内容是医疗保险机构和医疗服务机构通过对其医疗保险客户或医疗服务客户开展系统的健康管理，达到有效控制疾病的发生或发展，显著降低疾病发病概率和实际医疗支出，从而减少医疗保险赔付损失的目的。由于实践证明健康管理能有效降低医疗赔付费用，20世纪60年代美国联邦政府开始介入健康管理领域，出台了将健康管理纳入国家医疗保健计划的政策。1973年，美国政府正式通过了《健康维护法案》，特许健康管理组织设立关卡，限制医疗服务，以控制不断上升的医疗支出。这种健康管理组织也统称为"管理医疗模式保险制度"，如今已取代了美国部分的医疗保险。20世纪70年代末，美国政府实施"健康人民"（Healthy People）行动，主要目标是预防疾病、拯救生命，提高人民生活质量，坚持健康促进与疾病预防用以节约医疗费用。这一行动的实施使健康管理逐渐得到美国民众的认可。20世纪80年代，美国健康管理得到了进一步的发展。这一时期，许多健康管理组织开始提供预防性和预测性的健康服务，例如定期体检、疾病预防建议等。此外，一些健康管理组织也开始与保险公司合作，提供更为全面的健康管理服务。到了20世纪90年代，随着医疗技术的不断进步和人们对健康意识的提高，美国健康管理行业得到更为广泛的发展，健康管理服务的需求也不断增长。这一时期，政府也出台了一系列政策，鼓励医疗机构和保险公司提供更为全面的健康管理服务。

除美国以外，其他发达国家也很早就注重健康管理。1959年日本就开始对卫生状况和潜在公共卫生问题实施健康管理，通过"有病早治，无病早防"有效地控制了医疗费用增长，提高了国民的健康水平。从20世纪70年代开始，由于面临经济滞胀和公共卫生危机，英国政府开始注重发展健康管理。从20世纪80年代起，英国进行医疗保障改革，将国民健康服务制度（NHS）从国有化转向市场化、私有化方向发展，但主要是由国家健康保障体系为主导。德国健康管理的发展可以追溯到19世纪。早在1866年，德国化工巨头巴斯夫就设有职业健康部，帮助员工预防和管理疾病，这是企业对员工开展健康管理的雏形。随后，在19世纪末和20世纪初，德国开始建立全国性的健康管理系统，倡导社区健康，并组建"卫生和社会保障部"来主管健康管理相关事宜。之后经过多年的发展，现阶段德国健康管理服务主要由公共医疗保险公司、私人医疗保险公司以及自保医疗保险公司提供，包括预防服务、控制传染病、社会保险、退休保险和社会补偿等方面，以满足民众健康管理需要。

（二）健康管理在中国的兴起

我国健康管理的兴起与发展可以追溯到 20 世纪 90 年代。随着改革开放的深入和经济的快速发展，人们的生活水平和健康意识逐渐提高，对健康管理的需求也日益增加。同时，受国际健康管理行业的影响和启发，我国开始引入和推广健康管理理念，主要经历以下几个阶段：

20 世纪 90 年代末至 2003 年是我国健康管理的起步阶段。在这个阶段，健康管理的概念逐渐引入中国，1994 年，中国科学技术出版社出版我国第一部《健康医学》专著，将"健康管理"作为该书的完整一章，首次比较系统地表述了健康管理的初步概念与分类原则、实施方法与具体措施等。其间，一些医疗机构开始提供健康体检服务，主要面向企业和个人提供健康检查和评估。2003—2008 年，受西方发达国家，特别是美国、日本等国发展健康产业及开展健康管理的影响，我国健康管理进入快速发展阶段。随着政府和广大民众的健康意识不断提高，以健康体检为主要形式的健康管理行业得到了快速发展，发达国家健康管理的理念、模式、技术与手段开始引入及传播。政府也开始重视健康管理和健康体检，出台了一系列政策和规划，促进了健康管理行业的发展。2008—2012 年是我国健康管理的规范化发展阶段。2008 年，卫生部启动了我国第一个健康管理课题，推动了健康管理的发展和研究。同时，一些地方开始成立健康管理专业机构，培养健康管理专业人才，推动健康管理的规范化发展。2012 年以来，随着国家对健康管理的重视和推广，健康管理逐渐普及到各个领域。政府出台了《"健康中国2030"规划纲要》等政策，推动了健康管理的发展。同时，一些互联网健康平台也开始涌现，为健康管理提供了新的手段和途径。

第二节　健康管理的作用和应用领域

健康是人们生活中最重要的财富之一。拥有健康的身体和良好的心理状态是实现个人目标和幸福生活的基础。然而，现代社会中，人们的生活节奏越来越快，工作压力增加，生活习惯和饮食结构都发生了巨大的变化，导致许多健康问题的出现。而健康管理是一种通过评估个人健康状况，提供健康建议、预防措施和个性化治疗计划等方式，帮助个人改善生活方式、预防疾病、维护健康的方法。因此，健康管理在我们的现代社会中变得日益重要，应用范围也越来越广泛。

一、健康管理的作用

（一）预防疾病

预防疾病是健康管理的首要作用和主要目标之一。健康管理通过评估个人健康状况，提供健康干预和预防措施建议，可以帮助降低个人的发病风险，达到预防疾病的效果。健康管理也可通过定期的健康检查和评估，在早期发现潜在的健康问题，并及时采取干预与处理措施，防止疾病的发生或减缓病理进程。健康管理还可以通过普及健康知识和提供相关健康咨询，帮助人们了解健康知识、懂得如何保持良好的健康行为习惯和生活方式；同时通过健康管理，个人可以及时了解自己的健康状况，主动采取必要的措施保持身体健康，降低发病风险。例如，针对患有高血压、高血糖、高血脂等慢性病的高危人群，提供饮食控制、运动锻炼等方面的个性化健康管理方案，可以有效降低发病风险。

（二）提高生活质量

生活质量是指人们在日常生活中的主观感受和体验，受物质生活水平、社会关系与社交生活、身心健康、休闲与娱乐、生态环境、政治权利、社会参与，以及工作与职业等多个方面因素影响。这些因素相互关联、相互影响，共同影响着人们的生活品质。健康管理强调身心的全面健康，不仅关注疾病的预防和治疗，还关注人们的日常行为和心理状态的健康，让人们在身体和心理上都得到健康的享受。通过保持积极的心态、合理的工作和休息安排，以及正确的饮食和锻炼习惯等行为管理，人们可以保持良好的工作、家庭和社交生活，提高自己的生活质量。健康管理还可以通过提供个性化的健康建议和干预措施，帮助个体改变不良生活习惯，改善身心状况，增强免疫力，提高身体健康水平。例如，针对有长期吸烟、酗酒、缺乏运动等不良生活习惯的人群，提供个性化的戒烟、适度饮酒、运动计划等方案，可以帮助个人改善生活方式，提高生活质量。

（三）降低医疗费用

由于人类疾病谱的改变和医疗技术的不断进步，慢性非传染性疾病的增长和高科技医疗技术或设备的应用使医疗费用日益增长，已经成为许多国家和个体的重要负担。但是，许多慢性病或健康问题是可以通过早期发现和及时的干预得到更好的管理，从而避免或减少不必要的医疗费用。而健康管理是一个综合性的过程，可通过改善个人的生活方式和健康状况，预防和控制疾病的发展，从而降低医疗费用。如健康管理通过收集和分析个体的健康信息，评估其健康状况，可以为其提供健康指导、健康干预和疾病预防等方面的健康服务，使个体少生病而有效地控制医疗费用。因此，通过预防疾病、及时就医、控制病情和改善生活质量等多方面的健康管理措施，可以显著减少因病情恶化而导致的昂贵医疗费用和误工时间。此外，健康管理还能帮助个人更有效地利用医疗保险资源，有效提高医疗资源的利用率，优化医疗资源配置，从而降低医疗费用。通过提供个性化的防治疾病管理措施，帮助个人有效控制病情，减少病情恶化和反复就医的情况，也可降低医疗费用支出。

（四）改善健康结局

健康结局是指经过有计划的干预措施后，个体（包括群体或全体人群）的健康状态所发生的变化。健康管理可根据个体的年龄、性别、体质、生活习惯等因素，制订个性化的健康维护与健康促进计划，如合理的饮食与运动计划、休闲与压力管理计划等，可促进个体身体的健康发展或疾病后功能的恢复。也可通过定期的身体检查，及时发现潜在的健康问题，并有针对性地进行养生保健或医疗处理，阻止或逆转疾病的病理进程从而预防疾病的发生。同时，通过健康管理可以促使个体养成良好的生活习惯，如规律作息、充足睡眠、适当运动等，可以增强体质和身体免疫力，从而改善健康结局。对于患者，在合理的治疗处理外，个性化的健康管理措施，可帮助患者更好地控制病情，减少病情恶化和反复就医的情况，改善身体状况和生命质量。例如，针对糖尿病、冠心病等慢性病患者，提供个性化的饮食、运动、药物治疗等方面的管理方案，可以帮助他们更好地控制病情，改善健康状况。

（五）提高健康素养

健康素养是指个体具备的基本健康知识和技能，以及在日常生活中能够做出有益于健康的行为的能力。通过健康管理，个体可以获得更多的健康知识和技能，提高对自身健康的认知和掌控能力，从而更好地维护和促进自身健康。通过健康管理向公众提供健康知识和信息，也可帮助个人增强对疾病的认识和理解，提高自我保健能力和疾病预防技能。例如，通过开展健康讲座、发放健康宣传资料等方式，向公众普及健康知识，提高他们对不良生活习惯和致病风险的认知。

除此之外，健康管理还在增强社会功能、促进健康公平性、提高健康意识和促进健康老龄化等方面具有重要的作用和价值。通过实施有效的健康管理措施，可以帮助个人维护身体健康，促进社会的健康公平和可持续发展。因而，健康管理是一种非常有意义的策略，它通过多种手段的综合应用，可帮助人们更好地管理自己的健康状况，降低发病风险，也可及时有效地应对病情，更好地控制病情发展，提高生活质量，同时减少医疗费用。

二、健康管理的应用领域

健康管理在我国的应用领域广泛，包括政府、企业、保险、医药研发、体检、社区卫生服务和养老等多个领域，具有极大的发展潜力。

（一）政府及卫生管理

国民健康水平是影响经济发展的重要因素，健康的劳动者能够更好地参与经济活动，提高劳动生产率，促进经济增长。健康水平可直接影响整个经济体劳动供给的数量和质量，因此，好的健康水平是生产潜力最优化发展的前提性条件。目前，多数政府都认为健康管理是关系国家经济、政治和社会稳定的大事情，均制订了全国健康管理计划，如美国政府制订的"健康人民"计划。该计划项目由美国卫生与公众服务部牵头，与地方政府、社区和民间专业组织合作，在 28 个重点领域，结合 467 项健康指标，每 10 年进行一次计划—执行—评价过程，循环反复，目标是提高公众健康生活质量，延长健康寿命，消除健康差距，旨在不断地提高全国的健康水平。我国政府制定的《"健康中国 2030"规划纲要》，目的是推进健康中国建设。该纲要由中共中央和国务院于 2016 年发布，旨在从广泛的健康影响因素入手，以普及健康生活、优化健康服务、完善健康保障、建设健康环境、发展健康产业为重点，把健康融入所有政策，全方位、全周期保障人民健康。2023 年 4 月，国家卫生健康委又推出全民健康管理新政策，拟通过建立全国统一的健康管理平台，并应用大数据技术整合各类健康资源，实现健康档案的全程管理和跨区域共享；并推动家庭医生制度全面普及，为每个家庭配备专属家庭医生，实现家庭健康全方位服务，旨在为中国人提供更加个性化、精准的健康服务。

（二）企业职工健康保健

在企业中，员工健康状况对工作效率和团队凝聚力具有重要影响，越来越多的企业开始关注职工的健康保健。企业可以通过自设健康管理部门，或者与医疗机构、健康管理机构合作，为员工提供健康管理服务，有助于员工个人控制疾病危险因素，改善整体健康状况，从而提高企业整体的生产力。企业在健康管理方面的应用，主要包括建立员工健康档案、健康筛查、定期进行体育活动、饮食健康管理、控制工作压力、心理健康关怀、提倡健康生活、疾病预防宣传教育、自我保健技能培训、个性化健康管理计划、睡眠与压力管理等方面。可帮助职工控制疾病危险因素，改善健康状况，减少疾病发生的概率和医疗费用的负担。因此，企业职工健康管理的实施不仅能达到保护员工健康、减少医疗费用支出的目的，还可以显著提高员工的工作效率和对企业的忠诚度，如健康筛查是健康管理的重要环节，而通过定期对员工的身体健康进行检查，可以及时发现潜在的健康问题，并采取相应的干预措施，降低患病风险。有研究发现，企业在健康管理方面投入 1 元钱，可以减少 3 ~ 6 元的医疗费用。而且，这种回报是可持续的。

（三）健康保险

健康管理在健康保险领域中具有重要的作用和应用价值。健康管理在健康保险业的应用主要是通过健康管理可以减少投保人的发病风险来降低保险赔付费用。对于投保人，健康管理可以提高个人的健康水平，减少发病的风险；对于保险行业，健康管理可有效地减少保险费用的支出，增加企业收益。健康管理的核心技术是健康风险评估和疾病预测，健康保险公司通过健康风险评估和疾病预测技术能够精确地预测不同患病风险的个体并开展有针对性的健康干预或医疗处理，降低赔付成本；也可根据健康风险评估和疾病预测技术所得到的结果，对参保人员进行分类管理，对于低中风险人群重点实施健康维护计划，高风险人群进行早处理，帮助其减少对急诊、抢救或住院治疗的需求来降低医药费用。因此，健康管理是健康保险的保障，通过应用健康管理技术，如健康风险评估和健康干预，可以控制严重健康风险事件的发生，降低健康保险的赔付风险。而健康保险公司通过引入健康管理服务，可以有效地延伸保险服务内容，控制医疗风险，拓宽投资领域，优化客户体验并促进保险产品的创新。同时，健康管理服务的提供也促进了健康保险的市场销售。健康保险行业在精算中使用疾病风险预测技术，既通过分类管理降低了医药费用，又促进了健康管理技术的发展。

（四）医药研发领域

医药研发是指不断探索和发现新的药物或诊疗技术并对其进行开发和研究的过程，包括药物研制、临床试验和医学技术研究，目的是提高人体健康水平和诊疗效果，涉及生物学、药学、化学、临床医学等多个学科，是一个多学科的综合性领域。随着科学技术的不断更新和新技术的不断发展，医药研发领域逐渐向个性化、数字化的医疗与健康服务市场发展。因此，在医药研发的各个阶段，健康管理都扮演着不可或缺的角色，如通过健康管理研究疾病的流行趋势和影响因素，可为新药的研发提供思路和方向。健康管理中的疾病风险评估与预测技术的发展有助于更加精准地进行疾病预防、筛查和个性化治疗，因而其技术开发是医药研发领域的重要发展趋势；而健康管理方法的应用也可提高医药研发过程中临床试验的准确性和效率。因此，随着医药研发领域的不断发展和健康管理技术的不断创新，健康管理在医药研发领域中的应用将会有更加广阔的前景。

（五）健康体检领域

健康体检是指以健康或疾病预防为目的，通过医学手段和方法，对个体或群体的健康状况进行检查、分析、评估、预测、干预的全过程。而健康管理是对个体或群体进行全面、系统、连续的健康监测、评估和干预，旨在全面改善个体健康状况的健康服务。随着人们对自身健康越来越重视，健康体检业在现代社会中扮演着越来越重要的角色，在健康管理领域中具有不可替代的作用。一方面，健康体检是健康管理的基础和关键环节，通过定期的体检可以发现潜在的健康风险因素，为后续的健康干预和管理服务提供科学依据；另一方面，健康管理也需要借助健康体检的技术和服务手段来实现。例如，通过医学影像、实验室检查等手段对个体或群体的身体状况进行检查和评估。因此，健康体检业和健康管理之间的关系非常密切。健康体检可以为健康管理提供重要的数据和信息支持，而健康管理则可以为健康体检提供更加科学和规范的管理和服务模式。健康管理在健康体检领域中具有重要的作用，通过健康管理的实施能够有效地提高体检工作的效率和质量，同时为个人和群体健康状况的评价和疾病风险的预测、预警提供重要依据，如通过规范的体检流程管理，合理安排体检项目，能够提高体检工作的效率和安全性。通过使用专业的健康管理系统，可以将体检信息进行数字化存储和分析，为后续的体检情况追踪和健康状况分析提供数据支持。通过以健康指导为纽带，提供规范的体检结果报告，并进行分析，使体检报告更具科学性。在现代社会中，随着人们对健康的重视和需求的增加，健康体检业和健康管理都在不断地发展和壮大，为人们提供更加优质的健康服务和保障。

（六）社区卫生服务

社区卫生服务是社区建设的重要组成部分，它是以基层卫生机构为主体，以全科医师为骨干，通过合理使用社区资源和适宜技术，以健康为中心、家庭为单位、社区为范围、需求为导向，以妇女、儿童、老年人、慢性病人、残疾人、贫困居民等为服务重点，以解决社区主要卫生问题、满足基本卫生服务需求为目的，集预防、医疗、保健、康复、健康教育服务功能等于一体的，有效、经济、方便、综合、连续的基层卫生服务。在社区卫生服务中，健康管理可以发挥重要的作用，为社区居民提供更加全面和个性化的健康服务。在社区卫生服务中，社区卫生服务人员可以应用健康管理方法和技术，识别、控制社区人群的健康危险因素，实施个体化健康教育，指导医疗服务，辅助临床决策，以及实现全程健康信息管理。首先，健康管理可以帮助社区卫生服务机构更好地了解社区居民的健康状况，通过收集和分析健康数据，识别出社区中存在的健康问题，制订相应的健康管理计划和措施。其次，健康管理可以为社区居民提供更加个性化的健康指导和服务。例如，针对不同人群提供慢性病管理、营养指导、运动干预等方面的服务，可改善社区居民的健康状况。此外，健康管理也可以与社区卫生服务机构的其他功能相结合，如预防保健、妇幼保健等，形成一个完整的健康服务体系，提高社区居民的健康水平和生活质量。

（七）健康服务产业

健康服务产业是指以健康为中心，提供各种与健康相关的服务和产品的产业总和。它涵盖了健康监测与评估、营养与健康饮食、运动与健身指导、心理健康服务、健康教育与培训、慢性病管理与预防、远程医疗与智能化健康管理、健康保险、传统中医与养生等多个领域，是现代服务业的重要内容。健康管理作为一种全方位的个性化服务模式，在健康产业中发挥着越来越重要的作用，如通过风险评估与预测、个性化健康指导、健康监测与随访、医疗资源调配、健康教育与宣传、健康保险与支付以及智慧健康管理技术创新等多方面的综合应用，可以更好地促进健康产业的发展，更好地满足人民群众的健康需求，提高全社会人民的健康水平和生活质量。

第三节　我国健康管理存在的问题和发展趋势

健康管理自引入我国以来，政府政策的指引、学术和行业组织的带领，以及全体健康管理从业者的共同努力，共同推动了我国健康管理的快速发展。《健康管理概念与学科体系的中国专家初步共识》《中华健康管理学杂志》，以及其他与健康管理相关的专家共识、指南、规章制度的陆续发布，标志着我国健康管理理论体系的初步形成。但当前健康管理服务质量不高、模式单一，服务的供给难以满足日益增长的健康需求。

一、当前我国健康管理存在的问题

（一）理论研究滞后，缺乏学科标准

健康管理学作为一门新兴的综合性学科，涉及医学、管理学、营养学、运动学等多个学科领域，需要不同学科之间的融合，重点研究健康的概念、内涵与评价标准、健康风险因素监测与控制、健康干预方法与手段、健康管理服务模式与实施路径、健康信息技术及与健康保险的结合等一系列理论和实践问题。然而，当前这种跨学科融合的理论研究仍然很滞后，难以形成全面、系统的理论体系，严重影响了学科的进步和发展。例如，当前不同学科对健康的认知存在多种理论，包括中医、西医、养生等，各种理论体系并行，导致现代健康管理理论难以得到统一，健康管理实践缺乏明确的方向和目标，学科建设缺乏具体的方向、依据和标准规范。

（二）专业定位不清晰，缺乏人才培养标准

健康管理学是集医学科学、管理科学和信息科学于一体，主要研究人的健康和影响健康的因素以及健康风险评估、健康干预等健康管理相关理论、方法和技术的新兴医学学科，但目前并没有清晰、精准的定位。这导致无法清楚地了解这个专业的具体工作内容、职责以及所需的知识和技能，并且难以确立健康管理人才的培养标准，无法为行业提供明确的人才需求导向。

1. 专业定位不清晰

理论上健康管理人才应该熟悉医学与健康方面的基本理论知识，掌握健康服务的相关管理理论与方法和健康管理服务的实用技能，能够从事个体或群体健康检测、分析、评估、干预等健康服务与管理工作。因而健康管理服务的提供者应有扎实的医学知识和基本的健康维护技能，但目前健康管理专业人才的培养主要依靠各高校设立的"健康服务与管理"专业，该专业被纳入"管理学"范畴，培养的人才无法从事健康管理医学服务。而且不同类型的高校的专业课程设置差异较大，缺乏统一的培养标准，使得专业定位不清晰。

2. 缺乏人才培养标准

由于健康管理的专业定位不清晰，导致没有明确的人才培养标准。缺乏标准化、规范化的培养方案和课程设置，使得各高校的健康管理专业教育存在较大差异，难以保证人才的质量。

（三）服务内容单一，技术含量低

与传统医疗服务不同，健康管理服务属于非医学专业服务范畴，主要以健康促进为目标，以健康教育、健康检测与监测、健康风险评估与干预为手段，提供主动、连续、个性化的服务；内容上以慢性病防控为重点、以社区人群为主要对象、以非药物干预和生活方式改善为重要手段，为个体和群体提供有效的防控模式和路径。目前国内大部分的健康管理机构主要由原来的体检中心升级改造而来，服务内容还主要集中在健康体检，注重静态异常指标的发现，缺少对个人健康的长期趋势跟踪管理，缺乏系统、全面、流程化的健康管理服务，没有形成真正意义的健康管理服务。同时，专业健康管理工具的缺乏，以及健康管理信息化手段不足，使健康指标采集、数据评估分析效率低，健康数据价值很难有效挖掘。

（四）与健康保险融合不足，缺少协调发展

目前，健康管理与健康保险在服务内容和保险类型等方面尚未实现深度融合。在医疗与健康服务市场，公立医院的垄断地位和严格的行政管制限制了市场的发展，导致市场资源无法有效利用，保险机构难以介入健康服务过程，这使得用户难以获得全面、连贯的健康管理和保险服务。另外，目前保险公司提供的健康管理服务主要集中在就医服务方面，在疾病预防、慢病管理、康复护理、关键疾病管理等健康管理方面的探索与尝试不足；在服务对象上，目前能有机会触发保险服务的人群基本为患病人群，而健康保险的主要目标人群——健康群体，却由于保险产品的限制未能得到有效覆盖，导致保险中提供的健康管理服务使用频次低，无法引起客户群体的广泛重视。此外，相关法规和政策尚未完善，健康保险参与健康管理的机制和流程不够清晰。这些均导致健康管理机构和保险机构之间缺乏协调和配合，限制了两者的融合与发展。

（五）高质量的实证研究不足，缺乏标准化健康管理指南

当前健康管理学的研究方法主要以实证研究为主，但是实证研究存在研究方法和样本的限制，使其结果难以推广到更大范围的人群，使得健康管理实践缺乏统一的规范和标准，各地区、各机构的管理方法不尽相同，影响了健康管理的效果和质量。

①缺乏长期追踪研究。长期追踪研究对于准确评估健康管理的效果至关重要。当前大多数健康管理的实证研究都是基于短期的观察性研究或者小样本干预性研究，而长期追踪研究相对较少。然而，健康状况是一个动态变化的过程，短期的观察很难反映出个体未来的健康状况。

②缺乏多学科交叉研究。健康管理涉及多个领域，包括医学、心理学、社会学等。然而，目前大多数的健康管理实证研究主要集中在医学领域，缺乏多学科交叉研究。通过多学科交叉研究，可以从多个角度全面评估健康管理的效果，提高实证研究的质量。

③新技术的应用证据缺乏。随着科技进步，我国在健康管理技术创新方面已经取

得了一定的进展，许多新技术如智能穿戴设备、生物传感器、云计算等应用于健康管理实践，可提高健康管理的效率和精度，但是一些新技术尚缺乏大人群的研究数据，其应用效果缺乏高质量的研究证据。

④缺乏健康管理实践指南。健康管理实践指南是以循证医学系统评价的证据为基础，综合考虑不同干预措施的利弊，形成的能为服务对象提供最佳医疗或健康保健服务的推荐意见。但由于当前国内健康管理高质量的研究较少，缺乏形成健康管理实践指南的循证支持。

二、学科发展趋势

健康管理学是一门新兴的医学交叉学科，但不同于传统的医学，它以健康医学理论为指导，充分利用基础医学、临床医学和预防医学的理论和技术，更加注重人的健康素质的提高，不良生活方式和行为改善。根据《健康管理概念与学科体系的中国专家初步共识》，健康管理学是一门集医学科学、管理科学与信息科学为一体的综合学科。它研究的主要内容是人的健康和健康的维护和促进，重点研究健康的概念、内涵与评价标准、健康风险因素监测与控制、健康干预方法与手段、健康管理服务模式与实施路径、健康信息技术以及与健康保险的结合等一系列理论和实践问题。健康管理行业的快速兴起和发展，推动了健康管理学科的发展，将逐渐形成具有中国特色的健康管理学科体系。

（一）形成符合健康医学观的健康管理理论体系

健康医学是伴随 21 世纪医学模式转变，相对于疾病医学兴起的一门新的综合医学学科，它从健康出发研究健康的状态与水平、影响健康的因素、维护健康的能力、维护健康的方法等，发展形成以健康促进和健康管理等为核心的学科体系，也是一个评估、维护和促进个体与群体健康的综合系统。健康医学通过健康监测、健康诊疗、健康信息管理、健康影响因素干预等多领域的长期连续动态化工作，从不同层面全方位关注生命全过程的健康，从整体上对健康状态的变化过程进行客观评价分析并给予及时的干预和应对，合理配置和高效利用多元化的健康资源，为实现提升全民生活质量提供更加优质、便捷、人性化的健康服务。与传统的医疗服务相比，健康医学从单一的对抗疾病本身转向整体性的管理与调节，从生理、心理、社会等多个角度，在推进人与环境的和谐适应基础上，构建一体化的健康网络。健康医学理念就是强调维护、发挥和提升人体健康能力的核心作用的思想观念，健康医学模式就是以健康医学理念为指导，围绕如何维护、发挥和提升人体健康能力达到预防治疗疾病、提升健康水平等目的而发展形成的新的医学模式。在健康医学模式的指导下，健康管理的理论与实践研究将以健康为中心，围绕着维护和促进人的健康为根本目的，开展系列的理论研究和实践探索，探索维护和提高健康的技术、方法、手段、措施和途径，形成符合健康医学观的健康管理学科体系。

（二）与健康保险融合发展，形成新的学科体系

健康管理主要是对个体或群体的健康状态以及危险因素进行全面监测、分析、评估，提供健康咨询和指导，以及对健康危险因素进行干预的全过程。而健康保险则是一种以被保险人的身体为保险目标，使被保险人在疾病或意外事故所致伤害时产生的费用或损失获得补偿的保险。两者具有融合发展的天然纽带，健康管理技术和方法可融合应用于健康保险产品的设计、精算和定价中，使保险产品能够更准确地反映被保险人的健康风险，更好地满足客户的需求。健康管理技术和方法可应用于健康保险风险评估、预测和控制，以实现健康保险业务的稳健经营和可持续发展；反之，健康管理在健康保险应用实践中也将进一步促进健康管理策略的发展与完善。另外，健康保险行业始终是健康风险评估、人群分类干预指导、疾病管理等健康管理技术的应用实施平台，健康管理服务则是健康保险产品的主要内容。因此，健康管理与健康保险的融合发展不但可提升健康管理的专业化和精细化水平，也可提升保险业务的服务质量和效率。两者通过深度合作和创新科技的应用，将推动健康管理与健康保险的协同发展，将成为未来健康服务领域的重要发展趋势，并形成一个新的学科体系，为人们的健康提供更加全面、精准、高效的保障。

（三）健康管理的专业定位将进一步明确

健康管理是研究人的健康和影响健康的因素，以及健康管理相关理论、方法和技术的新兴学科，是现代医学的重要创新。随着人们健康意识的提高和健康需求的增加，健康管理专业在健康服务体系中将扮演着重要角色。健康管理服务是以现代健康概念和健康医学为指导，秉承以人的健康为中心，以零级预防和慢性病风险因素管理为重点，以健康检测、评估、干预、跟踪为基本环节，结合运用现代信息技术和管理手段，提供系统、连续、动态的全生命周期的新型医学服务模式。它通过开展健康监测与评估、健康咨询与教育、健康干预与指导、健康管理与跟踪以及健康研究与发展等工作，为个体和群体提供全面、连续的健康服务，旨在提高人们的整体健康水平和生活质量。而且随着社会的发展和人们对健康的关注度不断提高，健康管理专业的地位将愈加重要。

健康管理作为一门新的医学交叉学科与健康服务业态，与传统医学及医疗服务有着很大的不同。健康管理专业关注的是个体和群体的健康，其核心是个体疾病的预防、健康状况和生活质量的提高，它涉及临床医学、公共卫生、营养学、运动科学等多个学科领域，通过对个体和群体的健康危险因素进行评估、干预和管理，实现预防和控制疾病的目标。而预防医学专业关注的是公共卫生和群体的疾病预防，其核心是通过对整个社会的卫生状况进行监测、评估和干预，以预防和控制疾病的发生和传播，涉及流行病学、环境卫生、职业卫生、营养与食品卫生等领域，注重的是群体性的预防措施和行为干预。临床医学专业关注的是疾病的诊断和治疗，其核心是通过对疾病的病因、病理生理进行研究，以找到有效的治疗方法，涉及内科、外科、妇科、儿科等各个专业领域，注重的是疾病的个体化治疗和管理。因此，健康管理专业更侧重于健康管理和促进，预

防医学专业更侧重于公共卫生和疾病预防，而临床医学专业更侧重于疾病的诊断和治疗。三者之间虽然存在差异，但都是为了维护和促进人类健康。而且健康管理在预防医学和临床医学之间起到了桥梁作用，它通过评估个人的健康状况，采取相应的干预措施，促进人体健康，并有效预防疾病的发生。这些措施包括改善生活习惯、合理饮食、适当运动、心理健康等方面。健康管理不仅可以帮助人们及时发现并解决潜在的健康问题，还能降低未来医疗支出的成本，将与临床医学和公共卫生学科共同发展，以提供全面、连续的卫生保健服务。但是，当前高等院校健康管理专业设置尚不完善，缺乏明确的培养目标和合理课程设置，导致人才的知识和能力结构无法达到健康服务管理标准，培养的健康管理人才难以满足健康管理学的发展需要和人们对健康管理服务的需求。但随着健康管理服务人才学历教育、继续教育、职业教育和岗位能力教育与培训体系的建立与完善，健康管理学科体系逐步完善，以及健康服务管理人才市场的逐步规范，健康管理专业人才培养目标日趋清晰明确，健康管理专业人才将明确定位为应具备现代健康管理理论、技术和方法等方面的知识以及应用这些知识的能力，具备现代健康理念与健康管理特长，掌握健康管理技能，能够在医疗卫生单位、体检机构、保险机构、商业健康管理机构、社区卫生服务机构以及养老机构等单位或部门，从事健康教育、健康咨询、健康指导和健康干预的应用型人才。

（四）与中医融合发展，形成具有中国特色的中医健康管理模式

中医理论认为，人体是一个整体，由五脏六腑、经络、气血等组成，并保持自身的平衡和稳定。中医强调整体观念和个体化服务，注重预防和调理，并通过综合性的管理和服务，有效地维护和促进人们的身体健康。中医健康服务注重"治未病"和养生与保健，其关键在于顺应自然、平衡阴阳、个体差异以及全面调理；认为通过情志、饮食、起居、运动等方面的调节，可达到增强体质、预防疾病、延年益寿的目的。这种理念与现代健康管理服务相似，都强调人体整体观和预防的重要性。因此，在中医"治未病"和现代健康管理理论指导下，以个体健康状态为核心，通过中医方法和技术进行状态辨识，建立风险预警、调理干预，并进行连续追踪、动态评价、实时反馈和调整优化，可实现"未病先防"；通过引导个体树立正确的中医健康理念，掌握基本的中医养生、健康调护方法与技术，采取行动纠正不良生活习惯和行为方式，可控制健康危险因素，提升健康水平，将形成一种具有中国特色的健康管理模式。这种模式将中医理论和方法融入现代健康管理中，注重整体观念和个体化服务，注重预防和调理，符合现代医学模式转变的趋势，通过综合性的管理和服务，可有效地维护和促进人们的身体健康。

参考文献

［1］武留信 . 加快健康管理学学术理论研究与学科建设 [J]. 中华健康管理学杂志，2007，1（1）：4-7.

［2］白书忠，武留信，陈刚 . 健康管理医学服务内涵与实践 [J]. 中华健康管理学杂志，2010，4（6）：321-325.

［3］刘静 . 健康管理本科专业建设相关问题探讨 [J]. 中华医学教育杂志，2013，33（3）：530-532.

［4］中华医学会健康管理分会，中华健康管理学杂志编委会 . 健康管理概念与学科体系的中国专家初步共识 [J]. 中华健康管理学杂志，2009，3（3）：141-147.

［5］白书忠，武留信，陈刚，等 . 中国健康管理理论新理论与实践 [J]. 中华健康管理学杂志，2014，8（4）：75-78.

［6］白书忠，武留信，吴非，等 . "十四五"时期我国健康管理发展面临的形势与任务 [J]. 中华健康管理学杂志，2021，15（1）：3-7.

［7］李灿东，李思汉，詹杰 . 中医健康认知与健康管理 [J]. 中华中医药杂志，2019，34（1）：202-205.

［8］曹阳 . 从临床医学迈向健康医学 [J]. 蚌埠医学院学报，2018，43（10）：1287-1292.

第二章　健康管理相关概念

不同时代和不同文化背景下，人们对健康与疾病概念的界定不同，并且随着人们对生命、疾病的认识深入而逐步扩展。在现代医学模式指导下，正确认识和理解健康的内涵及其相关的概念是健康管理基础。

第一节　健康及相关概念

一、健康

健康是指一个人在身体、精神和社会等方面都处于良好的状态。健康包括两个方面的内容：一是主要脏器无疾病，身体形态发育良好，体形均匀，人体各系统具有良好的生理功能，有较强的身体活动能力和劳动能力，这是对健康最基本的要求；二是对疾病的抵抗能力较强，能够适应环境变化，各种生理刺激及致病因素对身体的作用。随着社会和经济的不断发展，健康的概念也不断地更新，现在比较公认的是 1948 年世界卫生组织给出的定义：健康是一种身体、心理和社会适应的完好状态，而不仅仅是没有疾病或虚弱。1989 年世界卫生组织提出了"四维健康观"，认为健康包括了身体健康、心理健康、社会适应良好和道德健康。

二、健康概念的演变

由于中西方文化、地域的差异，在历史上人们形成了对健康的不同认识，同时中西方社会在不同历史时期对健康的理解也在不断演变。

在西方历史上，"健康"一词是医学哲学中一个古老而基本的概念，英文为"Health"，早在公元前 1000 年就出现了，与"神圣"（Holy）同源，本义为强壮（Hale）、健全（Soundness）和完整（Wholeness）。人类对健康的认识始于疾病。在远古时代，人类认为疾病受超自然的力量控制（鬼、神、上帝），对疾病存在各种不同的解释，诸如罪恶、惩罚、与自然不和谐等均被看作疾病产生的原因。古希腊时期希波克拉底提出四体液理论，认为血液、黏液、黄胆汁和黑胆汁四种体液构成了人的体质，当四种体液的比例、能量和体积配合得当并充分混合时，人体便处于健康状态；而个人的体液不足、过多或未混合均匀，则会带来痛苦与疾病。17 世纪，笛卡尔提出机械论，笛卡尔认为健康就像是一部功能良好的机器，而疾病则是一部功能失常的机器，且人的身体与灵魂是彻底分开的。1948年，世界卫生组织（WHO）章程将健康明确定义为：健康不仅是没有疾病、残疾或虚弱，而且是一种身体、精神与社会的良好状态。1979年，安东诺夫斯基又提出"复合健康"（Salutogenesis）的概念：一体两面，一面是健康；一面是幸福。通过对生物医学模式的反思，拨正了健康就是"人体生理功能正常，没有缺陷"的偏颇，提出了社会健康模式，其核心是健康，并被全世界所认同。1984年，WHO又扩展了健康的内涵，提出了人体健康的十大标准，其中之一为"牙齿清洁，无龋齿，无痛感，牙龈颜色正常，无出血现象"。概括起来，健康涵盖身体、心理、社会适应能力和道德情操4个维度。对于健康的内涵与外延，健康的精准适度，还必须不断探索隐藏在健康背后的不为人知的奥秘。

我国唐代开始出现"康健"一词，并广泛运用于普通古籍、中医典籍，如《外台秘要方》中的"令人康健多子方"、《博济方》中的"（枸杞煎）明目，驻颜，行步康健，壮元气，润悦肌肤"等。明代出现"健康"一词，用来表达身体健康之意。在1915年的《辞源》中仅检索到"康健"一词，解释为"精力强壮"。1984年的《辞海》（第四版）将健康定义为"人体各器官系统发育良好、功能正常、体质健壮、精力充沛并具有良好劳动效能的状态。通常用人体测量、体格检查和各种生理指标来衡量"。随着1988年中华预防医学会社会医学分会在西安成立，社会医学学科迅速发展，"生物—心理—社会"医学模式得到广泛认同，社会因素被加入健康的定义。1999年的《辞海》（第五版）将健康定义为"人体各器官系统发育良好、功能正常、体质健壮、精力充沛，并具有健全的身心和社会适应能力的状态。通常用人体测量、体格检查、各种生理和心理指标来衡量"。

尽管国内外学者基于不同视角定义了健康，但至今仍未能形成一个公认的健康概念，各类文献中讨论最多的定义是1948年WHO在其《组织法》中提出的健康定义。此后，WHO在1986年发布的《渥太华宪章》中对健康的意义进行了更为深入的阐释："要实现身体、心理和社会幸福的完好状态，人们必须要有能力识别和实现愿望、满足需求以及改善或适应环境。因此，健康是日常生活的资源，而不是生活的目标。健康是一个积极的概念，它不仅是个人身体素质的体现，也是社会和个人的资源。"

三、亚健康

（一）亚健康的定义

世界卫生组织将机体无器质性病变，但是有一些功能改变的状态称为"第三状态"，我国称为"亚健康状态"。国内较多采用的定义是：人们表现为身心情感方面处于健康与疾病之间的健康低质量状态及其体验。

（二）亚健康定义的演变

20世纪80年代中期，苏联布赫曼教授首次提出亚健康状态，他认为除了健康状态和疾病状态以外，还存在着一种中间状态，称为亚健康状态，也称为"灰色状态""次健康""游移状态""病前状态""亚临床期""临床前期""亚临床状态""中间状态""潜病期""前病态"等。国内学者在20世纪90年代中期首次提出"亚健康"这一名词，并初步定义为：介于健康和疾病的中间状态，在相当高水平的医疗机构经系统检查和单项检查未发现有疾病，但确实感觉到了躯体和心理上的种种不适，把这种情况称为"亚健康"。1997年我国首届亚健康学术研讨会上提出：亚健康状态多指无临床特异症状和体征或者出现非特异性主观感觉，而无临床检查证据，但已有潜在发病倾向的一种机体结构退化和生理功能减退的低质与心理失衡状态。在2001年8月举办的第8届亚健康学术研讨会上，亚健康的英文名被修正为"SUB-HEALTH（SH）"，此后在社会上被各领域人们广泛应用。2007年中华中医药学会发布的《亚健康中医临床指南》中指出：亚健康是指人体处于健康和疾病之间的一种状态。处于亚健康状态者，不能达到健康的标准，表现为一定时间内的活力降低、功能和适应能力减退的症状，但不符合现代医学有关疾病的临床或亚临床诊断标准。西方医学叫"医学难解释症状群"（Medically Unexplained Symptoms，MUS）。具体来讲，亚健康多指无临床症状和体征，或者有病证感觉而无临床检查证据；人们偏离健康但未导致实质性病变，临床检验显示临界状态，有潜在发病倾向的信息，处于一种机体结构退化和生理功能减退与心理失衡状态。

（三）亚健康的范畴

亚健康的概念广泛，亚健康的范畴也比较宏观而且模糊，可能涉及的医学范畴包括：①因体内的生理变化而出现的一些暂时的症状或实验室指标的改变，或者由于个体差异而表现出来的一些偏离正常范围的生物参数等；②机体对所处环境或情境的不良适应所反映出来的身心及社会交往方面的种种不适的表现，如疲劳、虚弱、情绪改变、社会交往困难等，或者某些生物参数的轻度异常；③机体身心功能的轻度失调而表现出来的种种躯体、心理等方面的症状，或者个别生物参数的轻度异常；④由于组织结构及生理功能减退所导致的各种虚弱表现，或者某些生物参数的轻度异常；⑤某些疾病经手术或药物等不同手段治愈，或者自然痊愈后（病灶消除、生物参数恢复正常等），或者由于身体内经历了较大的生理变化（如妇女的流产、分娩等）后，机体的功能处于恢复阶段，仍存在各种虚弱或不适的表现；⑥某些疾病发病前的生理病理学改变所导致的种种临床症状表现，或者某些生物参数的轻度异常；⑦某些疾病在体内已经出现病理改变（主要指形态）的证据，但由于临床上尚未出现明显的症状表现，而没有引起重视进行相应的检查，或者由于现有诊断技术及水平的限制，检查不出证据来，或者现有的证据不能得出相应的诊断结论。

（四）亚健康状态的表现及其分类

亚健康状态的表现多种多样，躯体方面可表现为疲乏无力、肌肉及关节酸痛、头昏头痛、心悸胸闷、睡眠紊乱、食欲不振、脘腹不适、便溏便秘、性功能减退、怕冷怕热、易于感冒、眼部干涩等；心理方面可表现为情绪低落、心烦意乱、焦躁不安、急躁易怒、恐惧胆怯、记忆力下降、注意力不能集中、精力不足、反应迟钝等；社会交往方面可表现为不能较好地承担相应的社会角色，工作、学习困难，不能正常地处理好人际关系、家庭关系，难以进行正常的社会交往等。

根据亚健康状态的表现，将其分为以下几类：

①以疲劳、睡眠紊乱或疼痛等躯体症状表现为主；

②以抑郁寡欢，或者焦躁不安、急躁易怒，或者恐惧胆怯，或者短期记忆力下降、注意力不能集中等精神心理症状表现为主；

③以人际交往频率降低，或者人际关系紧张等社会适应能力下降表现为主。

上述3条中的任何一条持续发作3个月以上，并且经系统检查排除可能导致上述表现的疾病者，可分别被判断为处于躯体亚健康、心理亚健康、社会交往亚健康状态。临床上，上述3种亚健康表现常常相兼出现。

四、疾病

疾病（Disease）是机体在一定原因的损害性作用下，因自稳调节紊乱而发生的异常生命活动过程。多数疾病是机体对病因所引起的损害发生一系列抗损害反应；自稳调节的紊乱，损害和抗损害反应，表现为疾病过程中各种复杂的机能、代谢和形态结构的异常变化，而这些变化又可使机体各器官系统之间，以及机体与外界环境之间的协调关系发生障碍，从而引起各种症状、体征和行为异常，特别是对环境适应能力和体力减弱甚至丧失。疾病是完整机体的反应，但不同的疾病又在一定部位（器官或系统）有它特殊的变化。疾病有致病原因，比如传染性疾病有明确的致病因子，慢性非传染性疾病大多是多种因素作用的结果，致病的原因往往是因为环境因素作用于遗传易感体。

疾病的存在，是从痛苦和不适等自觉症状开始的。英语中 Disease 一词由 dis（不）和 ease（舒服、安逸）合成。中国甲骨文中已有"疾"字，并有"目疾""足疾"等名称，其含义就是该部位出现疼痛；"病"的字义则是人在床上（不能起来，活动受限）。但不是所有的疾病都伴有痛苦不适，如肿瘤的早期、传染病的潜伏期，病人可以毫无不适之感；也不是所有的疼痛都是疾病，如儿童出牙、妇女分娩等；所以痛苦只是一种症状，并不是疾病。随着医学的发展，人们查明一些症状常由一定的原因引起，这些原因在人体内造成特定的病理改变，症状只是这些病理改变基础上出现的形态或功能的变化，这个过程有一定的转归（死亡、致残、致畸等），于是人们称这一过程为"疾病"，对尚未查明原因者则称之为综合征。

中医上把"疾"与"病"分开看待。"疾"字，是一种症状轻微的疾病；"病"字则表示病情严重,需要进行治疗。中医"治未病",就是指治疗小疾。《黄帝内经》中写道,"上医治未病,不治已病,此之谓也"。"治",为治理、管理的意思。"治未病"即采取相应的措施,防止疾病的发生发展。

五、健康、亚健康、疾病的动态关系

亚健康是介于健康与疾病之间的一种动态变化的中间状态,即健康 – 亚健康 – 疾病,亚健康与其上游的健康之间存在双向移动;同样,与其下游疾病之间也存在双向移动,形成健康 – 亚健康 – 疾病的动态变化过程。在全人群中,中国符合世界卫生组织关于健康定义的人群只占总人口数的 15%,与此同时,有 15% 的人处在疾病状态中,剩下 70% 的人处在"亚健康"状态。基于这种动态变化理论,健康管理人员通过健康干预使健康状态的人群维持在健康状态,使亚健康状态的人群向健康状态转变,使疾病状态的人群向亚健康方向、健康方向逐步转变。

第二节　健康影响因素

要维护健康和促进健康,首先要知道影响健康的因素是什么。健康管理把影响个体和人群健康状态的因素称为健康影响因素,个体或群体的健康随时都受到所生活和工作环境的影响。

一、影响健康的主要因素

随着社会与经济的发展,人们认识到健康不仅仅局限于身体上,而是一个包含生理、心理、社会等多方面的综合概念。因此,影响健康的因素主要包括环境因素、生物学因素、生活与行为方式及卫生医疗因素等方面。世界卫生组织经研究表示影响个人健康和寿命主要有四大因素,即生物学因素占 15%、环境因素占 17%、卫生服务因素占8% 和生活方式占 60%。

(一)生物学因素

生物学因素是指遗传和心理。遗传因素是指人类在长期生物进化过程中所形成的遗传、成熟、老化及机体内部的复合因素。生物遗传因素直接影响人类健康,它对人类诸多疾病的发生、发展及分布具有决定性影响。其影响健康的方式主要有 3 种:第一种是遗传基因直接决定疾病的发生,如单基因遗传病,常见的有 X 染色体隐性遗传的红绿色盲、F8 或 F9 基因突变所致凝血功能障碍的血友病、常染色体隐性遗传和 X 染色体隐性遗传白化病;第二种是遗传因素与其他危险因素联合作用导致的疾病,对于有慢

性病家族史的人来说，如心脑血管疾病、糖尿病、肿瘤等慢性疾病，以及精神疾病、阿尔茨海默病等患者，年龄、性别、种族、疾病遗传史、身高、体重等因素都可能对个体的健康状况和疾病发病风险产生影响；第三种是遗传因素作为疾病易感的重要因素，如完全缺乏血清抗胰蛋白酶因子的人，吸入刺激性气体易造成肺损伤；红细胞中 6- 磷酸葡萄糖脱氢酶（G-6-PD）缺乏的人，接触硝基氨基化合物易引起血液损害。心理是人体对客观物质世界的主观反映，其表现形式叫作心理现象。人在活动的时候，通过各种感官来认识外部世界的事物，并通过头脑的活动思考着事物的因果关系，并伴随着喜、怒、哀、乐等情感体验，这一切折射着一系列心理现象的整个过程，即心理过程。而心理因素是指运动、变化着的心理过程，包括人的感觉、知觉和情绪等。人的心理因素可归类为积极心理因素与消极心理因素两类，它们是相互排斥的。积极的心理因素有利于健康，而消极的心理因素则是健康的危险因素。在生物因素中，遗传是不可改变的因素，但是心理因素是可以改变的。

（二）环境因素

环境是指围绕着人类空间及其直接或间接地影响人类生活的各种自然因素和社会因素之和。因此，环境因素包括自然环境与社会环境。所有人类健康问题都与环境有关。自然环境是人类和其他一切生命赖以生存和发展的基础，包括阳光、空气、水、土壤、岩石矿物等，是人类生存的必要条件。在自然环境中，影响人类健康的因素主要有物理因素、化学因素和生物因素。社会环境又称非物质环境，是指人类在生产、生活和社会交往活动中相互形成的生产关系、阶级关系和社会关系等。在社会环境中，有许多因素可以影响到人类的健康，如社会制度、经济状况、人口状况、文化教育水平等。

1. 生物因素

生物因素主要是存在于自然环境中的动物、植物、微生物。有些微生物如细菌、真菌、病毒、寄生虫、支原体、原虫等会影响人类健康，是引起传染病的重要因素。比如结核杆菌导致结核病，血吸虫引发血吸虫病，HIV 病毒感染导致艾滋病、朊病毒感染导致疯牛病、SARS 冠状病毒引发的传染性非典型性肺炎、各类流感病毒引起的流感、新型冠状病毒引发的新型冠状病毒感染等。新发传染病的不断出现，以及全球一体化在传染病传播中作用的不断加大，再次提醒人们环境中的生物因素在致病过程中的重要性。

2. 化学因素

化学因素主要包括天然的无机化学物质、人工合成的化学物质及微生物体内的化学元素。环境中的化学因素成分复杂、种类繁多，有天然存在的也有人为排放的，当化学因素超过了人体的极限，会对身体造成健康损害。比如各种燃料燃烧后排放的废气中含有大量二氧化硫、一氧化碳等，造成空气中这类气体含量增高，引发呼吸系统疾病；含汞、砷等重金属的工业废水可污染水源，人体摄入后会引发重金属中毒；用含镉废水灌溉农田，经过生物的富集作用，水稻吸收水中的镉，造成大米中镉含量显著增高，人食用后产生了"痛痛病"。除人为的活动外，一些自然灾害，如火山爆发、地震、洪水、泥石流等，以及不同母岩形成的土壤都可使局部地区的空气、水、土壤的化学组成发生很大变化，如饮水型地方性氟中毒的发生，明显与浅层地下水含氟量高有关，而地方性砷中毒则与较深层地下水含砷量增高有关。

3. 物理因素

物理因素可分为自然环境中的物理因素和人为的物理因素。自然环境中的声、光、热、电磁辐射等在环境中永远存在，它们本身一般对人体无害，有些还是人体生理活动所必需的外部条件，只有其强度过高或过低时，才会造成污染或异常，如夏日炎炎，热辐射造成的热射病；暴露于短波紫外线引起电光性眼炎等。短波紫外线对眼的伤害还见于雪地行军人员，登山队员及沙漠、海面热带地区的工作人员，常称为日光性眼炎（雪盲）。随着科学技术的进步和生产的发展，人为物理因素所造成的环境污染日趋严重。例如，噪声污染、光污染、长期电磁辐射等，会引发听觉损害、视觉损害、神经系统损害、心血管系统损害、免疫系统损害和生殖功能损害等。

（三）卫生服务因素

卫生服务是指促进及维护人类健康的各类医疗、卫生活动。它既包括医疗机构提供的诊断、治疗服务，也包括卫生保健机构提供的各种预防保健服务。卫生服务的制度、范围、内容与质量直接关系到人的生、老、病、死及由此产生的一系列健康问题。卫生服务指卫生机构和卫生专业人员以防治疾病、增进健康为目的，运用卫生资源和各种手段，有计划、有目的地向个人、群体和社会提供必要服务的活动过程，包括社会的医疗卫生设施和制度及其利用。每个国家的卫生服务包括基本卫生服务和高端卫生服务。

我国基本卫生服务有基本医疗服务和基本公共卫生服务，基本公共卫生服务由国家向民众免费提供，对人群健康和疾病预防起到积极的促进作用。我国的基本公共卫生服务项目的主要内容包括：建立居民健康档案、健康教育、预防接种、儿童保健、孕产妇保健、老年人保健、慢性病患者健康管理、重性精神疾病患者管理、传染病和突发公共卫生事件报告和处理、卫生监督协管和中医药健康管理服务等。全球基本卫生服务包括计划生育、产前保健、接生服务、儿童免疫、抗反转录病毒治疗、结核病治疗及获取清洁水和卫生设施等。

高端卫生服务满足了部分人群的特殊健康需求。比如高精尖的医疗技术服务对于抗衰老、抗肿瘤的特殊人群的需求，起到延缓衰老、治疗和预防肿瘤的效果；第三代试管婴儿技术能够实现优生，从生物遗传学的角度，帮助人类选择生育最健康的后代，为有遗传病的未来父母提供生育健康孩子的机会。医疗美容运用药物、手术、医疗器械，以及其他具有创伤性或不可逆性的医学技术方法对人的容貌和人体各部位形态进行修复与再塑，实现了身体创伤或爱美人士的需求。

（四）行为与生活方式因素

行为是人类在其主观因素影响下产生的外部活动，生活方式是指人们在长期的民族习俗、规范和家庭影响下所形成的一系列生活意识及习惯。因此，行为与生活方式是指在一定环境条件下所形成的生活意识和生活行为习惯的统称。随着社会的不断发展，一些不良的行为和生活方式正严重地威胁着人类的健康，已成为当今危害人们健康，导致疾病及死亡的主因。世界卫生组织指出，世界范围内的慢性病中，有80%是由于不良的生活方式引起的。在我国，前三名死因是恶性肿瘤、脑血管和心脏病，这些疾病与不良的生活习惯和卫生行为息息相关。常见的不良行为与生活方式有以下几种。

1. 不健康饮食

任何单一食物都不可能提供人体所需的全部营养。日常饮食中人们根据自己的口味、喜好及生活条件，形成了各自的饮食结构，比如碳水化合物摄入过量，蔬菜、水果摄入不足，口味重食盐摄入过量等。全世界大约170万（2.8%）的死亡与水果、蔬菜摄入不足有关。摄入充足的蔬菜、水果可降低心血管病的发病风险。与摄入蔬菜、水果等低能量食物相比，摄入高脂、高糖类、高能量食物更易导致肥胖。饮食中食盐的摄入是血压水平的重要决定因素，也是心血管病发病的重要危险因素。世界卫生组织建议，每人每天低于5 g食盐摄入有助于预防心血管疾病，但大部分国家的人群摄入食盐量要高于此推荐水平。中国目前人均每日食盐摄入量为10 g左右，每年由心血管病导致的170万例死亡可归因于食盐／钠摄入过量。此外，饱和脂肪酸和反式脂肪酸也可增加心血管病的发病风险。

2. 身体活动不足

现在越来越多的人不喜欢运动，而缺乏运动会使我们的中枢神经系统缺少兴奋感，会使人感到虚弱、乏力。身体活动是指由骨骼肌肉产生的需要消耗能量的任何身体动作，包括体育运动和其他活动，如游戏、步行、家务、园艺和舞蹈。规律的身体活动是指每周3～5天，每天中等强度活动30分钟以上，累计每周150分钟以上的各种身体活动，不包括工作时间的运动。缺乏身体活动是心血管疾病、癌症和糖尿病等慢性病的主要风险因素，而全球三分之一的成年人缺乏身体活动。世界卫生组织指出，全球每年约有320万人因缺乏身体活动而死亡，占所有死亡人数的6%，是全球第四大死亡风险因素，仅次于高血压（13%）、烟草使用（9%），以及与缺乏身体活动并列的高血糖（6%）。

3. 饮酒过量

酒精是造成200多种疾病、损伤和其他一些健康问题的危险因素，已被世界卫生组织国际癌症研究机构定义为致癌物。不提倡饮酒，即使少量酒精对健康也有不利影响。饮酒还与精神和行为障碍等健康问题的发生相关，包括酒精依赖、肝硬化等主要非传染性疾病、癌症和心血管病，以及由暴力和交通事故及碰撞引起的损伤。据估算，平均每10秒就有一人因饮酒死亡。

4. 吸烟

吸烟是许多可预防疾病发生的首要原因，如心脑血管病、糖尿病、肿瘤和呼吸系统疾病等。世界卫生组织的统计数字显示，全世界每年因吸烟死亡的人数高达600万，其中吸烟者死亡约540万。吸烟者心肌梗死的相对风险和冠心病猝死的发生率都较不吸烟者明显增高。吸烟是慢性支气管炎、肺气肿和慢性气道阻塞的主要诱因之一。烟草和烟雾是一类致癌物，吸烟不仅是肺癌的重要致病因素之一，而且与口腔癌、食道癌、胃癌、结肠癌的发生也有一定关联。香烟中的有害物质会影响胎儿的发育，孕妇若为吸烟者，则流产的发生率较不吸烟者要高，吸烟还与多种出生缺陷有关，如神经管畸形、足内翻、唇腭裂、隐睾等。

二、健康影响因素的分类

在影响人类健康的所有因素中，按照其与健康的关系可分为危害健康的因素和促进健康的因素，而按照是否可改变性则可分为可改变的影响因素和不可改变的影响因素。

（一）危害健康的因素与促进健康的因素

从对健康的影响的方向，可以将健康影响因素划分为危害健康的因素和促进健康的因素。

危害健康的因素也叫健康危险因素，是指能使疾病或死亡发生的可能性增加的因素。健康危险因素有很多，比如自然环境中生物性危险因素（如细菌、真菌、病毒、寄生虫等），社会环境中的政治、经济收入、文化教育、家庭关系及各类生活事件等，生物遗传性疾病，医疗卫生服务中的较低的医疗质量、误诊漏诊、院内交叉感染等，行为生活方式中的吸烟、酗酒、熬夜、药物滥用、不合理饮食、体力活动缺乏等。

促进健康的因素也叫健康保护因素，是指能减少疾病或死亡发生的可能性的因素。健康保护因素也有很多，比如良好的生活或习惯（合理饮食、适量运动、良好睡眠、心理平衡）可以增强人体免疫力，定期健康体检实现早发现、早诊断、早治疗，疫苗接种预防各类传染病，健康教育与健康促进提高健康素养和自我保健能力。

（二）可改变的因素与不可改变的因素

从健康管理角度可将健康影响因素划分为可改变的因素与不可改变的因素。在健康管理中，我们主要是识别可改变的因素，从而提供针对性管理措施。

可改变的健康影响因素是指经过个人或社会的努力，采取有效措施可以降低或消除的危害健康的因素，或者可以增加的促进健康的因素。可改变的因素包括自然环境中的空气质量、水质，社会环境因素中的居住条件、工作环境，卫生服务因素中的医疗质量、行为生活方式等。

不可改变的健康影响因素是指在目前水平下，无法去除或减少的危害健康的因素，比如生物遗传致病因素（疾病家族史），部分环境因素（全球气候变化、地震、海啸等极端灾害事件），部分社会环境因素（战争、社会政治制度、社会经济因素等），部分生物致病因素（新出现的致病生物等）。

第三节　健康管理

一、健康管理的概念

健康管理是指一种对个人或人群的健康危险因素进行全面管理的过程，其宗旨是调动个人及集体的积极性，有效地利用有限的资源来达到最大的健康效果。健康管理是20世纪50年代末最先在美国提出的概念，其核心内容是医疗保险机构及医疗服务机构通过对其医疗保险客户（包括疾病患者或高危人群）或医疗服务客户开展系统的健康管理，达到有效控制疾病的发生或发展，显著降低出险概率和实际医疗支出，从而减少医疗保险赔付损失的目的。随着健康管理实际工作内容的不断充实和发展，健康管理逐步发展成为一套专门的系统方案和营运业务，并开始出现区别于医院等传统医疗机构的专业健康管理公司，并作为第三方服务机构与医疗保险机构或直接面向个体需求，提供系统、专业的健康管理服务。因此早期的健康管理是指根据健康体检结果，建立专属健康档案，给出健康状况评估，并有针对性地提出个性化健康管理方案的过程。

尽管健康管理在国际上已经出现多年，但到目前为止还没有一个公认的统一的定义。2009年，我国中华医学会健康管理分会的全国健康管理专家共同颁布了《健康管理概念与学科体系的中国专家初步共识》，在其中初步明确了现代健康管理的概念。健康管理是以现代健康概念（生理、心理和社会适应能力）和新医学模式（生理—心理—社会），以及中医"治未病"的思想为指导，通过采用现代医学和现代管理学的理论、技术、方法和手段，对个体或群体的健康状况及影响健康的危险因素进行全面连续的检测、评估、有效干预与连续跟踪服务的医学行为及过程。

二、健康管理的目标

健康管理的宏观目标是调动个体、群体及整个社会的积极性，最大限度地利用有限资源来达到最大的健康效应。健康管理的微观目标是提高个体或群体的健康意识，促进其学习与掌握健康管理知识和技能，使个体或群体最终实现自我管理，降低疾病危险因素，避免或延缓疾病的发生、发展，减少医疗保健费用，提升健康水平。其最终目标是提高生活质量，达到身心健康的生活状态。

健康管理的任务是针对健康需求，对健康资源进行组织、指挥、协调和控制，即对个体和群体健康进行全面监测、分析、提供健康咨询和指导及对健康危险因素进行干预的过程。健康需求可以是针对一种危险因素（如高血脂），也可以是针对一种疾病状态（如2型糖尿病和阿尔茨海默病）。健康管理的手段可以是对健康危险因素进行的分析，对健康风险进行的量化评估，也可以是对干预过程进行的监督指导。需要明确的是，健康管理一般不涉及疾病的诊断和治疗过程，疾病的诊断和治疗属于临床医学，不属于健康管理的工作范畴。

三、健康管理的对象

（一）按照管理的人数来区分

1. 个体

具有健康服务需求的个体是健康管理的对象。从经济学角度讲，健康需求是在一定时期内、一定价格水平上，人们愿意且有能力购买的卫生服务量，虽然人人都有健康需要，但并不是每个人都有健康需求。作为消费者，人们的健康需求受到健康观念、健康状况、国家的卫生体制、经济因素及卫生服务供给等因素的影响。

2. 团体 / 群体

具有健康服务需求的团体 / 群体是健康管理的对象。越来越多的企业或机构意识到员工健康管理的重要性，实施了健康管理的企业，其员工的患病率、住院率明显降低，企业在员工医疗保健方面的支出总额明显下降；企业实施健康管理减少了员工的病假工时，从而大大减少了间接经济损失。企业员工健康管理已成为当前人力资源管理的一种新的模式，通常的做法是企业或机构采取集体购买的形式为员工提供团体健康管理。

（二）按照管理对象的健康状态来区分

1. 健康人群

健康状态的人群需要健康管理。热爱健康的群体已经认识到健康的重要性，但由于健康知识不足，希望得到科学的、专业的、系统的、个性化的健康教育与指导，并通过定期健康评估，保持健康风险处于低风险水平，尽享健康人生。

2. 亚健康人群

大量的亚健康人群需要健康管理。亚健康状态人群虽然无法检测出临床指征，但是各种身体不适影响着正常生活学习和工作，自我明白处于亚健康状态但不知道如何改善，具有强烈的健康管理需求。基于健康 3 种状态的动态可移动性，通过健康管理可避免向疾病状态移动，尽可能向健康状态转变。

3. 疾病人群

疾病人群需要健康管理。中医讲"三分治七分养"，在疾病治疗的同时也需要管理生活方式，需要在临床治疗过程中配以生活环境和行为方面的全面改善，从而监控危险因素，降低风险水平，延缓疾病的进程，提高生命质量。

四、健康管理的特点

管理的目的是使有限的资源得到最大化利用，即以最小的投入获得最大的效用。健康服务领域中的管理可看作通过改善个人和群体健康状态来达到最大健康效益的过程。

健康管理运用临床医学、预防医学、管理学的理论和方法，达到前瞻性和综合性地干预危险因素、亚健康和疾病的目的。对于被管理对象，健康管理具有全程性与普适性。

1. 前瞻性

对引起疾病的风险进行准确预测、评估及干预，从而防止或延缓疾病的发生和发展，提高人群生活质量的同时有效地降低社会的医疗成本，故前瞻性是实现健康管理价值的前提。

2. 综合性

综合运用已有的医学、管理学知识对疾病及其危险因素进行分析，并充分调动一切社会医疗资源，制定安全高效的干预措施和切实可行的健康管理方案，确保资源使用的最大化，最终达到准确、有效的健康干预这一目的，故综合性是落实健康管理的保证。

3. 全程性

对个体的健康实现全程的关注，做到未病先防、既病防变、愈后防复，实现健康的全过程维护。

4. 普适性

健康是人类永恒的话题，且健康管理的服务对象几乎涵盖所有人群，由此决定了健康管理相对其他学科而言有更加广泛的群众基础，其具有明显的普适性。

五、健康管理的分类

健康管理有多种分类方法：按照管理的对象分为个体健康管理和团体健康管理；按照管理对象的健康状态分为健康风险因素管理、亚健康健康管理、疾病健康管理；按照管理对象的病种分为传染病健康管理和慢性病健康管理；按照管理的内容分为健康需求管理、生活方式管理、疾病管理、灾害性病伤管理、残疾管理；按照功能社区分为社区健康管理、学校健康管理、工作场所健康管理；按照人群的年龄分为青少年健康管理、中年健康管理（职业人群健康管理）、老年健康管理等。

六、健康管理的工作内容

健康管理是指一种对个体或群体的健康危险因素进行全面管理的过程，其工作内容广泛而全面，涉及健康风险评估、健康促进与干预计划制订、健康状况监测、健康教育宣传、慢性病管理、营养与饮食指导、运动与健康指导及心理健康支持等多个方面。其核心内容包括以下几项。

1. 健康监测

健康监测是对个体或群体健康状况进行持续、系统的观察和记录。通过定期的检查和测量，建立健康档案，监测个体或群体健康状态和疾病风险因素，为后续的健康干预提供依据。

2. 健康风险评估

根据收集的健康信息通过科学的方法对个体或群体进行健康状态评估和疾病发病风险评估，健康风险评估是健康管理的基础。

3. 健康促进与健康干预

根据评估结果，制定个性化的健康改善方案，提供个体或群体的健康咨询与指导。

第四节　健康服务

健康服务作为国家健康政策的主要实现载体，也是人类获得健康的主要渠道，其安全与质量、可及性与公平性，都越来越受到政府、公众和社会各界的广泛关注和重视。准确界定健康服务的定义，厘清其内涵及外延，是正确分析当前健康服务供需现状的基本前提，也是科学制定今后健康服务发展目标的重要依据。

一、基本概念

随着生活水平提高，广大群众对健康服务的需求持续增长。那么，健康服务的定义是什么？目前没有关于健康服务的统一定义。部分学者认为，狭义的健康服务是指医疗卫生系统借助一定的卫生资源，向居民提供公共卫生、医疗、保健、康复等各种活动的总称。该定义比较局限，仅将健康服务框定在医疗卫生系统内部，没有从"大健康"的层面，把涉及健康的其他非医疗卫生领域，如体育健身、健康保障、优生优育等包含进来。广义的健康服务，应该是指所有与健康相关服务的总称。也有学者认为健康服务是指以实现人民群众身体、心理、社会健康为目的，以政府主导、市场引导、社会参与为多元主体，采取一定医疗技术手段提供的相关服务。

世界卫生组织认为，健康服务涉及疾病诊断和治疗、预防、健康促进、健康维护与康复的所有服务，包括针对个体和非个体的健康服务。

二、健康服务的分类及服务内容

根据国务院印发的《关于促进健康服务业发展的若干意见》界定的健康服务业产业范围，对应的健康服务可以包括医疗服务、健康管理和促进服务、健康保险和保障服务，涉及药品、医疗器械、保健用品、保健食品、健身产品等支撑产业提供的服务。

1. 医疗服务

其包括：①医院服务类，如综合医院服务、中医医院服务、其他医院服务；②基层医疗卫生服务，如社区卫生服务、卫生院服务；③专业公共卫生服务，如疾病预防控制服务、专科疾病防治服务、妇幼保健服务等。

2. 健康管理和促进服务

其包括：①政府和社会组织的健康服务，如国家卫生健康委提供的行政服务（"六位一体"公共卫生服务）、医药交流项目服务与体育团体提供的运动项目服务等；②健康科学研究和技术服务，如医学研发、健康知识产权服务、健康相关产品质量检验服务；③健康教育服务，如各类院校提供的健康教育、与健康相关的职业技能培训等；④健康出版服务，包括健康类图书出版服务、健康类期刊出版服务、健康类音像制品出版服务、健康类电子出版物出版服务；⑤社会健康服务，包括健康护理服务、精神康复服务、健康保健服务、特殊健康服务；⑥体育健身服务，包括体育组织、体育场馆、休闲健身服务等；⑦健康咨询服务，包括医药医疗咨询服务、心理咨询服务、营养健康咨询服务等。

3. 健康保险和保障服务

其包括：①健康保险服务，其中有健康保险委托服务等与健康有关的保险服务；②健康保障服务，包括基本医疗保障服务、补充医疗保险服务、工伤和生育保险服务等。

4. 其他与健康相关的服务

其包括：①健康相关产品批发和零售服务，如药品批发、医疗用品及器材批发、营养保健品批发、体育用品及器材；②健康设备和用品租赁服务，如医疗设备租赁服务、娱乐及体育设备租赁服务。

三、健康管理服务

健康管理服务是指为个人或群体提供全面的健康监测、评估和指导的服务，包括健康检查、健康状况与风险评估、提供健康管理方案、营养指导、运动建议、心理健康支持等，帮助人们更好地管理自己的健康状况。健康管理本质上是一种市场化的健康服务，其主要服务内容有：健康评估、健康教育、营养与胆固醇水平干预、高血压管理、体重管理、运动管理、生活行为矫正、压力管理等。

1. 健康评估

健康管理人员通过主观采集法、客观采集法，收集个人健康信息，综合分析并全面监测各类指标，对机体状态和功能状态进行评价，发现健康问题，结合个体的基因、生物标志物、健康行为等多方面的数据，评估其未来的健康风险，为下一步制订健康干预计划提供依据。

2. 健康教育

以传播、教育和行为干预为手段，为学习者提供获取健康知识、树立健康观念、掌握健康技能的机会，帮助他们做出有益于健康的决定并养成健康行为。

3. 营养与胆固醇水平干预

采用称重法、记账法、24 小时膳食回顾法等进行膳食调查和营养评估，按照个体健康状况和慢性病患者患病情况制定营养处方，提供环境支持、随访干预，改善营养状况和胆固醇水平。

4. 高血压管理

对目标人群进行高血压信息收集和风险评估，针对低危人群进行生活方式干预，包括合理饮食、规律运动、控制体重、限盐限酒、心理平衡等；对于高危人群定期监测血压、血脂、血糖，进行生活方式干预及其他危险因素干预；对于高血压患者进行随访分级管理，控制血压在正常水平。

5. 体重管理

通过体质指数、腰围及腰臀比、体脂率等进行肥胖程度和风险评估，采用定期监测、制定处方、改善膳食结构、增加运动、健康教育等方法，必要时考虑药物辅助减重。

6. 运动管理

根据健康功能目标，运动分为减脂运动、增肌运动、降糖运动、降压运动、家居功能运动。运动类型有有氧运动、抗阻运动、柔韧性运动。运动时需要考虑运动形式、运动强度、运动频率、持续时间。首先要评估客户的健康风险、运动风险，根据运动目标，制定运动处方，实施并干预和评价运动效果。

7. 生活行为矫正

其包括限盐限酒行为矫正等。运用行为改变理论，对个体行为改变的意愿、行为改变的技术和心理支持、行为改变的阶段等进行评估和干预，使之改变不良健康行为，促进健康行为的养成。

8. 压力管理

压力来源一般有工作压力、家庭压力和社会压力3种。通过压力评估，针对压力来源，采取宣泄、咨询、引导3种常见方式进行压力疏导，采取调整心态、充分休息、健康行为生活方式、转移注意力、运动、美食等进行心理调整，必要时通过心理咨询和心理治疗干预，减轻过度压力，降低压力对健康的不良影响。

四、健康服务与健康管理之间的关系

健康服务包括健康管理，健康管理是健康服务的一种。健康服务的范围很广泛，既有医疗卫生服务、健康管理和促进服务、健康保险和保障服务及其他与健康相关的服务，还有药品、医疗器械、保健用品、保健食品、健身产品等支撑产业提供的服务。健康管理的范围相对比较聚焦，主要针对人群健康，包括健康需求管理、生活方式管理、疾病管理、灾害性病伤管理、残疾管理等。

参考文献

［1］卞金有，杨城 .WHO 对健康、疾病及残疾的定义及发展概况 [J]. 现代口腔医学杂志，2022，36
　　（3）：3.

［2］郭清 . 健康管理学 [M]. 北京：人民卫生出版社，2015.

［3］曾渝、王中男 . 社区健康服务与管理 [M]. 北京：人民卫生出版社，2022.

［4］梁万年 . 卫生事业管理学 [M]. 北京：人民卫生出版社，2021.

［5］武留信，曾强 . 中华健康管理学 [M]. 北京：人民卫生出版社，2016.

［6］卢祖淘，姜润生 . 社会医学 [M]. 北京：人民卫生出版社，2013.

［7］李鲁，郭岩 . 卫生事业管理 [M]. 第 2 版 . 北京：中国人民大学出版社，2012.

第三章　健康管理理论基础

健康管理是以现代健康观为指导，采用现代医学和管理学的理论、技术、方法和手段，对个体或群体健康状况及其影响因素进行检测、评估、干预与连续跟踪服务的医学行为与过程。健康管理是一门综合性的交叉性学科，涉及医学和管理学等多个学科的基本理论，这些理论基础共同构成健康管理的理论体系，为制定有效的健康管理策略和方法提供了指导原则。在实际的健康管理工作中，这些理论相互交织、相互支持，帮助我们全面理解和解决个体及群体的健康问题，实现和维护人类的整体健康。

第一节　管理学理论

管理学是一门研究组织管理活动一般规律的科学，包括决策、组织、领导、控制等过程。健康管理是指对个体或群体的健康进行全面评估、监测、干预和促进的过程，旨在实现健康状况的持续改进和预防疾病的发生。

在健康管理领域，管理学的理论和方法可以被广泛应用。例如，在制订健康计划时，需要运用管理学的决策理论和方法，对健康需求进行评估和分析，制订出符合个体或群体需求的健康计划。在实施健康计划时，需要运用管理学的组织理论和方法，建立有效的健康管理团队，确保计划的顺利实施。此外，在监测和评估健康计划的效果时，也需要运用管理学的控制理论和方法，对计划的执行情况进行监控和评估，及时调整和改进计划。

同时，管理学也受益于健康管理领域的实践。通过在健康管理领域的应用，管理学可以更好地理解和解决实际管理问题，丰富和完善自身的理论和方法。

一、管理的基本概念

管理是为了实现组织的共同目标，在特定的时空中，对组织成员在目标活动中的行为进行协调的过程。这一简短的定义包含丰富的内涵。

（一）实现组织目标是评价管理成败的唯一标准

任何组织的目标，都包含两方面的要求：一是"效率"，就是要"用正确的方法"，用最少的投入获得最大的产出；二是"效果"，就是要"做正确的事"，在确保安全、环保的前提下，最大限度地满足用户的需求。在实践中，效率和效果有时可能是矛盾的，管理的任务就是要通过协调使两者统一起来，在统一过程中绝不应使客户的需求受到损害。

（二）特定的时空是管理的必要条件

任何管理都是在特定的时空条件中进行的，并且对任何管理行为都必须有特定的时空要求。例如，做什么事？在什么地方做？什么时间开始？什么时间完成？任何管理如果没有时空要求，就没有任何意义。

（三）管理的核心是人的行为

组织目标必须分解为许多具体工作，通过相关人员的实际行为去实现，所以，管理的核心是协调人的行为。要协调好人的行为，首先，管理者必须加强自我管理，约束自己的行为，"打铁必须自身硬"，管理者务必使自己的管理行为做到公平、正义、专业，才能有效地协调他人的行为；其次，管理者要用一系列科学的理念和方法，使他人的行为充分发挥积极性和创新精神，为实现组织的目标协调一致，共同奋斗。

（四）管理的本质是协调

建设一项巨大工程或制造一件高科技产品，都要经历十分复杂的过程。例如，红旗轿车、复兴号高铁、C919飞机……每种产品都有上万个零部件，每个零部件还要经过几十道工序才能制成，而且还必须经过研发、试制、试运行、小批量试生产，最后才能量产。在研制、生产的全过程中，不仅本企业内部各有关人员的行为在时空上要互相配合衔接、环环相扣，而且还要与国内外几百个协作单位衔接配合。此外，还必须取得用户、社区、政府有关部门的支持。所有这些工作都是通过一个个完全不同的人的个人行为来进行的。由此可见，有关的协调工作是多么艰巨和繁重。通常，这些协调工作就被称为管理。在互联网时代，基于大数据、云计算、智能机器人、物联网和各种传感器的应用，协调工作可能比原来更方便、快捷，但也更复杂，甚至在智慧工厂中，协调仍是不可或缺的。管理者必须掌握更高的专业技能，才能胜任协调的任务。可见，协调将永远是管理的本质。

协调是通过管理的各项职能来实现的，决策是协调的前提，组织是协调的手段，领导是协调的责任人，控制是协调的保证，创新是协调解决问题的途径。

二、管理的基本职能

管理关注的是如何有效地实现组织目标，其基本职能包括决策、组织、领导、控制和创新。

（一）决策

组织中所有层次的管理者，包括高层管理者、中层管理者和一线（或基层）管理者，都必须从事计划活动。所谓计划，就是指"制定目标并确定为达成这些目标所必需的行动"。虽然组织中的高层管理者负责制定总体目标和战略，但所有层次的管理者都必须为其工作小组制订经营计划，以便为组织做贡献。所有管理者必须制定符合并支持组织的总体战略目标。另外，管理者们必须制订支配和协调他们所负责的资源的计划，且在计划过程中必须进行决策。决策是计划和修正计划的前提，而计划又是实施决策的保证，计划与决策密不可分。计划是为决策服务的，是实施决策的工具和保证。

在健康管理中，需要运用决策理论分析不同健康干预措施的成本效益、可行性和影响，以做出科学合理的决策。在健康管理中，计划包括制定健康目标、评估健康状况、确定干预措施等内容。

（二）组织

计划的执行要靠他人的合作。组织工作源自人类对合作的需要。在执行计划的过程中，如果合作能有比各合作个体总和更大的力量、更高的效率，就应根据工作的要求与人员的特点设计岗位，通过授权和分工，将适当的人员安排在适当的岗位上，用制度规定各个成员的职责及其与其他岗位人员的相互关系，形成一个有机的组织结构，使整个组织协调地运转。这就是管理的组织职能。

在健康管理中，组织包括建立健康管理团队、分配任务和资源、协调各个部门的工作等内容。

（三）领导

计划与组织工作做好了，也不一定能保证组织目标的实现，因为组织目标的实现要依靠组织全体成员的努力。配备在组织机构各个岗位上的人员，由于在个人目标、需求、偏好、性格、素质、价值观、工作职责和掌握信息量等方面存在很大差异，在相互合作中很容易产生各种矛盾和冲突。因此就需要有权威的领导者进行领导，指导人们的行为，通过沟通增强人们的相互理解，统一人们的认识和行动，激励每个成员自觉地为实现组织目标而共同努力。管理中的领导职能是一门非常奥妙的艺术，它贯彻在整个管理活动中。在中国，领导者的概念十分广泛，不仅组织的高层领导、中层领导要实施领导职能，基层领导也要实施领导职能，而担负领导职能的人都要做人的工作、重视工作中人的因素的作用。

在健康管理中，领导包括激励和引导健康管理团队成员、提供支持和反馈、解决冲突和问题等内容。

（四）控制

人们在执行计划的过程中，由于受到各种因素的干扰，常常使实践活动偏离原来的计划。为了保证目标及为此而制订的计划得以实现，就需要有控制职能。控制的实质就是使实践活动符合计划，计划就是控制的标准。

管理者既要有预防下属和事态失控的充分措施，防患于未然，又必须及时取得计划执行情况的信息，并将有关信息与计划进行比较，发现实践活动中存在的问题，分析原因，及时采取有效的纠正措施。从纵向看，各个管理层次都要充分重视控制职能，越是基层的管理者，控制的时效性要求越强，控制的定量化程度越高；越是高层的管理者，控制的时效性要求越弱，控制的综合性越强。从横向看，对于各项管理活动、各个管理对象都要进行控制，没有控制就没有管理。有的管理者以为有了良好的组织和领导，目标和计划自然就会实现。实际上无论什么人，如果你对他放纵不管，只是给他下达计划、布置任务，给他职权、奖励而不对他的工作实绩进行严格的检查、监督，发现问题而不采取有效的纠正措施，听之任之，这个人迟早将会成为组织的累赘，甚至会把他完全毁掉。所以，控制与信任并不对立。管理中可能有不信任的控制，但绝不能存在没有控制的信任。

在健康管理中，控制包括监测健康状况、评估干预措施的效果、及时调整和改进计划等内容。

（五）创新

迄今为止，很多研究者没有把创新列为一种管理职能。但是，最近几十年来，由于科学技术的迅猛发展，社会经济活动空前活跃，市场需求瞬息万变，社会关系也日益复杂，每位管理者每天都会遇到新情况、新问题。如果因循守旧、墨守成规，就无法应付新形势的挑战，也就无法完成肩负的重任。现在已经到了不创新就无法维持的地步。管理者成功的关键就在于创新。要办好任何一项事业，大到国家的改革，小到办实业、办学校、办医院，或者办一张报纸、推销一种产品，都要敢于走新的路，开辟新的天地。所以，创新自然地成为管理过程中不可或缺的重要职能。

各项管理职能都有自己独有的表现形式。例如，决策职能通过目标和计划的制订及行动的实施表现出来；组织职能通过组织结构的设计和人员的配备表现出来；领导职能通过领导者和被领导者的关系表现出来；控制职能通过偏差的识别和纠正表现出来；创新职能与上述各种管理职能不同，它在其他管理职能创新所取得的效果中表现自身的存在与价值。

每一项管理工作一般都是从决策开始，经过组织、领导到控制结束。各项职能之间相互交叉渗透，控制的结果可能导致新的决策，开始又一轮新的管理循环。如此循环不息，把工作不断地向前推进。创新在管理循环中处于轴心的地位，成为推动管理循环的原动力。

三、管理学的基本原理

管理学理论的基本原理包括系统原理、人本原理、动态原理和比较优势原理等。

（一）系统原理

系统原理认为组织是一个复杂的社会系统，需要从整体上考虑其结构和功能。在健康管理中，需要将个体或群体的健康状况视为一个系统，包括各个组成部分（如健康评估、健康干预等）之间的相互作用和影响，全面评估其各个方面的影响因素，并采取综合性的干预措施。系统原理帮助健康管理师理解和分析健康问题的多个层面和影响因素，以制定全面的健康管理策略。

（二）人本原理

人本原理认为人是组织最重要的资源，组织需要关注人的需求、发展并进行激励。在健康管理中，需要关注个体的需求和利益，提供个性化的健康服务和支持，激发个体的自我管理意识和能力。

（三）动态原理

动态原理认为组织是一个动态的过程，需要不断适应变化的环境和需求。在健康管理中，需要及时监测个体的健康状况和需求变化，调整和改进管理计划和方法，以适应不断变化的情况。

（四）比较优势原理

比较优势原理认为组织应该充分发挥自身的优势和特长，以实现更好的绩效和目标。在健康管理中，需要充分发挥自身的比较优势，如专业的健康管理知识、技能和服务能力等，以提供更好的健康管理服务和产品。

（五）项目管理理论

项目管理理论关注项目的规划、实施、监控和控制等方面。在健康管理中，可以运用项目管理理论对健康管理项目进行科学管理，包括目标设定、进度安排、质量控制和风险管理等，帮助健康管理师制订详细的项目计划、分配资源、管理风险，确保项目的顺利实施和目标的达成。

（六）沟通理论

沟通理论主要研究信息的传递、接收和理解过程。在健康管理中，有效的沟通对于提高员工参与度、理解和接受健康管理方案至关重要。可以运用沟通理论指导健康管理中的信息传递、健康教育和咨询等工作。

（七）知识管理理论

知识管理理论关注知识的获取、共享、转移和应用等方面。在健康管理中，可以运用知识管理理论建立健康管理知识体系，促进不同部门和人员之间的知识共享和协作，提高整个组织的专业水平和创新能力，提高健康管理的效果和效率。

四、管理学理论在健康管理中的作用

管理学理论在健康管理中可以帮助健康管理人员更有效地规划和执行健康管理策略，提高健康管理的效果和效率。

（一）决策过程在健康管理中的作用

健康管理过程的各个环节都需要应用到决策过程，包括：

①确定健康管理目标和目的。在制订健康管理计划之前，需要明确目标和目的。例如，目标可能是减轻体重，而目的可能是预防疾病。

②收集健康管理信息。在制订健康管理计划之前，需要收集个人健康状况、家族病史、生活习惯等相关信息。这些信息可以通过问卷调查、体检等方式获取。

③制订健康管理计划。根据收集的信息，可以制订健康管理计划。在健康管理中，计划过程包括制定健康目标、评估健康状况、确定干预措施等内容。其中，制定健康目标需要结合个体的实际情况和需求，评估健康状况需要全面了解个体的身体状况、生活方式、环境等因素，确定干预措施需要综合考虑多种因素，制订出科学合理的计划。该计划应包括目标、行动计划、时间表和评估方法。行动计划应具体明确，包括饮食、运动、药物治疗等方面。

④健康状况的评价和预测。根据采集到的被管理者的各种信息，对其健康状况进行评估，确定处于何种健康状况，并系统分析存在的危险因素及其发展变化趋势，为促使其改变不良的生活方式、降低危险因素做好前期工作。

⑤健康促进、行为干预、咨询指导。这是解决健康危险因素的过程，根据健康状况的评价和预测结果，对存在健康危险因素的人群进行健康促进、行为干预、咨询指导等活动。

（二）组织过程在健康管理中的作用

在健康管理中，组织过程包括建立健康管理团队、分配任务和资源、协调各个部门的工作等内容。其中，建立健康管理团队需要选择具备专业知识和技能的人员，分配任务和资源需要合理安排时间和资源分配，协调各个部门的工作需要建立有效的沟通和协作机制。

（三）领导过程在健康管理中的作用

在健康管理中，领导过程包括激励和引导健康管理团队成员、提供支持和反馈、解决冲突和问题等内容。其中，激励和引导团队成员需要关注个体的需求和利益，提供支持和反馈需要给予个体积极的肯定和支持，解决冲突和问题需要采取有效的沟通和协调措施。

（四）控制过程在健康管理中的作用

在健康管理中，控制过程包括监测健康状况、评估干预措施的效果、及时调整和改进计划等内容。其中，监测健康状况需要及时获取个体的身体状况和生活方式等信息，评估干预措施的效果需要综合考虑多种因素对个体健康的影响，及时调整和改进计划需要采取科学合理的决策和方法。

管理学理论在健康管理中的应用是多方面的，需要结合健康管理的实际情况进行灵活运用和创新。健康管理与管理学是相互促进、相互发展的关系，通过将管理学的理论和方法应用于健康管理领域，可以更好地实现个体和群体的健康目标，同时也有助于管理学的发展和完善。

第二节　基础医学理论

基础医学（Preclinical Medicine or Basic Medicine）是研究人的生命和疾病的现象与本质及其变化规律的学科。基础医学是医学科学体系的重要组成部分，是临床医学、预防医学的理论基础，它主要研究人体正常形态结构与功能活动、疾病发生发展过程，以及药物与机体相互作用的规律和原理，是一门综合性学科。

一、基础医学的学科构成

基础医学是医学的基础，也是医学的核心。其学科构成包括解剖学、生理学、病理学、遗传学、免疫学、生物化学、微生物学、药理学等。

（一）解剖学

解剖学是研究人体结构、发生发展规律的科学，属于形态学科。解剖是指用刀分割、剖开的意思，广义的解剖学包括细胞学、胚胎学、组织学和人体解剖学。解剖学具有较强的直观性和实践性，学习和研究人体形态结构最基本的方法就是暴露、观察、描述，主要通过解剖观察、结构辨认和描述，掌握正常人体器官的位置、形态、结构和重要的毗邻关系。解剖学是一门重要的医学基础学科。恩格斯说过，"没有解剖学就没有医学"，可见解剖学是医学各学科不可动摇的基石。解剖学通常可以分为系统解剖学、局部解剖学和断层解剖学。

系统解剖学是按照人体器官功能系统阐述人体器官形态结构的科学，包括九大系统，分别是运动系统、消化系统、呼吸系统、泌尿系统、生殖系统、脉管系统、感觉器、神经系统和内分泌系统。一般所说的人体解剖学就是系统解剖学，它是学习其他解剖学的基础。局部解剖学是按人体的局部分区，研究各区域内器官和结构的形态、位置、毗邻、层次关系和临床应用的科学。人体可分为十大局部，分别是头部（包括颅部和面部）、颈部（包括颈部和项部）、背部、胸部、腹部、盆部与会阴部（后四部合称躯干部）及左右上肢部和左右下肢部。断层解剖学是运用切片和断层成像技术研究人体层面形态结构的科学。系统解剖学、局部解剖学和断层解剖学主要用肉眼观察机体的宏观结构，又称宏观解剖学，即大体解剖学。细胞学、胚胎学和组织学主要用显微镜观察机体的细微结构，又称微观解剖学。

（二）生理学

生理学是以生物体的生命活动现象和机体功能为研究对象的一门学科。生命活动现象最为基本的特征是新陈代谢、兴奋性、适应性和生殖。生理学根据研究对象的不同，可以分为动物生理学、植物生理学、人体生理学等。人体生理学是研究人体生命活动及其规律的学科。生理学对人体功能活动的研究通常是在 3 个水平进行的，即细胞和分子水平、器官和系统水平、整体水平。生理学是一门实验性学科，其知识主要是在实验中获得的。根据实验对象的不同，分为动物实验和人体实验。一般生理学研究皆以动物实验为主，只有在不影响人体健康的情况下，才允许对人体进行无创伤性实验研究。一般来说，动物实验可分为慢性实验和急性实验两大类。急性实验一般只观察几个小时，最多一两天，实验条件易于控制；慢性实验则长达几个星期、几个月甚至更长，虽然实验更接近于整体自然状态，但是实验方法复杂，影响因素较多。

（三）病理学

病理学是研究疾病的病因、发病机制、病理变化（包括代谢、功能、形态结构）、转归、结局的一门医学科学基础学科。病理学在医学科学中居于核心地位，它不仅应用科学的方法研究疾病发生、发展和转归的规律，从而阐明疾病的本质，为防治疾病提供理论依据，而且还可以根据患病机体的病理形态学改变对疾病做出诊断。病理学又分为病理解剖学和病理生理学。在疾病的发生发展过程中，机体的形态、功能和代谢变化互相影响，紧密联系。病理解剖学侧重从形态学角度研究疾病的发生发展规律，而病理生理学侧重从功能和代谢方面进行研究。

（四）遗传学

遗传学是研究生物遗传与变异的现象、本质和规律的科学。医学遗传学是医学与遗传学相互渗透的一门学科。它运用遗传学的原理和方法研究人类遗传性疾病的病因、发病机制、传播规律、诊断、治疗和预防等，以达到控制遗传性疾病的发生、降低遗传性疾病的危害和提高人类健康水平的目的。随着医学科学的发展，对医学遗传学的研究广泛采用了细胞学、免疫学、生物化学、生物统计学等的研究技术和方法。例如，种族差异比较法、群体筛查法、家系调查法、系谱分析法、双生子法、染色体和基因分析法等。尽管遗传学有很多分支和研究方法，但是医学遗传学研究的基本内容和最终要解决的问题主要包括以下几个方面：①人体的性状是如何世代相传的？②变异是如何发生的？③遗传和变异的物质基础是什么？如何对遗传和变异进行控制以促进人类健康？

（五）免疫学

免疫学是研究机体免疫系统的组成、结构和功能的科学。免疫如生命本身一样古老，对于人体健康意义重大。它能够帮助机体识别自身与异己物质，对抗原性异物产生排斥反应，而对识别的"自己"则产生免疫耐受。免疫系统结构复杂、功能精细，它们对外来物质和危险信号的反应称为免疫应答。执行免疫功能的分子、细胞和器官构成了免疫系统。免疫系统的功能包括免疫防御、免疫自稳和免疫监视。免疫系统的功能同时具有两面性，有利的一面为免疫保护，但是也可能造成免疫损伤，即有害的一面。免疫学一方面研究免疫系统在正常情况下对机体有益的免疫现象，称为基础免疫，主要研究抗原、免疫应答的过程、免疫调节、免疫耐受等生理现象；另一方面研究免疫系统在功能失调时导致的免疫健康问题和免疫病理生理作用，主要运用免疫学理论和方法研究疾病和健康问题的发生机制、评估与预防原则。

（六）生物化学

生物化学是从分子水平探讨人的生、老、病、死等生命现象奥秘的一门学科。它是研究活细胞和生物体的化学组成、分子结构与功能、物质代谢变化规律与调节作用和与遗传相关的化学信息传递与调控等内容的一门学科。生物化学主要采用化学的原理和方法，同时融入物理学、生理学、微生物学、遗传学、细胞生物学、免疫学和信息学等多学科的理论与技术进行研究，从分子水平阐明生命的奥秘。它的研究范畴主要包括3个方面，一是生物体的化学结构、组成和功能；二是新陈代谢和调控；三是遗传信息的传递和表达。生物化学是一门古老而又年轻的学科，它与医学有着密切的联系，对于揭示生命科学本质有着重要的作用，所以又称为"生命的化学"。

（七）微生物学

微生物学是研究微生物及其生命活动规律的科学。微生物学研究微生物在一定条件下的形态结构、生理生化、遗传变异及微生物的进化、分类、生态等生命活动规律，以及其与其他微生物、动植物、外界环境理化因素之间的相互关系。微生物与人体健康、人类社会和文明的发展有着极为密切的关系。当今的人类社会生活已经难以离开微生物的直接或间接作用。各种与微生物相关的食品和保健品、环境中的微生物污染、对污染环境和危害健康的微生物的治理、动植物生长过程中的微生物环境、微生物构成的人体菌群和微生态环境及微生物病原菌引起的各种人体疾病等，都与微生物的作用及其代谢产物相关。因此，与健康相关的微生物学研究不仅包括上述内容，而且涉及微生物在自然界各种元素的生物地球化学循环中的作用，以及微生物在工业、农业、医疗卫生、环境保护、食品生产等各个领域中的应用等。

（八）药理学

药理学是一门研究药物与人体及病原体之间相互作用及其规律的学科，为促进健康、预防疾病和合理用药提供基本理论知识和科学思维方法。现代药理学研究已从宏观的药物功效的传统评价发展到药物对细胞的影响、作用的分子机制、基因和蛋白的药物调节及药物对受体和信号转导通路等微观层面影响。现代化学、生物技术的发展，基因组学、蛋白质组学研究的快速发展，以及计算机辅助药物设计的广泛应用，使得药理学的研究已突破传统药理研究的思路，快速地向分子药理学发展。药物是指能影响人体组织器官生理功能，改变细胞代谢的物质，包括天然药物、合成药物、生物制品和基因工程药物。通常避孕药、预防疾病的疫苗和预防性用药也列入药物的范畴。无论是来自天然产物，或者通过化学方法制备的合成物质，还是使用生物技术获得的产品都必须进行大量且极其严格的临床前和临床药理学研究，才能作为药物，安全有效地应用于人体。

二、基础医学的主要研究内容

基础医学主要用微观方法研究人体组织结构、生理、生化机制，揭示人的生命和疾病现象的本质和机制，为疾病诊治和健康促进提供基础知识和技术支持。作为一门重要的医学基础学科，基础医学重点从生物医学的角度研究健康和疾病问题，目的是认识人体生命活动，发现其中的规律。基础医学的主要研究内容可以概括为以下五个方面：研究人体的正常形态结构、研究人体的正常功能活动及其机制、研究人体在各种病理状况下形态和功能变化及其机制、研究引起疾病的因素及其机制、研究药物在人体内的过程及其机制。

按照基础医学各学科研究的内容、性质和特征的不同，基础医学一般可以分为形态学科和机能学科两大类。形态学主要分为大体形态观察和显微形态观察，包括人体解剖学、细胞生物学、组织学与胚胎学、病理学、病原微生物学等可以观察到物质形态的基础医学学科。形态学的研究方法主要为观察性研究。机能学主要有生理学、病理生理学和药理学等，是研究机体功能活动规律的科学。机能学研究的方法主要采用实验性研究，通过人为控制的条件下观察实验因素对机体的影响，以探明生理效应，揭示其作用机制。基础医学实验主要在动物身上进行，仅在不损害人体健康，并得到受试者本人知情同意的情况下，人体实验才被允许有限进行。

基础医学对提高疾病的诊断、治疗和预防控制水平具有重要意义。在现代医学中，临床医学和预防医学需要在基础医学所取得的知识基础上诊治患者和预防疾病。临床医学是直接面对疾病、患者，对患者直接实施治疗的科学；预防医学则侧重于以环境－人群－健康为模式达到预防疾病、促进个体和群体健康的目的。与此同时，临床医学和预防医学也担负着重要的认识生命活动的任务。基础医学在近代生物医学模式推动下，已经从经验医学进入了实验医学时代。在形态学方面，促进了从器官、组织、细胞和分子水平上对人体结构和生理、病理过程的深入研究；在功能学方面，从定性研究发展到精确的定量研究；在应用自然科学研究成果方面，加强了医学与现代科学技术的紧密结合，促进了医学技术的进步，提高了临床诊断和治疗水平。当前，生物医学模式已经转变为生物－心理－社会医学模式，但是基于实验医学的基础医学理论仍然是研究疾病和健康问题的重要理论基础之一。

三、基础医学理论与健康管理的关系

随着基础医学的飞速发展和人类对健康的需求不断增加，基础医学学科不仅支持和推动了临床医学的精细化应用和深入发展，而且还在不断地向更大的健康领域延伸和扩展，为健康管理学科提供理论支持和实践指导。在此过程中，基础医学的应用向健康管理领域进一步延伸，基础医学理论与健康管理理论的不断融合与共同发展，成为未来的发展趋势。

（1）基础医学是健康管理学科的实践基础和理论来源。基础医学作为现代医学创新体系的重要组成部分，为健康管理奠定了坚实的学科基础。健康管理的学科基础涉及医学、管理学与计算机信息学等多个领域，是相关学科专业基础知识在健康管理理论研究和实践中的概括。在实施健康管理的全面健康检测、风险评估，特别是健康体检过程中，基础医学绝大部分学科为其提供了重要的科学依据和技术支撑。例如，对解剖学和生理学等基础医学理论的学习和深入研究，可以使健康管理者准确地认识正常状态下健康的人体结构与功能，同时也为进一步开展健康风险评估、有效干预和连续跟踪健康风险因素对人体结构和功能的精细影响打下了牢固的专业基础。如果没有基础医学的支撑，健康管理的学习、应用和发展将缺乏坚实的基础。

（2）健康管理是基础医学理论的具体实践和应用延伸。在基础医学的基础上，现代医学发展出各种人体检查、诊断、治疗和康复方法，以及药品、诊疗设备和康复器械等服务手段，但是这些方法和服务目前重点关注的是疾病的诊断和治疗。而健康管理则是以健康为中心，以健康检测、健康评估、健康干预和健康跟踪为服务内容，以健康信息系统、生物医学技术、健康评估模型、健康干预技术、健康监测与移动可穿戴技术为服务手段，更关注和重视临床前期的预防和临床后期的康复方面的健康问题。由此可见，健康管理理论和实践充分拓展了基础医学的服务内容，突破了基础医学的服务边界，是基础医学向预防医学和康复医学的大幅延伸。

（3）健康管理与基础医学的不断融合，共同发展，将成为未来人类健康科学的发展方向和趋势。健康管理与基础医学的相互关系，决定了两者在研究目的、服务内容、推广模式、应用技术和管理手段等方面既有本质的区别，也有科学的融合。健康管理依靠基础医学的人才、技术和设备开展工作，基础医学则需要健康管理来弥补并延伸自身服务方面的弱势和不足。随着健康管理与基础医学的不断融合发展，以健康管理为核心的健康管理学，与基础医学并存，构成了现代医学创新体系的重要组成部分。

第三节　预防医学理论

预防医学（Preventive Medicine）是医学的重要组成部分，它以个体和确定的群体为研究对象，目的是保护、促进和维护健康，预防疾病、失能和早逝，提高生命质量。现代医学按其研究的对象和任务不同，可以分为基础医学、预防医学、临床医学和康复医学。康复医学和临床医学的研究对象主要为个体，而预防医学的研究对象则包括个体和确定的群体，主要为健康人群和无症状的患者。在研究方法上，预防医学注重微观和宏观相结合，重点为影响健康的因素与人群健康的关系。在干预措施上，预防医学采取的策略更具有积极的预防作用，具有较临床医学更大的人群健康效益。

一、预防医学的学科构成及其主要研究内容

预防医学的基本目的是预防疾病、改善环境及健康促进。其研究的主要内容大致可归纳为以下几个方面：生活环境与健康、生产环境与健康、社会环境与健康、流行病学与医学统计学。预防医学的研究内容涉及众多学科，主要包括流行病学、医学统计学、环境卫生学、社会和行为科学及卫生管理学等学科。

（一）流行病学

流行病学是从群体角度研究各种医学问题，是预防医学学科的基础方法学和主导学科。流行病学提出了专业的方法和指标，以收集和呈现不同时间、空间和人群的疾病分布及其影响因素，帮助了解和分析不同疾病的分布规律，找出影响健康和疾病发生的主要危险因素，制订相应的干预策略和措施，并评价其效果。在传染病广泛流行的时代，预防和控制传染病的发生和流行是流行病学至关重要的任务。随着疾病谱的变化，恶性肿瘤、多种慢性疾病和退行性疾病等影响公众健康的问题逐渐增加，如脑血管疾病、心血管疾病及糖尿病等。流行病学在方法学方面发展迅速，而且内容日益丰富。当前流行病学已经衍生出从群体角度研究基础医学（如分子流行病学）、临床医学（如临床流行病学）和预防医学（如环境流行病学、社区流行病学）等重要的学科领域，成为医学学科的带头学科之一。

（二）医学统计学

医学统计学基于统计学的方法和原理，为医学的各门学科提供统计和数据分析的支持。在对医学与健康现象的研究中的许多观察结果都是不能事先确定的，即使条件完全相同的两次观察结果往往也是不同的，所以观察结果存在一定的随机性和不确定性，但这种不确定性也是有一定的统计规律可循的。因此在医学与健康领域中的研究设计、资料收集和结果分析中，常常需要运用统计学知识。在新药和医学干预的临床研究中，从试验设计、设计方案的执行、数据处理到分析总结，都贯穿着统计学原理和具体方法的应用。新药临床试验和许多重要的国际性医学和公共卫生研究项目均需要医学统计学人员参与。目前，医学统计学已经成为医学研究领域中的重要组成部分，并且是医学各专业本科生和研究生的必修课程。

（三）环境卫生学

环境卫生学是环境科学的重要分支之一，也是公共卫生和预防医学的重要组成部分，预防医学中与环境卫生学关系密切的学科包括环境卫生、职业卫生、食品卫生、卫生毒理学、卫生化学、媒介生物学、卫生微生物学、消毒学、地方病学等。环境卫生学的研究内容很多，范围也很广，它涵盖了影响健康的水体、大气、土壤，以及物理因素、职业环境、室内环境、环境健康危险度评价、环境健康预测原理与方法、环境与健康促进策略等。概括来说，环境卫生学研究环境中的物理、化学、生物、社会及心理因素与人体健康及其生活质量的关系，并通过识别、评价、利用或控制与人群健康有关的各种物质环境因素，揭示环境因素对人群健康影响的发生、发展规律，为充分利用有益于人群健康的环境因素，消除和改善不利的环境因素提出卫生要求和预防措施，并配合有关部门做好环境立法、卫生监督及环境保护工作，达到保护和促进健康的目的。

（四）社会和行为科学

社会和行为科学是社会科学和行为科学的简称。社会科学是以社会现象为研究对象的科学，它的任务是研究并阐述各种社会现象及其发展规律。行为科学是指运用自然科学的实验和观察方法，研究在自然和社会环境中人的行为的科学。行为可以概括为人类和动物在内外因素的共同作用下产生的能动的外部活动，社会活动属于广义的行为，因此可以把"社会科学"和"行为科学"并行统称为"社会和行为科学"。通常狭义的行为科学是指对工作环境中个人和群体的行为进行研究的一门综合性学科，而社会科学则更侧重于从社会现象的角度研究人类的行为。目前已经公认的广义的行为科学学科有心理学、社会学、社会人类学等。研究和发展社会和行为科学中与人类健康、疾病有关的知识和技术，有助于推动这些知识和技术应用于促进健康和疾病的预防、诊断、治疗，以及保健和康复。对社会和行为科学的深入研究大大地丰富了医学和健康相关理论，形成了包括社会医学、健康心理学、健康教育与健康促进、医学社会学等在内的较为广泛的学科门类。这些学科从不同的角度研究社会因素和行为对人群健康的影响，从而采取有针对性的社会卫生和行为干预措施来促进人们的健康。

（五）卫生管理学

卫生管理学是卫生事业管理学的简称，属于公共管理学的一个分支，它包括卫生法、卫生政策、卫生经济、医院管理、社区卫生管理等，是从管理学的角度，研究卫生健康体系中的政策、经济效益及管理制度和机制，从而保证卫生服务质量、效率、效果和效用。卫生管理学综合运用管理学、经济学、社会学、流行病学与卫生统计学等多学科的理论与方法，研究卫生事业管理活动中的方针政策、卫生资源、组织结构、保障制度、运行机制、经验教训及发展规律，从而指导卫生事业管理的实践。因此，卫生管理学是一门具有综合性和应用性特点的公共管理学科。

此外，预防医学还包括妇幼卫生、儿少卫生、全球卫生、优生学、传染病学、寄生虫病学等学科，从不同的角度，探讨不同人群和不同领域的卫生健康问题。

二、预防医学的基本理论和基本观点

预防医学是医学的一门应用学科，它的主要学科特点是理论思维的整体性、服务对象的针对性，以及实践的主动性。预防医学的重要观点和基本理论主要包括预防为主、多病因理论和大健康观。

（一）预防为主

"预防为主"是中华民族千百年来传承的理论精华，也是世界卫生发展的潮流，是我国卫生健康工作的一贯方针。早在 20 世纪 30 年代初，红色根据地就把"预防第一"作为中央苏区卫生工作方针。中华人民共和国成立以来，卫生工作方针历经四次调整，但"预防为主"的理念始终贯彻其中。强调"预防为主"，将预防关口前移，避免小病酿成大疫，这是经过实践反复证明的治国安邦的宝贵经验，也是中国未来发展必须坚持的重要策略。进入新时代，为适应新形势新任务的要求，党的卫生与健康工作方针确定为"以基层为重点，以改革创新为动力，预防为主，中西医并重，将健康融入所有政策，人民共建共享"。这一工作方针明确了我国卫生与健康事业发展的整体思路，更加注重预防为主和健康促进，更加注重工作重心下移和资源下沉到基层，进一步强调了发展方式由以治病为中心向以人民健康为中心的转变。

（二）多病因理论

疾病和健康的影响因素是如何作用于个体并决定个人的健康状况的？在预防医学理论中经过深入的探讨，认为决定个体、群体乃至全人群健康状态的诸多因素（健康的决定因素）可以分为以下 4 个大类：人类生物学、生活方式、环境及卫生服务的可及性。这一理论使得人们摆脱了疾病单一病因来源的片面认识，从而对疾病与健康决定因素的认识得到了很大的扩充。由于健康的决定因素较多，且各因素之间呈现较为复杂的关系，通常借助简洁的概念关系模式图进行表达。这些概念关系提供了多种不同的与疾病和健康相关的思维框架，并形成了许多病因学说，总结和指导着预防医学和公共卫生实践。例如，流行病学三角模型（Triangle Model）、轮状模型（Wheel Model）、健康决定因素的生态学模型（Ecological Model of Causation）、病因网模型（Web of Causation Model）、充分病因－组分病因模型（Sufficient-Component Casual Model）等。其中，目前普遍公认且使用较为广泛的是健康决定因素的生态学模型，或者称为健康生态学模型。该模型认为健康或病因的结构可分为5层（图3-1）：核心层是个人因素，包括人类生物学特征、年龄、性别、种族和遗传因素，如一些疾病的易感基因等；在核心层之外是个人的生活方式和行为特点；再向外一层是个人、家庭和社区的社会和人际网络；第四层是生活和工作条件，包括心理社会因素、工作及职业的因素、社会经济地位（收入、教育、职业）、自然和人造环境（后者如交通、供水、卫生设施、住房及城市规划的其他方面）、公共卫生服务、医疗保健服务等；最外一层是宏观层面，包括全球、国家乃至当地的社会、经济、文化、卫生和环境条件，以及有关的政策等。

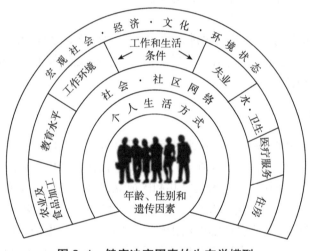

图 3-1　健康决定因素的生态学模型

（三）大健康观

从健康的生态学模型来看，影响人类健康的各种因素具有多层次、交互性、多维度的特点。人作为整个生态系统的组成部分之一，可以单独存在，也可以在家庭、单位、社区多个层面作为群体存在于生态系统中，并且与生态系统的其他组成部分在多个方面相互制约和影响。因此，健康的影响因素是广泛、复杂和多样化的，并且发生在每个人每天的生活过程中，其影响不仅是暂时的，也是长远的，甚至影响一个人的一生。因此，就需要克服传统观点中一个原因导致一种疾病或健康问题的简单的思维模式，以及以疾病为导向的生物医学工作模式，而是应用系统论的思维方式考虑健康决定因素及其关系，并以此指导与疾病和健康相关的医疗卫生和社会实践。对疾病和健康决定因素的这种多层次、系统性、全周期的生态学特点的认识，就是通常所说的"大健康观"。

"大健康观"体现了预防医学学科理论思维的整体性特点，它强调个体和人群健康是个体因素、包括卫生服务在内的物质和社会环境因素相互依赖和相互作用的结果，并且这些因素之间在多个层面上产生交互作用，影响着个体和群体的健康。其中，我们通常能直接观察到的是包括基因敏感性在内的个体水平的健康影响因素对健康的作用，但从人群健康的角度来看，宏观水平的条件和政策，如社会经济与物质环境因素是起着根本作用的上游因素，这些因素又间接影响着中游（心理与行为生活方式）和下游（生物与生理）因素，成为"原因背后的原因"。很多国家的研究和经验表明，健康的社会决定因素是许多健康问题的根源。因此，从大健康的角度出发，就需要从更加广泛的政治、经济和社会层面深入地研究和促进健康，将健康更好地融入所有政策。

三、预防医学的干预策略

（一）三级预防策略

健康是动态的概念。健康的人，从最完善的体魄逐步受到损害，以至得轻病到重病，经历了一个自然发展和累积的过程，是一个连续谱，其间并没有明确的界限。疾病和健康影响因素作用于机体，疾病从临床症状的出现、发展到转归的全过程就是疾病的自然史。它包括健康期、病理发生期（有病理改变但难以检出）、临床前期（有病理改变且可以检出，但未出现临床症状）、临床期（发生形态或功能上的明显异常，从而出现典型的临床症状）、结局（包括缓解、痊愈、伤残或死亡）。通过早期诊断、干预和治疗可以改变疾病的自然史，从而达到预防疾病、减少伤残或死亡的目的。预防医学通常根据疾病发生发展过程，以及健康决定因素的特点，对预防策略按等级进行分类，可分为三级，称为三级预防策略。

1. 第一级预防（Primary Prevention）

又称病因预防，是通过消除致病因素对机体危害的影响，或者提高机体的抵抗力来预防疾病的发生。在第一级预防中，如果在致病因子还没有进入环境之前就采取预防性措施，则称为根本性预防。第一级预防包括针对健康个体的措施和针对公众的社会措施。针对健康个体的措施有以下几项：①个体采取合理营养、体格锻炼等良好的行为与生活方式；②接种疫苗以提高人群免疫水平，预防疾病；③婚前检查和禁止近亲结婚预防遗传性疾病；④做好妊娠和儿童期的卫生保健；⑤某些疾病的高危个体服用药物来预防疾病的发生。

针对全人群健康的社会和环境措施，是从全球性预防战略和各国政府策略及政策角度考虑所采取的公共卫生措施。例如，制定和执行各种与健康有关的法律及规章制度，实行有益于健康的公共政策；利用媒体开展公共健康教育，以防止致病因素危害公众健康，提高公众健康意识和行为能力；提供清洁安全的饮用水和食品，采取针对大气、水源、土壤的环境保护措施，保障食品安全；公共体育场所的修建，公共场所禁止吸烟等。

2. 第二级预防（Secondary Prevention）

在疾病的临床前期，可做好早期发现、早期诊断、早期治疗的"三早"预防工作，以控制疾病的发展和恶化。早期发现疾病可通过普查、筛检、定期健康检查、高危人群重点项目检查及设立专科门诊等。达到"三早"的根本办法是做好宣传，提高医务人员诊断水平和建立灵敏、可靠的疾病监测系统。对于某些有可能逆转、停止或延缓发展的疾病，早期检测和预防性体格检查则更为重要。对于传染病，除了"三早"，尚需要做到疫情早报告及患者早隔离，即"五早"。

3. 第三级预防（Tertiary Prevention）

对已患某些疾病的人，采取及时、有效的治疗措施，防止病情恶化，预防并发症和伤残；对已丧失劳动力的人或残疾者，主要促使其功能恢复、心理康复，进行家庭护理指导，使患者尽量恢复生活和劳动能力，能参加社会活动并延长寿命。

不同类型的疾病有不同的三级预防策略，但任何疾病，无论其致病因子是否明确，都应强调第一级预防，如大骨节病、克山病等，即使病因尚未确定，但综合性的第一级预防还是有效的。又如肿瘤，则更需要第一级和第二级预防。有些疾病的病因明确而且是人为的，如职业因素所致疾病、医源性疾病等，采取第一级预防较易见效。有些疾病的病因是多因素的，则要按其特点，通过筛检、及早诊断和治疗会使预后较好，如心脑血管疾病、代谢性疾病，除针对其危险因素，致力于第一级预防外，还应兼顾第二级和第三级预防。对那些病因和危险因素都不明确又难以觉察预料的疾病，只有施行第三级预防这一途径。对许多传染病来说，针对个体的预防同时也是针对公众的群体预防，如个体的免疫接种达到一定的人群比例后，就可以保护整个人群。而传染病的早发现、早隔离和早治疗，阻止其向人群的传播，也是群体预防的措施。有些危险因素的控制既可能是第一级预防，也是第二级、第三级预防，如高血压的控制，就高血压本身是第三级预防，但对于脑卒中和冠心病则是第一级预防。

（二）人群服务策略

三级预防是从健康和疾病连续谱，以及疾病发生发展的不同阶段来考虑预防策略，如果从预防措施的实施对象角度，则需要考虑人群的预防策略，选择预防的高危策略和预防的全人群策略。同时，在面对干预对象时，应该倡导提供覆盖生命全程的服务路径，采取以人为本的一体化服务模式。

1. 预防的高危策略与全人群策略

预防的高危策略（High-Risk Strategy of Prevention）是指针对疾病高风险的个体采取预防干预措施，以降低其将来发病的风险。该策略重点关注病因链近端的危险因素，短期内干预效果明显。预防的全人群策略（Population Strategy of Prevention）是指针对影响整个人群（全人群）相应的健康决定因素，尤其是对病因链远端的因素进行干预，以降低全人群发病的风险。预防的全人群策略具有根本性及持久且良好的成本效益。预防的高危策略与预防的全人群策略是针对整个病因链上的不同环节所采取的预防措施，两者相辅相成,相得益彰。

2. 健康的生命全程路径

健康的决定因素的作用往往是长期累积的结果,采用预防措施越早,其保护和促进人群的健康效益就越大。全生命周期健康管理就是通过健康生命全程路径(Life Course Approach to Health)实现对健康的长期干预。健康生命全程路径是一种从保证健康的生命起始,并根据人生各关键期的需求,采取有针对性的措施来提高健康干预有效性的策略。通过把人生划分为几个明确的阶段(围生和婴幼儿期、青少年期、成年工作期和晚年期4个时期),针对这些不同年龄组的人群,在不同的场所(家庭、学校、工作场所、社区)中实施连续性预防服务措施,积极地、有针对性地开展预防。可以有效地避免那些有害因素对健康的危害,充分发挥人的生命潜能,保护劳动力,延长生命和改善生活质量;并且保证人生的不同阶段能有效地获得有针对性的卫生服务,不造成不必要的重复或遗漏,达到既高效又节省地促进人群健康的目的。所以健康生命全程路径、全生命周期健康管理被认为是保证整个人群健康,促进健康老龄化的最佳途径。

3. 以人为本的一体化服务模式

以人为本的一体化服务模式(People-Centered Integrated Care,PCIC)是一种根据居民及其家庭的健康需求来组织提供服务的模式,它包括以人为本和一体化服务。以人为本的卫生服务(People-Centered Care)是让患者、家属和所在社区作为卫生服务的受益人和参加者共同参与到卫生服务决策和实施过程中,从而使他们对卫生服务体系充满信任,同时卫生服务体系也能够以人性化和一体化的方式提供符合其需求的服务。一体化服务(Integrated Care,也称整合式卫生服务)是指根据健康需求,通过协调卫生系统内部各级各类卫生医疗机构,将包括健康促进、疾病预防、治疗、疾病管理、康复和临终关怀等在内的各种医疗卫生服务整合在一起,为服务对象提供终生连续性的服务。以人为本的一体化服务模式成功的关键不仅在于服务的提供方,而且更为重要的是作为行动主体的服务需求方的主动行动。因此,实施以人为本的一体化服务模式,必须鼓励居民积极参与,帮助居民拥有掌控自身健康的能力,依靠自己来应对和解决自身的健康需求,同时做出有关自身健康行为、提升自我和家人健康的选择,让自己成为健康的第一责任人。

四、预防医学与健康管理的关系

预防医学是医学的重要组成部分,它以个体和确定的群体为对象,目的是保护、促进和维护健康,预防疾病、失能和早逝。预防医学强调环境与人群的相互依赖、相互作用和协调发展,以预防为主,防治结合。健康管理则是一种对个人或人群的健康危险因素进行全面管理的过程,其目的是调动个人及集体的积极性,有效地利用有限的资源来达到最大的健康效果。健康管理强调预防、预测和个体化,关注健康和疾病的发展趋势,旨在提供全面的、个性化的健康服务。预防医学强调的是对疾病的预防和控制,而健康管理则更注重个体和群体的全方位健康促进。两者的结合,可以为公众提供更为全面、个性化的健康服务。预防医学与健康管理在理念和实践上紧密相连，两者有共同的目标，即减少疾病的发生和提高人群的整体健康水平，都注重通过全面的健康评估和干预措施来实现这一目标。

（一）预防医学为健康管理提供理论和技术支撑

预防医学的多病因理论、预防观及三级预防策略是健康管理的重要理论基础，预防医学的知识和技术在健康管理中发挥着重要作用。通过预防医学的研究和实践，我们可以了解疾病的发生、发展和流行规律，从而制定有效的预防策略和措施，为健康管理提供科学的依据，使得健康管理更具针对性和有效性。

（二）健康管理的理念和方法有助于推动预防医学的发展

健康管理关注个体和群体的具体需求，注重预防和预测，强调个体化服务。这种理念和方法有助于发现和解决个体和群体在健康方面的问题，从而提高预防工作的效果。同时，健康管理还可以通过提供个性化的健康服务，提高公众的健康意识和自我管理能力，促进公众主动参与预防工作。

因此，预防医学与健康管理是现代健康服务中两个重要且紧密相关的领域，前者侧重于通过预防疾病的发生，减少人群的患病率和死亡率；后者则强调通过综合性的、全周期的健康管理策略，促进个体的整体健康。通过两个学科之间的合作与整合，可以更好地发挥各学科的优势和特色，为个体和群体提供更为全面、高效的健康服务。

第四节　中医"治未病"理论

中医"治未病"理论是中医药文化的重要组成部分，是经过中国历代中医名家不断总结、提高及完善的一种中医特色理念，最早源于《黄帝内经》，在《伤寒杂病论》中得到发展，最终成熟于《温热论》。中医"治未病"理论是中医预防保健的重要理论基础和准则，并成为现代卫生保健的重要组成部分。

一、"治未病"的基本概念

（一）治的含义

治未病之"治"多解释为预防和治疗。就《内经》所论，"治"之含义涉及多个方面：一是指调养、治疗。例如，《素问·宝命全形论》曰"一曰治神，二曰知养身，三曰知毒药为真"。《素问·阴阳应象大论》曰"善治者治皮毛，其次治肌肤，……其次治五脏"，又云"从欲快志于虚无之守，……此圣人之治身也"。二是指管理、整理等。例如，《素问·太阴阳明论》曰"脾者，土也，治中央"。《素问·刺禁论》曰"肾治于里"。三是指正常、安定。例如，《素问·生气通天论》曰"阴平阳秘，精神乃治"。《灵枢·五乱》曰"何失而乱、何得而治"。四是指条达、调顺。例如，《素问·五常政大论》曰"天气洁，地气明，阳气随，阴治化，燥行其政"。

（二）未病的含义

未病一词首见于《内经》，指无病或介于健康与疾病之间的状态。随着知识的拓展，学者对未病内涵的认知已超出原有范畴。中医治未病所说的未病涉及"无病""病欲发而有先兆""既病而尚未殃及之地""病已愈，有可能出现的遗复"4种状态。

（三）治未病的含义

治未病一词最早见于《黄帝内经》。《素问·四气调神大论》曰"是故圣人不治已病治未病，不治已乱治未乱"。《素问·刺热篇》曰"病虽未发，见赤色者刺之，名曰治未病"。《灵枢·逆顺》曰"上工治未病，不治已病，此之谓也"。此外，其他中医经典文献含有治未病含义的论述亦较多。例如，《备急千金要方·诊候》曰"上医医未病之病，中医医欲病之病，下医医已病之病"。《丹溪心法·不治已病治未病论》曰"是故已病而不治，所以为医家之法，未病而先治，所以明摄生之理，……此圣人不治已病治未病之意也"。

结合以上"治"的含义，以及未病的四种状态，治未病可定义为在中医理论指导下，采用适宜的技术与方法对人从健康到疾病的不同阶段进行以预防保健为主的调养、调治及管理等医养结合的干预过程。

二、"治未病"理论的基本内容

治病和治未病均针对机体内环境、机体与外环境之间的阴阳失调状态进行调节，但治病注重解决当前的疾病状态，针对的是已经明确的病证，而治未病则注重解决疾病的萌芽与趋势。与未病的4种状态相对应，治未病的内容和方法也分为4个方面，这4个方面也是中医治未病的4个阶段。

（一）未病先防

未病先防是指在疾病未发生之前，通过养生之道及各种措施，增强人体正气，提高抗病能力，防止疾病的发生。中医认为，疾病的发生与人体正气不足、外邪入侵有关，因此，未病先防的关键在于调理身体，增强正气，避免外邪入侵。

《素问·上古天真论》指出，"其知道者，法于阴阳，和于术数，食饮有节，起居有常，不妄作劳"，而不能"以酒为浆，以妄为常"，强调养精调神，做到"恬淡虚无，真气从之，精神内守"，这样才能使人体"正气存内，邪不可干"而健康长寿。《金匮要略·脏腑经络先后病脉证》曰："若人能养慎，不令邪风干忤经络，……不遗形体有衰，病则无由入其腠理。"张仲景论述了"养慎"的重要性，指出摄生养慎对预防疾病有积极意义，此为健康未病态的治未病，也是上工治未病的最高境界。

（二）欲病救萌

人体是一个有机整体，五脏六腑、四肢百骸、气血经脉时时刻刻都在维护着这个复杂大系统的平衡。《丹溪心法·能合脉色可以万全》曰"有诸内者，必形诸外"，指出机体内部出现异常变化时，一般会有外在的反应和征兆。根据这些微小的异常征兆，及时采取相应的措施，就可以防患于未然。《针灸大成》明确指出，"但未中风时，一两月前，或三四个月前，不时足胫上发酸重麻，良久方解，此将中风之候也。便宜急灸三里、绝骨四处，各三壮，后用生葱、薄荷、桃、柳叶四味煎汤淋洗，灸令驱逐风气于疮口内出也"，此即《内经》"司揣"理论在医疗实践中具体的应用和体现。

（三）既病防变

既病防变是指在疾病发生后，要及时采取有效治疗措施，防止疾病进一步发展或恶化。中医认为，疾病的发展与人体正气的盛衰有关，因此，既病防变的关键在于及时治疗，控制病情发展，防止疾病恶化、转变。

张仲景依据脏腑病症的传变规律，以治肝实脾为例阐明了已病后对未病脏腑在治疗上的预防干预措施，如《金匮要略·脏腑经络先后病脉证第一》曰"夫治未病者，见肝之病，知肝传脾，当先实脾"，又云"适中经络，未流传脏腑，即医治之。四肢才觉重滞，即导引、吐纳、针灸、膏摩，勿令九窍闭塞"。他警示人们若一时不慎感受外邪，必须及时治疗，防微杜渐，以防病邪深入体内。疾病的发生、发展、变化是一个由量变到质变的过程，医生对疾病的认知也是一个渐进过程，对已成之病，要善于抓住疾病的典型症状，若已分析出欲传之势，则应采取积极的救治措施，以免贻误病情。

（四）瘥后防复

中医认为，疾病的复发与人体正气不足、外邪入侵有关。瘥后防复是指在疾病治愈后，要继续调理身体，扶助正气，强身健体，防止疾病复发。疾病初愈后，临床症状消失，但人体正气尚未完全恢复，邪气尚未完全散尽，还需要继续调理一段时间以善其后，此时应避免饮食失宜、服药不当、情志刺激、劳累等因素，以免疾病复发。张仲景对新愈的调摄非常重视，认为病复有劳复、食复、复感之分，伤寒初愈时若不注意调摄极易病复。例如，《伤寒论》第393条云"大病瘥后，劳复者，枳实栀子豉汤主之"，第398条云"病人脉已解，而日暮微烦，以病新瘥，人强与谷，脾胃气尚弱，不能消谷，故令微烦，损谷则愈"。瘥后防复是张仲景对临床实践的总结，更是对《内经》治未病思想的丰富和发展。

三、"治未病"理论在健康管理中的作用

"治未病"理论强调预防为主，治疗为辅的原则，其理念在于将健康维护贯穿于人

的一生，注重个体化的养生和保健，通过合理的饮食、运动和心理调适，以及必要的医疗手段，来提高个体的健康水平，预防疾病的发生，是一种全面的健康管理方式。

（一）丰富现代健康管理理论体系

中医治未病注重整体观念，强调天人合一、防治一体，认为人体是一个有机整体，各个器官、系统之间相互联系、相互影响。因此在维护健康时，需要综合考虑各种因素，如饮食、运动、心理、环境等。同时也注重个性化，强调每个人的身体状况、生活环境、生活方式等都有所不同，治未病的方法需要个体化，根据个人情况进行调整。现代健康管理主要通过管理人们生活方式中的健康危险因素和行为，来达到维护健康的目的，也强调个性化原则，需要在综合评估个体健康状况与风险情况后，制订个体化的健康管理方案，与中医治未病思想是统一的。

（二）指导健康管理实践

预防为主、综合调整是中医治未病"治"的核心思想和实践指导原则，强调通过改善个体生活方式和行为习惯来预防疾病的发生，其方法不仅包括中医特色的治疗方法，如针灸、推拿、中药等，也包括饮食、运动、心理等方面的调整。而现代健康管理强调通过各种手段来提高人们的健康素养和自我保健能力，维护健康，减少疾病发生。因此，中医治未病预防为主、综合调整的思想也可作为个体化的精准健康管理的指导原则。

（三）为健康管理提供实用方法与技术

中医养生与保健技术是中医治未病的常用方法和技术，包括饮食调理、运动养生、心理调养、情志管理及针灸推拿等实用方法和技术，这些均可以应用到健康管理实践中。

中医治未病理论与现代健康管理在预防为主、个体化原则和全面健康观念等方面存在密切的联系。随着医学模式的转变和人们对健康需求的不断提高，将中医治未病理论与现代健康管理相结合，将有助于更好地维护和促进人们的整体健康。

参考文献

［1］周三多，陈传明，刘子馨，等．管理学：原理与方法 [M].第7版.上海：复旦大学出版社，2018.

［2］王陇德．健康管理师基础知识 [M].北京：人民卫生出版社，2019.

［3］郭海英．中医养生学 [M].北京：中国中医药出版社，2009.

［4］刘镭，牛阳，张思超．从"小天地三因制宜"探析高锦庭外科辨治思想 [J].中华中医药杂志，2020，35（7）：3587-3590.

［5］张树峰，李静华，赵印涛，等．应加快中医治未病学科体系建设 [N].中国中医药报，2017-03-06（3）.

［6］张树峰，杨建宇．中医治未病学教程［M］．北京：人民卫生出版社，2018.

［7］刘焕兰．《内经》"治未病"解读及其应用探讨［J］.广州中医药大学学报，2009，26（6）：583-586.

［8］赵印涛，贾丽荣，吴金洋．等．中医治未病理论与核心内涵浅析［J］.承德医学院学报，2019，36（1）：45-47.

［9］李姝函，吴波．中医"治未病"思想在健康管理中的应用探讨［J］.预防医学论坛，2023，29（4）：307-310.

［10］王伟芬．中医"治未病"思想在亚健康人群健康管理中的应用［J］.中医药管理杂志，2022，30（3）：221-222.

［11］杜春华．中医"治未病"理念在社区医院高血压健康管理中的应用效果［J］.临床合理用药杂志，2022，15（27）：178-181.

［12］李翠敏．基于"治未病"理念的中医药干预对气虚体质老年高血压患者的作用研究［J］.内蒙古中医药，2022，41（11）：93-95.

［13］陈俊，肖万泽．从"治未病"理念探讨糖尿病的分期防治策略［J］.中国中医基础医学杂志，2012，18（5）：498.

第四章　健康管理基本技能

健康管理技能是开展健康服务和提升健康管理水平的基本手段、工具及组织管理方法，是依赖预防医学、运动医学、营养学及相关学科的技术方法的集成和应用，针对机体身心健康状态及其危险因素进行信息收集、风险评估、健康干预和效果评价。其主要包括健康状态测量和监测技术、健康风险评估技术、慢性病及健康功能干预技术（营养干预、运动干预、心理干预、行为干预、睡眠障碍干预、功能退化干预）、常用应急救护技术等。它是健康管理的核心落地技术，体现了多学科综合运用能力。

第一节　健康信息收集与数据分析

要想利用现代信息技术来帮助实现健康管理，需要我们对健康信息进行全面的收集、有效的传输、妥善的存储，并对这些信息进行相关统计评价和挖掘提炼，为健康管理提供有效、客观的信息基础。

一、健康信息的概念

健康信息是指与人的健康相关的各类信息，包括人口学特征、健康体检、生活行为方式和医疗卫生服务等信息，是与健康管理相关的各种数据、指令和知识的总称。

二、健康信息的主要内容

健康信息大致可以分为两大部分：一是健康管理服务的环境和资源信息；二是实施健康管理服务中采集利用的信息。

（一）环境和资源信息

1. 社区环境信息

（1）人口状况：人口总数及年龄与性别构成、人口的迁移与流动等。

（2）经济状况：当地工农业生产总值、财政收入与支出、人均收入水平及收入差别、主要收入来源等。

（3）文化观念：居民的受教育程度、当地的风俗习惯、居民对健康与疾病的看法及对各种卫生服务的认识与态度等。

（4）社会环境：当地婚姻状况、家庭结构及成员关系，社会支持系统状况，行政区划、学校及其他组织状况，以及政府对卫生工作的支持与社会技术资源（如电力供应、通信设施等）状况等。

（5）自然环境：当地地理特征与气候状况，以及住房、水源、食物可得性、排泄物处理设施等。

（6）科技环境：医学及相关科学与技术的发展动态等，远程辅助医学诊断与远程医学教育信息管理等，药品、制剂、器械、新技术与新方法等。

（7）政策环境：卫生政策、法规及改革方针，财务、工商、物价管理等。

2. 居民健康状况信息

（1）总体健康：总死亡率、婴儿死亡率、孕产妇死亡率、期望寿命等。

（2）身体健康：传染病、地方病、职业病、癌症、心脑血管疾病等的发病（患病）与死亡情况等。

（3）心理健康：主要精神疾病（紧张、抑郁症等）的患病情况等。

（4）社会健康：社会交往与人际关系障碍情况及社会适应能力等。

3. 居民卫生信息行为

（1）吸烟行为：吸烟总人数及其人群分布，以及吸烟量大小、开始吸烟的年龄、吸烟时间长短等。

（2）饮酒行为：饮酒人数及其人群分布、饮酒量与频度、饮酒起始年龄与时间长短等。

（3）饮食习惯：居民的主食品种、口味，以及偏食和烟熏制品等食品的摄入情况等。

（4）吸毒与性乱：有无吸毒现象存在，有无同性恋、性关系混乱、商业性性服务等现象的存在等。

（5）就医行为：居民对计划免疫、妇幼保健等服务的接受与参与程度，居民生病后就医的及时程度及对医嘱的依从性大小等。

4. 卫生资源信息

（1）人力资源：卫生人员的数量与种类、年龄结构、专业分布与构成等。

（2）经费资源：财政拨款、专项建设费用、业务收入及各项支出等。

（3）物质资源：药房、诊所、病房等的数量、状况与分布等，药品的供应情况，诊疗仪器、床位、交通工具等的数量、完好状况与利用率等。

（4）信息资源：书籍与手册、记录与报告、社区调查研究资料等的拥有量、质量与利用情况等。

5. 卫生服务信息

（1）医疗服务：不同地区、不同层次提供的医疗服务的种类、数量和质量等。

（2）预防服务：计划免疫、健康教育、改水改厕等的开展情况。

（3）保健服务：孕产妇系统管理、妇女常见病防治及儿童生长发育监测工作情况等。

（4）康复服务：残疾人的治疗、设施提供及社区康复工作开展情况等。

6.卫生产出信息

（1）效率与效果：不同健康管理服务机构所提供的卫生服务的数量与质量、各类卫生服务的成本效益大小等。

（2）公平性：不同人群对卫生服务的利用情况等。

（3）满意度：居民对卫生服务的满意度状况、意见和要求等。

7.卫生管理信息

（1）目标计划：组织的功能、使命与目标，组织的规划与计划机制和过程等。

（2）组织制度：组织的管理体制、制度等。

（3）监督控制：上级对下级的技术与管理指导及监督等。

（二）个体健康危险因素信息

（1）个人行为和生活方式：如吸烟、饮酒、体力活动情况等。

（2）环境因素：如经济收入、居住条件、家庭关系、工作环境、心理刺激等。

（3）生物遗传因素：如年龄、性别、种族、身高、体重等。

（4）医疗卫生服务：如是否定期做健康检查、直肠镜检查、阴道涂片等，以及体检结果，如血压、血糖、血脂等实验检查的结果。

（5）原有疾病史、生育史、家庭疾病史等：如有无原因不明的肛门出血、慢性支气管炎、肺气肿、糖尿病等；了解初婚年龄、妊娠年龄、生育胎数等；家庭中是否有人死于或患有心脏病、乳腺癌、糖尿病等。

三、健康信息收集方法

健康管理服务信息可通过收集常规资料、问卷调查、访谈法及健康体检等而获得。

（一）收集常规资料

常规资料是医疗、卫生、防疫、保健部门日常工作记录、报告卡和有目的的统计报表，包括两类：一类是日常工作记录和报告卡；另一类是定期归纳整理出来的统计报表。

（二）问卷调查

（1）通过普查或抽样调查的方法，对特定人群中某种疾病或健康状况及有关因素的情况进行调查，从而描述该疾病或健康状况的分布及其与相关因素的关系。

（2）在调查分析过程中，基本人口资料是不可缺少的，因为它是计算各种率，如发病率、患病率、死亡率的分母。最常使用的人口资料是人口总数，另外还有按性别、年龄、民族、职业、文化水平等特征分组的不同时期的人口数。在不同地区进行率的比较时，需要根据世界或中国的标准人口年龄构成，即各年龄组人口占总人口的百分比进行率的标准化。

常见的个人健康信息调查表如图 4-1 所示。

（三）访谈法

访谈法是以谈话为主要方式来了解某人、某事、某种行为或态度的一种调查方法，即访问者通过走家访户，或者通过信件、现代通信工具直接与被调查者进行交谈，从而获得信息的方式。访谈者可以单独访问被调查者，也可以与多个调查对象进行访谈。个人健康信息调查表如图 4-1 所示。

A 一般信息

1. 个人基本信息

姓名：		性别：
出生日期 _____ 年 ___ 月 ___ 日		编号：
出生日期 _____ 年 ___ 月 ___ 日		

2. 婚姻状况
①未婚　②已婚　③丧偶　④离异　⑤其他

3. 文化程度
①文盲　②小学　③初中　④高中及中专　⑤大专及本科　⑥研究生

B 疾病及家庭遗传史

4. 您是否患有以下疾病，请在相应位置打"✓"

疾病名称	①是	②否	诊断年月
1 型糖尿病	☐	☐	_____ \ _____
2 型糖尿病	☐	☐	_____ \ _____
高血压	☐	☐	_____ \ _____
高血脂	☐	☐	_____ \ _____
冠心病 / 心绞痛 / 心肌梗死	☐	☐	_____ \ _____
中风或脑溢血	☐	☐	_____ \ _____
肺炎	☐	☐	_____ \ _____
慢性支气管炎	☐	☐	_____ \ _____
肺气肿	☐	☐	_____ \ _____
肺结核	☐	☐	_____ \ _____
哮喘	☐	☐	_____ \ _____
肺癌	☐	☐	_____ \ _____
慢性阻塞性肺疾病（COFD）	☐	☐	_____ \ _____
其他疾病（请写出具体名称）			

5. 您的亲属中是否患有下列疾病，请在相应的位置打"✓"

图 4-1　个人健康信息调查表

（四）健康体检

体格检查是医生运用自己的感官（眼、耳、鼻、手等）或借助于一定的检查工具（听诊器、叩诊锤等）来了解接受体检者身体状况的一组最基本的检查方法。医生对被检者进行细致的观察和全面的体格检查后，根据结果提出对健康或疾病的临床判断，称为检体诊断。

健康体检是健康管理信息来源的重要途径之一，有常规体检项目，也有特定的套餐体检项目。健康体检由不同临床科室的医师按体检表项目完成。

四、数据库的建立

数据库（Database）是按照数据结构来组织、存储和管理数据的仓库。随着信息技术和市场的发展，特别是 20 世纪 90 年代以后，数据管理不再仅仅是存储和管理数据，而转变成用户所需要的各种数据管理的方式。数据库有很多种类型，从最简单的存储（有各种数据的表格）到能够进行海量数据存储的大型数据库系统都在各个方面得到了广泛的应用。

当用户需要利用关系数据库管理系统管理一个部门的数据时，首先要建立关系数据模型，进而按照关系规范化的要求建立起每一个关系，即每一个数据库文件。医学研究的原始数据常列成类似于表 4-1 的二维结构。表 4-1 记录的原始数据是一个由 127 例观察单位和 8 个变量组成的数据库。原始数据中，变量分为标识变量和分析变量两种。标识变量主要用于数据管理，包括数据的核对与增删等，是研究记录中不可缺少的内容，如表 4-1 中的编号和儿童姓名为标识变量，其他均为分析变量。

表 4-1　127 名儿童接种乙肝疫苗情况记录

编号	儿童姓名	母亲文化	出生日期	出生体重 /kg	出生身高 /cm	免疫时间	阳性反应结果
1	李安棋	小学	2017-06-03	2.80	40.00	2021-08-02	阳性
2	周小亮	大学	2012-12-15	1.90	44.00	2022-10-10	阳性
3	叶静	高中	2013-04-21	3.00	46.21	2022-09-02	阴性
4	欧阳仪德	初中	2011-11-07	3.35	47.12	2023-06-15	阳性
⋮	⋮	⋮	⋮	⋮	⋮	⋮	⋮
127	王薇	大学	2012-10-27	3.30	48.50	2020-10-02	阴性

在进行数据分析前，原始数据需录入计算机，录入的文件类型大致有：数据库文件，如 dBASE、FoxBASE、Lotus、EPI info 等；Excel 文件；文本文件，如 Word 文件、WPS 文件等；统计应用的相应软件，如 SPSS 数据文件、SAS 数据文件、STATA 数据文件等。上述文件类型大多数都可以相互转换。

录入数据时，应遵循便于录入、便于核查、便于分析的原则。便于录入是指尽可能减少录入工作量。例如，表 4-1 原始数据录入 SPSS 数据文件形式时，母亲文化程度用数值变量取代字符变量，可以节约录入的时间。便于核查是指一定要设有标识变量，方便核查。便于分析是指录入数据时要考虑不同软件对字节和字符的要求。

五、信息更新与整理

（一）数据核查

数据录入后，首先必须对录入的数据进行核查。核查数据的准确性分两步进行，第一步是运行统计软件的基本统计量过程，列出每个变量的最大值和最小值，如果某变量的最大值或最小值不符合逻辑，说明数据有误。第二步是数据核对，将原始数据与录入的数据一一核对，更正错误，有时为了慎重起见，采用双录入方式，然后用程序自动比较，若数据不一致，则一定是数据录入错误。

（二）信息整理

信息整理就是将所获取的信息资料分门别类地加以归纳，使之能说明事物的过程或整体。信息整理一般可分为三步：

第一步是进行信息分类。根据信息资料的性质、内容或特征进行分类，将相同或相近的资料合为一类，将相异的资料区别开来。

第二步是进行资料汇编。汇编就是按照研究的目的和要求，对分类后的资料进行汇总和编辑，使之成为能反映研究对象客观情况的系统、完整、集中、简明的材料。

第三步是进行资料分析。运用科学的分析方法对所整理好的信息资料进行分析，研究特定课题的现象、过程及内外各种联系，找出规律性的东西，构成理论框架。

（三）信息更新

健康管理过程具有连续性，健康管理信息需要不断进行更新。由于人的主要健康和疾病问题一般是在接受相关卫生服务（如预防、保健、医疗、康复等）过程中被发现和被记录，所以健康管理相关信息主要来源于各类卫生服务记录。健康管理信息更新本质上就是将存储于各类卫生服务记录中的有关健康信息加以累积并进行分析。

六、信息的利用

健康信息包括健康相关信息（生理、心理社会适应性、营养与环境、运动与生活方式）、疾病相关信息、健康素质能力、健康寿命等信息。健康信息可用于服务人群健康状态的评价、健康风险的评估、疾病的预期诊断与预后判断、健康教育等健康管理服务。健康信息的利用包括个体和群体层面。

（一）个体层面的信息利用

个人信息是指在现实生活中能够识别特定个人的一切信息，如姓名、电话号码、家庭住址、身份证号等。个人健康信息是个人信息的组成部分，是指一个人从出生到死亡的整个过程中，其健康状况的发展变化情况及所接受的各项卫生服务记录的总和。个人健康信息的收集需要确保真实性和客观性，因此，要认真收集，客观、及时地记录相关信息。

在健康管理中，对个人健康信息的收集结果可用来分析、评价其健康状况和健康危险因素，据此，制订有针对性的个人健康管理计划，提出具体的健康改善目标和健康管理指导方案，并针对健康危险因素的发展趋势进行相应的生活行为方式干预指导。个人健康信息还可用来进行健康管理效果的评价，如高血压、糖尿病等慢性病管理有效程度的量化评价。

（二）群体层面的信息利用

健康管理者在工作中通过一定的定性与定量的调查研究方法，收集管理群体健康信息的必要资料，通过科学、客观的分析、汇总和评估，做出社区诊断，分析主要健康问题、危险因素和目标人群，为制订干预计划提供依据，为企业、机关、团体提供群体健康的指导建议和相关的健康需求参考资料，通过讲座、咨询、个别重点对象的针对性指导、服务等方式，切实落实有效的干预措施，达到最大的防治疾病和健康改善的效果。

群体健康信息亦可提供基础数据和结果数据，评价人群健康管理效果，如行为因素流行率、KAB改变率、患病率等，以促进健康管理工作的完善和发展。

作为健康管理工作者，应学会充分利用个体和群体健康信息，做出准确的健康教育指导和适宜的健康干预工作。

第二节　健康状况与风险评估

健康状况与风险评估是通过收集、测量及随访个体健康相关指标及其影响因素的各种信息，评估其完成日常生活活动的能力与健康水平，并利用预测模型来确定某一个体目前的健康状况及发展趋势，了解其未来发生某种特定疾病或因为某种特定疾病导致死亡的可能性，即对个体的健康状况及其未来患病或死亡危险性的量化评估。健康状况与风险评估的目的在于估计个体在特定时间内的健康水平和疾病／死亡发生的可能性，而不在于做出明确的诊断，通过所收集的大量的个体健康信息，分析建立生活方式、环境、遗传等危险因素与健康状况之间的量化关系，对个体健康状况及未来患病或死亡危险性进行量化评估。

健康状况与风险评估包括健康状况评估和健康风险评估两个部分。健康状况评估主要用于测量或评估个体生理健康、功能健康、心理健康和社会适应状态各维度的健康水平；健康风险评估则重点在于测量或评估个体健康问题及预测个体发病或死亡的风险。疾病风险预测是健康风险评估的重要组成部分，是指根据个人的生物特征和社会环境等因素，分析预测个人可能患某种疾病的概率。这种基于数据挖掘技术的预测方法，可以帮助健康服务人员更早地预测潜在的疾病风险，及时采取预防措施，降低疾病的发生率和死亡率。健康状况评估、健康风险评估及疾病风险预测三者相互联系、层层递进。

一、健康状况评估的概念、内容及意义

健康状况评估就是根据生物–心理–社会医学模式，将现代健康概念及与健康有关的事物或现象进行量化的过程，即依据一定的规则，根据被测对象的健康信息，用数字或某些指标来反映健康概念及健康有关的事物或现象，并从身体功能和结构、活动能力和社会参与能力3个水平上评价个体的状态。健康状况评估已从对死亡和疾病的负向评估逐步扩大到以健康为中心的正向评估；从对生物学因素的评估扩大到对心理、行为因素和生活因素的综合评估。

（一）健康状况评估的主要内容

从个体角度来说，健康状况评估的主要内容包括以下方面：

1. 躯体维度（Physical Dimension）

躯体健康是人体结构的完整和生理功能正常，是个体能够维持健康的生活质量、保证在躯体无疲劳和无压力情况下完成日常活动和工作的能力。躯体健康反映身体的整个状态，包括人体结构与功能状态。躯体健康是其他维度健康的基础，因而是健康状况评估的重点。

2. 智力维度（Intellectual Dimension）

智力指人认识、理解客观事物并运用知识、经验等解决问题的能力，包括记忆、观察、想象、思考、判断等。这个能力包括理解、计划、解决问题、抽象思维、表达意念及语言和学习的能力。智力健康指长期的学习和生活中大脑始终保持活跃状态，反映创造性和决策的洞察力。对新知识的渴望、提高技能、追求挑战、终身学习，有助于提高智力健康。

3. 情绪维度（Emotional Dimension）

情绪是人对客观事物是否符合自己的需要而产生的态度体验，是客观事物同主观需要关系的反映，有喜、怒、哀、惧等不同表现形式。情绪健康指接受和应对自身和其他人情绪的能力。积极认识并与他人分享恐惧、悲伤、压力、喜悦、期望等情绪，有助于保持情绪健康。

4. 社会维度（Social Dimension）

社会健康也称为社会适应性，是指个体与他人及社会环境相互作用并具有良好的人际关系和实现社会角色的能力。社会健康能建立并维持令人满意的社会关系。被社会认可与情绪健康有关。具有良好的沟通技巧，尊重自己和他人，建立并保持与家人、朋

友和同事的良好关系有助于社会健康。

5. 精神维度（Spiritual Dimension）

精神维度是心理健康的重要维度。精神健康指一个人在认识、情绪、意志、行为和个性心理等诸方面都处于良好的状态，是实现生活平静、和谐的能力。在这种状态中，每个人能够认识到自己的潜力，能够应付正常的生活压力，能够有成效地从事工作，并能够对其社区做出贡献。精神健康涉及价值观和信仰，诠释了生活的目的和意义。不同个体对精神健康的理解不同，精神健康通常指个体价值观和行为的统一，保持自身和与他人的一种和谐状态，平衡自身内在需要。

除此之外，健康状况评估还包括职业维度和环境维度。前者指在工作中实现个体价值，并保持生活平衡的能力；后者指认识到保护空气、水、土壤等环境是人类责任的能力。职业健康反映了个体工作和休闲时间的平衡、处理工作压力、与同事关系的状态。期望在所在事业中做出贡献，推动所在组织、社会发展有助于职业健康，而保护家园、社区、地球环境，实现人与环境的和谐发展，降低环境对健康的负面影响是环境健康的核心。

（二）健康状况评估指标及工具

目前，从健康的概念出发，常用于判断是否健康和分析评价其健康水平的指标包括以下方面：

（1）生理健康状况指标：①形态和功能测量指标；②营养状况指标；③日常生活能力指标；④行为发展指标等。

（2）心理健康状况指标：①人格；②智力；③情绪与情感；④精神等。

（3）社会特征指标：①行为模式；②生活方式；③人际关系；④个人地位；⑤个人经历等。

各类指标的测量与评价涉及的工具有：统计工具（用于数据的收集和记录，如用于人口研究与调查等）、研究工具（测量与功能、残疾和健康有关的结局、生活质量或环境因素等）、临床工具（用于为特定状况选择治疗方法、进行职业评定、健康需求评定、康复及其结果评估等）、社会政策工具（用于社会保障计划、政策的制定与实施及评估等）。

（三）健康状况评估的意义

（1）发现危险因素，实现一级预防。

（2）评估健康问题，实现二级预防。

（3）提供个性化管理方案，实现三级预防。

二、健康风险评估的概念、种类及基本流程

健康风险评估是通过所收集的大量的个人健康信息，分析建立生活方式、环境、

遗传等危险因素与健康状态之间的量化关系，预测个人在一定时间内发生某种特定疾病（生理疾患或心理疾患）或因为某种特定疾病导致死亡的可能性，以及对个人健康状况及未来患病或死亡危险性的量化评估。

健康风险评估是健康管理过程中关键的专业技术部分，是健康管理的核心，并且只有通过健康管理才能实现，是慢性病预防的第一步，也称为危险预测模型。

（一）健康风险评估的种类与方法

因评估的对象、范围、目的不同，健康风险评估有多种分类和方法。

按应用领域区分，健康风险评估可分为：①临床评估，包括体检、门诊、入院、治疗评估等；②健康与疾病风险评估，包括健康、亚健康、非健康（疾病）等健康状况的评估等；③健康过程及结果评估，包括患病危险性评估、疾病并发症评估及预后评估等；④生活方式及健康行为评估，包括膳食、运动等的模式评估；⑤公共卫生与人群健康评估，从人群的角度进行环境、食品安全、职业卫生等方面的健康评估。

从个体功能评估的角度，常见的健康风险评估主要有：①一般健康风险评估；②疾病风险评估；③生命质量评估；④生活方式/行为评估等。一般健康风险评估指通过问卷、危险度计算和评估报告3个基本模块进行的健康风险评估。有别于一般的健康风险评估，疾病风险评估指的是对特定疾病患病风险的评估。疾病风险评估具有以下特点：①注重评估客观临床（如生化试验）指标对未来特定疾病发生危险性；②流行病研究成果是其评估的主要依据和科学基础；③评估模型运用严谨的统计学方法和手段；④适用于医院或体检中心、健康/人寿保险中的核保与精算。

（二）健康风险评估的基本流程

1. 收集健康信息

个体健康信息一般包括以下5类。①行为生活方式：吸烟、饮酒、体育锻炼、体力活动等。②环境因素：经济收入、居住条件、家庭关系、生产环境、工作环境、心理刺激、工作紧张程度等。③生物遗传因素：性别、年龄、种族、身高、体重、疾病遗传史等。④医疗卫生服务：是否定期进行健康检查，如X线检查、直肠镜检查、乳房检查、宫颈涂片检查等。⑤疾病史：详细了解个人的患病史、症状体及相应的检查结果。

个体健康信息可通过调查、检测等手段收集，是健康风险评估的第一步，正确的评估信息来源于周密的健康监测、问卷调查、体格检查、实验室检查和影像检测等。

2. 风险计算

危险因素与健康风险之间的数量关系是通过将危险因素转换成危险分数这个关键环节来实现的。将个体具有危险因素的水平转换成相应的危险分数，是健康风险评估的关键步骤。危险分数是根据人群的流行病学调查资料，如各危险因素的相对危险度（RR）和各危险因素在人群中的发生率（P），经过一定的数理统计模型，如Logistic回归模型、综合危险分数模型等计算得到。如果缺乏人群的流行病学调查资料或危险因素在人群中的发生率资料，可采用经验评估的方法，即邀请有关专家，参照目前病因学与流行病学的研究成果，针对危险因素与某健康风险之间的联系程度，提出将不同水平健康风险存在的危险因素转换成各个危险分数的指标。风险计算一般要利用信息技术软件来完成。

3. 综合分析评估

基于系统软件的风险计算虽然便捷，但难免千篇一律，而且对每个个体的情况分析与掌握并不全面，还需要健康管理者根据个体的基本情况并结合实际经验做出进一步更合理的个性化分析与判断。健康管理者在对各种健康资料进行分析、评价和整理后，结合掌握的健康管理知识和经验将可能性较大的健康问题和健康危害因素排列出来，逐一进行鉴别，形成判断。由于受到信息获取不充分、健康状况变化复杂和健康管理者认识水平的局限性等影响，健康管理者可能只发现了某些自认为特异的征象，导致评估思维方法片面、主观，因此健康评估做出的对疾病的初步判断只能为确立诊断和修正诊断提供建议。

4. 出具评估报告

评估报告是健康管理提供者与服务对象进行信息沟通的有效手段，有助于服务对象更好地理解健康风险的概念和意义，并接受后续的干预服务。评估报告一般包括健康风险评估的结果和分析，以及有针对性的健康教育信息，甚至包括饮食、运动等干预方案等。另外，根据个体的健康风险评估结果，也可给出群体的健康风险评估报告，提出群体健康干预方法与措施建议等。

健康风险评估基本流程如图 4-2 所示。

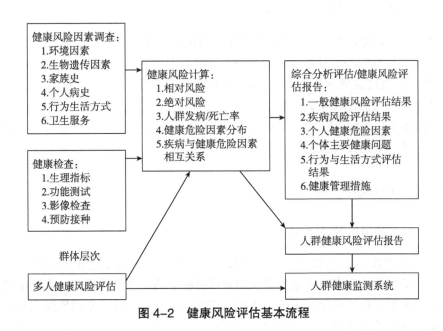

图 4-2 健康风险评估基本流程

三、健康状况与风险评估的目的与应用

（一）健康状况与风险评估的目的

简单来说，通过健康状况评估和健康风险评估，可将个体的健康数据转变为健康信息，了解个体的健康水平，同时识别健康危险因素、预测发病风险，为制定个性化的健康管理方案提供依据。具体来说，健康状况与风险评估的主要目的包括：①帮助个体综合认识健康危险因素；②鼓励和帮助人们修正不健康的行为；③制定个性化的健康干预措施；④评价干预措施的有效性；⑤健康管理人群分类。

（二）健康风险评估结果的应用

健康风险评估结果应用的领域广泛，主要涵盖以下几个方面：
①识别健康问题及健康风险因素；
②实施个性化的健康教育与健康促进；
③降低慢性病的死亡风险和医疗费用；
④维护职业人群健康和降低伤残率；
⑤评价卫生服务的需要与利用；
⑥实施人群的健康管理；
⑦评价健康管理的效果。

（三）健康状况与风险评估的应用领域

健康状况与风险评估可以应用在各种组织机构和场合中，主要体现在以下 3 个领域：
①医院、体检中心、社会卫生服务中心等医疗卫生服务机构。
②企业可通过健康风险评估引入适合自身的健康管理项目，降低员工的健康风险，节约企业医药费，收获员工健康。
③健康保险行业可通过健康风险评估，实施专业化的健康风险控制，可降低保险公司的赔付率，确定更合理的保险费率。

四、疾病的风险预测

（一）疾病的风险预测的意义

疾病的风险预测是根据危险因素的水平高低和组合来判断或预测一个人或一群人未来发生相关疾病的概率，是健康服务与管理过程中的一个重要环节，为健康管理提供科学可靠的依据。将不同状态下的个体进行客观量化分级，针对不同风险状态的个体制订个性化的健康教育和健康干预方案，对可改变的危险因素进行干预，以延缓或阻断该疾病的发生。疾病的风险预测可帮助个体和群体尽早发现潜在的风险，从而进行健康教育和健康干预，从根源上解决疾病患病率进一步提升的局面。

（二）疾病的风险预测方法

在疾病风险预测中，首先，选择需要评估的疾病；其次，根据现有数据综合分析，确定与该疾病相关的危险因素，常见的影响因素有年龄、性别、家族病史、环境污染等；再选用适当的统计方法、数据挖掘等技术来建立预测模型，最后对疾病发生的可能性进行评估。

风险评估建模方法是实现疾病风险评估的具体技术手段，应用合适的统计学方法构建有效的疾病风险预测模型是疾病预防的关键环节。常见的疾病风险预测模型，包括传统的统计模型、机器学习模型和深度学习模型。

1. 传统的统计模型

（1）Logistic 回归模型

Logistic 回归模型是一种常用的二分类模型，通过建立一个线性模型和一个 Sigmoid 函数来预测患病的概率。它可以通过最大似然估计来估计模型的参数，具有简单、可解释性强的特点。

（2）生存分析模型

生存分析模型主要用于预测患者的生存时间或事件发生的风险。其中，Cox 比例风险模型是最常用的生存分析模型之一，它可以考虑多个危险因素对患病风险的影响，并计算危险比（Hazard Ratio）。

（3）决策树模型

决策树模型通过构建一棵树形结构来预测患病风险。它通过一系列的分裂准则将样本划分为不同的子集，最终得到一个预测模型。决策树模型具有可解释性强、易于理解和实现的优点。

2. 机器学习模型

（1）随机森林模型

随机森林是一种基于决策树的集成学习方法，通过随机选择特征和样本，构建多棵决策树，并通过投票或平均的方式来进行预测。随机森林模型具有较高的准确性和鲁棒性[1]，适用于处理高维数据和大规模数据集。

（2）支持向量机模型

支持向量机是一种经典的分类模型，可以通过构建一个最优的超平面来进行分类。支持向量机模型在处理高维数据、非线性问题和小样本问题上表现出色，但对于大规模数据集的处理能力较弱。

（3）神经网络模型

神经网络模型是一种模拟人脑神经系统的计算模型，可以通过多层神经元之间的连接和权重来进行信息处理和预测。

---

[1]　鲁棒性（Robustness）指的是系统或算法在面对异常、危险情况或不确定性时，能够保持其功能和性能的能力。这个概念广泛应用于计算机软件、信号处理、控制系统等多个领域，用于描述系统或算法的健壮性和强壮性。

3. 深度学习模型

深度学习模型，如卷积神经网络（CNN）和循环神经网络（RNN），在图像识别、自然语言处理和医学影像分析等领域取得了显著的成果。

（1）卷积神经网络（CNN）

CNN 是一种专门用于处理图像和空间数据的深度学习模型，它通过卷积层、池化层和全连接层来提取图像中的特征，并进行分类或回归预测。在医学影像分析中，CNN可以用于肿瘤检测、病变识别等任务。

（2）循环神经网络（RNN）

RNN 是一种适用于处理序列数据的深度学习模型，它具有记忆能力，可以对序列数据中的上下文信息进行建模。在医疗领域，RNN 可以用于时间序列数据的预测，如疾病进展预测、患者预后评估等。

（3）注意力机制模型

注意力机制是一种用于加强模型对重要信息的关注的技术。在疾病风险预测中，注意力机制可以帮助模型自动学习和选择与患病风险相关的特征，提高预测的准确性和可解释性。

疾病风险预测模型是一种有益的工具，可以帮助医疗机构和个人进行早期干预和预防措施。传统的统计模型，如 Logistic 回归模型和生存分析模型具有简单、可解释性强的特点，适用于小样本和可解释性要求较高的场景。机器学习模型，如随机森林模型和支持向量机模型在处理大规模数据和复杂特征时表现出色。深度学习模型，如 CNN和 RNN 在图像识别、序列数据预测和医学影像分析方面取得了显著的成果。注意力机制模型可以增强模型对关键特征的关注，提高预测性能和可解释性。在实际应用中，选择适合的模型需要考虑数据特征、样本规模、模型解释性等因素，并结合领域专家的知识和经验进行综合评估。

第三节　健康管理证据的查找与评价

为保证健康管理效果，健康干预措施的制定与实施必须以科学的循证证据为基础。因此，运用循证医学的方法，系统检索国内外相关研究证据，并对证据进行科学评价，总结出最佳证据是健康管理的重要技能。

一、健康管理证据查找基本步骤

（一）根据拟解决的健康问题，提出合理的循证问题，并将循证问题分解为若干要素（PICO）

PICO 是基于循证医学（EBM）理论的一种将信息格式化的检索方式。PICO 将每个问题分为4个部分：患者或问题（P），干预、原因或预后（I），比较或控制（C），以及结果（O）。这种方法旨在基于临床医生的技能和知识做出有效的、成功的决定。PICO原则作为研究临床问题的一个框架，用于向单个患者或一组患者提出有说服力的研究问题或重要的临床问题。

（二）选择可能覆盖所提循证问题的数据库可检索平台

根据所提循证问题的类型和现有条件，先检索最相关的数据库，若检索结果不能满足需要再检索基本相关数据库，或者先检索可能相关的数据库，当结果不理想，再检索第二个或多个数据库。

（三）确定恰当的检索词

最好列出一组与循证问题有关的词，这些词可包括 Free Text Word（自由词）和主题词。医学主题词可参照美国国立医学图书馆编制的《医学主题词表》（Medical Subject Headings，简称 MeSH），它包含限定的和有层次组织的词汇，用于生物医学和健康相关信息的索引、编目和搜索。例如，PD-1（程序性死亡受体1）也叫 CD279（分化簇279），是一种重要的免疫抑制分子。我们平常以自由词检索对 PD-1 进行检索，只能得到标题、摘要、关键词等内容中明确写着"PD-1"的文章，这就漏掉了一部分文献，但以 MeSH 进行检索，还能检索出写 CD279 的文章，这就避免了我们重复进行查询，以及漏掉重要相关文献。

（四）针对所选数据库特点制定检索策略

应针对所选数据库特点，制定该数据库的检索策略。检索策略是指在分析信息需求的基础上，选择适当的数据库并确定检索途径和检索词，确定各词之间的逻辑关系（检索方法）与检索步骤的策略。制定出检索表达式并在检索过程中修改和完善检索表达式。

常用检索基本方法包括主题词检索、字段检索、词组检索、截词检索、位置检索、常用检索连接符、布尔运算符、圆括号等。

（五）判断和评估检索到的证据能否回答循证问题

①如果是为使用证据而检索，主要是从证据的级别和循证实践的适用性来判断检索结果的质量。

②如果是为制作证据（如撰写系统评价）而检索，还应通过浏览检出文献所描述的相关内容，鉴别或评估研究设计的真实性、研究结局的重要性和该研究对所提循证问题的适用性。

（六）必要时再次检索，并在检索过程中不断修改和完善检索策略

①如发现检索结果不能满足需要，有必要再次检索已检索过的数据库或另行检索新数据库。

②如果是为了使用证据，应更多地检索二次研究的数据库。

二、健康管理证据评价

文献证据大量且良莠不齐，只有经过遵循临床流行病学 / 循证医学的原则与方法的严格评价，表明其具有真实性、临床重要性和适用性，才能应用于健康管理实践，对疾病的预防和管理产生积极的作用。

（一）证据评价的基本要素

1. 内部真实性

内部真实性指研究结果与实际研究对象真实情况的符合程度，回答一个研究本身是否真实或有效。能正确反映研究人群真实状况的研究结果，称为具有内部真实性。研究环境条件、研究对象范围（类型的多少）等是内部真实性的影响因素。内部真实性评价包括：

①研究结果是来自何种设计方案；

②有无对照及设置是否恰当；

③对象选择是否合理（诊断、纳入与排除）；

④组间基线状况是否均衡可比、有无相关偏倚因素存在及是否采取了相应的防止或处理的措施、依从性如何？

⑤对相应的试验观测指标及资料所采用的整理、统计分析方法是否恰当。

2. 外部真实性（适用性）

外部真实性（适用性）指研究结果与推论对象真实情况的符合程度，又称普遍性，回答一个研究能否推广应用到研究对象以外的人群。有内部真实性的结果被推广到靶人群以外的其他人群仍然有效，称为具有外部真实性。

3. 重要性评价

重要性评价指研究结果本身是否具有临床价值，临床价值包括临床重要性与统计学意义两方面，两者应相互结合，缺一不可，常需要借助于一些定性或定量指标来进行评价。

（二）证据评价的基本步骤

1. 明确评价目的

①评价目的不同，决定了评价内容和重点各有侧重；

②其包括疗效、病因、预后、诊断、卫生经济学评价；

③评价结果受评价者自身能力与水平的限制，需要学习和掌握临床流行病学原则与方法；

④确保评价结果的真实性和结论的可靠性。

2. 明确文献的研究类型

①原始文献：随机对照研究、队列研究、病例；

②对照研究、现况研究等；

③二次文献：系统综述等。

3. 确定评价内容与顺序

按内部真实性、重要性与适用性的顺序对文献展开评价。

4. 选择文献质量评价工具

①随机对照试验的质量评价工具：包括 Cochrane 风险偏倚评估工具、Jadad 量表、PEDro 量表、Delphi 清单、CASP 清单等，其中 Cochrane 风险偏倚评估工具最常用。

②观察性研究的质量评价工具：包括 NOS 量表（病例对照研究和队列研究）、AHRQ 量表（横断面研究）、CASP 清单、JBI 标准等，其中 NOS 量表和 AHRQ 量表最常用。

③非随机对照实验性研究：包括 MINORS 条目、Reisch 评价工具、TREND 声明等。

④诊断性研究：包括 QUADAS 工具、CASP 清单、SARD 声明等。

⑤动物试验：包括 STAIR 清单、CAMARADES 清单、ARRIV 指南等。

第四节　健康促进与健康干预方法

健康促进和健康干预是健康管理重要的环节，两方面相互关联、相互支持，在不同层次和领域中发挥着重要的作用。现代社会越来越多地注重全民健康和预防医学，因此需要更加深入有效的健康促进与健康干预，以保障公众的身体健康和生命质量。

一、健康促进

健康促进（Health Promotion）这一词语是 1986 年 11 月 21 日世界卫生组织在加拿大的渥太华召开的第一届国际健康促进大会上首先提出的，是指运用行政的或组织的手段，广泛协调社会各相关部门及社区、家庭和个人，使其履行各自对健康的责任，共同维护和促进健康的一种社会行为和社会战略。

（一）健康促进的特点

（1）对行为的改变持久，有约束性。健康促进不仅仅强调通过教育来增加个人技能，改变不利于健康的行为生活方式，而且强调政策、立法对于创造支持性环境和规范、约束人们行为的作用，在兼顾改变内、外因素的情况下导致的行为改变更具有可持续性。

（2）涉及人群和社会生活的各个方面。健康促进旨在全面改善和增进整个国民健康而非仅限于某一部分人群和针对某一疾病的危险因素。

（二）健康促进的内容

健康促进综合运用多个方面的方法，以促进身体、心理和社会的健康。其主要内容包括以下 5 个方面。

（1）健康教育。通过向个人和社区提供健康知识和信息，帮助他们理解如何保持和改善自己的健康。健康教育可以涵盖营养、运动、卫生、心理健康等各个方面。

（2）健康服务。为个体和社区提供健康服务，包括预防、治疗和康复。健康服务的提供机构包括卫生保健机构、诊所、药房等。

（3）健康环境。创造有利于健康的环境，包括改善空气质量、水质、居住条件和工作环境，提供健康的社区设施和资源。

（4）健康政策。制定和实施有助于健康的政策和法规，这些政策、指南可以包括禁烟政策、饮食指导、交通安全法规等，以促进健康行为和保护个体和社区的健康。

（5）健康社会。支持提供支持和资源，帮助个体和社区建立和维持健康的社会网络。健康社会支持可以包括社区组织、支持小组、心理咨询等。

这 5 个方面综合起来，为个体和社区提供了全面的健康促进措施，以改善生活方式、预防疾病和提高整体健康水平。

二、健康干预

健康干预是运用医学、营养学、运动医学、管理学及相关学科的专业知识，针对个体或群体存在的健康危险因素及健康功能问题，降低健康危险因素及其危害的健康服务与管理过程的非药物干预。健康干预根据干预方法可以分为营养干预、运动干预、心理干预、健康教育及其他干预技术等。

（一）心理干预

心理干预是在心理学原理和有关理论指导下有计划、按步骤地对个体的心理活动、个性心理特征或行为问题事件施加影响，使之发生朝向预期目标变化的过程。心理健康干预对个体或群体提供心理健康训练、调适促进自尊、积极心理开发等，不但能够使个体或群体达到和保持良好的心理状态，还可以有效避免吸烟、长期反复酗酒、药物成瘾等成瘾行为，减少对躯体和精神的严重损害。面对常见的心理问题包括焦虑和焦虑症、恐惧与恐惧症、创伤后应激障碍、抑郁和抑郁症、失眠问题、婚恋问题等可以进行情绪调节、自我调整、正确心理治疗等不同的策略。

心理干预常见技术有冥想训练、放松训练、认知训练、情绪训练等，另外还有心理咨询、心理治疗和危机预防干预等其他技术。此外，还可以通过共情、倾听、提问、表达等心理咨询技术对心理问题进行干预。

（二）行为生活方式干预

生活方式是指在日常生活中由各种行为构成的图景。

（1）健康相关行为

它是指个体或群体与健康和疾病有关的行为，分为促进健康行为和危害健康行为。促进健康行为是指个体或群体表现出的、客观上有利于自己和他人健康的行为。危害健康行为是指偏离个人、他人和社会健康期望，不利于健康的行为。

（2）现代社会提倡的健康行为生活方式

①良好的卫生习惯；

②合理的膳食营养结构；

③保证睡眠时间和质量；

④适量的运动锻炼；

⑤保持良好的心态；

⑥风险预警意识和自救能力。

（3）现代社会常见的不良行为生活方式

①饮食习惯不卫生，食物与饮水不洁，造成疾病感染；

②过量饮酒、吸烟、缺乏运动，导致心肺耐力下降、肌肉强度减弱和肌肉平均脂肪量增加；

③身体超负荷运转，工作过度劳累，长期熬夜缺乏休息；

④社会适应不良，人际关系不和，精神焦虑；

⑤纵欲，迷信，赌博，吸毒，对某些药物有成瘾性。

行为生活方式是最能控制影响健康的因素，也是决定健康的一个关键因素。

（三）运动干预

运动干预是通过对个体进行运动能力的测量与评估，制定个体化的运动处方，以针对性地改善个体的机体功能状态。长期、坚持不懈的运动对增进心肺、肌肉和骨骼健康，减少慢性病、非传染性疾病和抑郁症等心理问题等均有重要的意义。例如，研究证明中等强度的身体活动，可以降低心血管病、糖尿病、结肠肿瘤和乳腺肿瘤等慢性病发病风险和死亡率。

运动干预形式多样，根据不同的干预人群也有不同的要求。常见的日常生活活动、家务劳动、家庭和社区环境内的休闲活动、交通往来、职业活动（如工作）、有意识的体育锻炼等都属于运动干预的类型。老年人群、学校人群、慢性病人群等几大特殊群体在运动干预方面都有着特殊要求。

科学运动干预的核心是运动处方的制定。运动处方是人们有目的、有计划、科学地进行体育锻炼的重要依据，一般包括有氧运动、抗阻运动、柔韧性运动和神经动作运动等，同时考虑运动频率、运动强度、运动时间、运动类型及运动总量与健康之间的效益关系。在运动干预中尤其要注意运动风险的评估，防止意外发生。

（四）营养干预

通过营养状态的测定与评价、食品摄入的调查与评价，开展膳食营养配餐、膳食指导及营养咨询和教育等营养干预服务。营养教育和咨询的目的是提高全民营养健康的观念，消除或减少不利的膳食因素，如减盐、减油、减糖，进一步预防营养缺乏或营养过剩的发生，提高全民健康素养和生活质量。

膳食营养配餐分为公共集体配餐和针对性、个性化配餐。公共集体配餐针对不同人群或特定人群的生理特点和营养需要，编制好操作、食物价格合理、食物易消化、多样化、营养均衡且丰富、营养素供给恰当的食谱，并指导合理烹调，如幼儿园、学校食堂、机关企事业单位食堂、养老院、酒店餐饮、健身俱乐部等。个性化配餐是指根据个人或单独家庭的生理特点、身体状况、职业、饮食习惯等编制针对性食谱。

营养干预在帮助个体或群体维持健康、预防疾病和改善营养状况方面起到重要作用。在选择营养干预的方法时，应综合考虑人群的特殊需求、身体状况和医学建议，以确保干预的有效性和安全性。

除以上的健康干预方法以外，以绘画、音乐、舞蹈、雕塑等艺术形式为手段的艺术干预，以国学、传统文化等为载体的健康理念普及，以及健康教育等在健康服务与管理中也被广泛使用。

第五节　健康管理效果评价

健康管理的效果评价指的是健康管理项目实施后，通过有效的数据，对项目产生的成效进行判断，从而科学地说明健康管理项目是否达到预期目标，其可持续性如何，明确项目的贡献与价值的过程。

一、健康管理效果评价内容与指标

健康管理的最终目的是改善人群健康状况、提高生活质量，其主要策略是通过提供健康管理服务，促使人们采纳预防保健行为以降低疾病发生风险，促使已经患病的人们遵从医嘱、规范用药、及时复诊，以控制疾病的发展和并发症的发生。基于此，健康管理效果评价可以分为行为影响因素评价、行为生活方式评价、健康状况评价、生活质量评价，以及社会经济评价。

（一）行为影响因素评价

健康行为研究表明，人的健康行为生活方式的形成和发展会受到个体因素和环境因素双重影响，个体因素主要包括人们的卫生保健知识、健康价值观、对健康相关行为的态度、对疾病易感性和严重性的信念、采纳促进健康行为的动机和意向，以及实现健康行为生活方式必备的技能。个体因素是个体、群体采纳健康行为生活方式的基础，决定人们是否了解健康行为、是否有意愿采纳健康行为、是否有能力采纳健康行为。环境因素指的是促进或阻碍人们的健康行为形成和保持的因素，对于每一个人而言，要实现健康行为生活方式，既要有个人的意愿、动机，也需要外在的支持。人们采纳合理膳食的行为是否会得到与其关系密切的人的支持也是重要影响因素，如果同伴、家人给予理解和支持，则有助于人们健康行为的形成和巩固。

常见的从个体角度评价影响行为因素的指标有：健康知识知晓率、健康行为技能水平、健康素养水平；常见的从人群角度评价影响行为因素的指标包括：卫生知识均分、卫生知识合格率、卫生知识知晓率（正确率）、信念持有率，以及环境、服务、条件、公众舆论等方面的改变（如安全饮用水普及率）等。

（二）行为生活方式评价

行为生活方式是影响健康的重要因素之一，也是健康管理的重点干预内容，如增加运动、控制饮食、戒烟限酒，从而减少发生心脑血管疾病、糖尿病的风险。可见，改善人们的行为生活方式是健康管理的任务，因而也是健康管理效果评价的指标。在健康管理效果评价中进行行为生活方式评价的目的在于观察项目实施前后目标人群、个体的健康相关行为发生了什么样的改变，各种变化在人群中的分布如何，如烟草使用、食物选择、运动锻炼等。

健康行为生活方式总评分是一种综合评估行为生活方式改变的指标。首先根据每一种健康行为生活方式对某健康问题的重要性对行为生活方式赋权重，即该行为是某健康问题的重要因素，则权重较高，若不是重要因素，则权重可以低一些。赋权重的过程可以通过特尔斐法进行。然后对测量的每一个行为进行评分，并进行加和，最终得到行为生活方式总评分。

（三）健康状况评价

健康状况的改善是健康管理的本质，但是对于不同的健康问题，通过健康管理能达到的健康目标并不一致。所以不同群体、个体的健康干预重点不同，针对的健康问题也有差异，评价指标也不尽相同。建议尽可能找到相对敏感的健康指标进行测量。

常见的个体健康指标为反映躯体各器官、系统健康状况的指标，包括体重、腰围、BMI（体质指数）、血压、血糖、血脂、血色素、心率、体温等。

常见的反映群体健康状况的指标包括：超重（肥胖）率、高血压患病率、贫血患病率、两周患病率、婴儿死亡率、5岁以下儿童死亡率、孕产妇死亡率等。

（四）生活质量评价

尽管健康管理的目的是改善健康状况，但对于个人、家庭、企事业单位和社会而言，健康不是终极目标而是资源。因此，健康管理效果评价中还要对健康管理项目导致的社会、经济影响进行评价。

目前大多数测量生活质量的工具，都是运用相关量表基于个体水平的测量，可以获得每一被测个体的生活质量现状，包括：

①生活质量指数；

②美国社会健康协会指数；

③日常活动量表评分；

④生活满意度指数。

群体生活质量指标大多由个体指标派生而来，包括：

①生活质量平均指数，生活质量指数的算术平均数；

②日常活动评分均分；

③生活满意度平均指数；

④日常活动评分合格率，达到日常活动评分合格水平的比例。

（五）社会经济评价

社会经济评价观察的是健康管理项目实施后对于目标个体、群体社会参与度、经济花费等方面的改变。

常见的个体评价指标为：

①月（年）度病假天数；

②年住院日数；

③年门诊花费；

④年住院花费。

常见的群体社会经济评价指标包括：

①月（年）度患病总人数、总天数；

②年住院总人数、总天数；

③年医疗保健支出、年健康保险支出。

（六）卫生经济学评价

方法主要有成本效益分析、成本效果分析和成本效用分析三种。其中，成本效益分析是评价规划公共项目和比较不同选择方案的合理方法，它采用货币值计算效益和成本，但在实际应用中存在一定的局限性，因为卫生干预项目难以用货币单位估计挽救的生命价值或健康改善的价值。成本效果分析和成本效用分析是成本效益分析的主要可供选择形式，成本效果分析指用非货币价值评价各种健康干预的结果与成本，而成本效用分析是成本效果分析的一种特殊形式，它反映了对干预项目所带来健康结果的偏好。

二、健康管理效果评价方法

（一）影响评价结果可靠性的因素

评价健康管理项目的效果，是希望能科学、准确地说明健康管理项目本身对目标个体、人群影响行为的因素、行为生活方式、健康状况、生活质量，以及社会经济的改变，但是由于项目实施有一定的时间周期，在项目周期内可能存在混杂因素加剧或削弱上述变化，如突发公共卫生事件、重大自然灾害等大环境变化，国家、地方健康相关政策的变化等。另外，健康管理项目的目标人群、项目实施者的能力及表现也会在一定程度上左右项目的产出。只有真正认识这些混杂因素，才能采取适宜措施有效避免混杂因素对评价结果的干扰。常见的混杂因素包括：时间因素、测试或观察因素、回归因素、选择因素、失访。

为了科学地评价健康管理项目的效果，在健康管理项目计划制订阶段，就必须对如何进行效果评价进行规划，包括确定效果评价方案、确定评价指标、分析可能存在的混杂因素，并制定消除或控制混杂因素的对策。

（二）常见的健康管理效果评价的设计方案

常见的健康干预效果评价的设计方案包括：

1. 同一人群管理方案实施前后的对比观察

不设对照组的干预前后测试（Before-After Test），这是评价方案中最简单的一种，其基本思想是实施健康干预前，对目标个体、人群的有关指标（认知、技能、行为、健康状况、生活质量、社会经济等）进行测量，然后实施健康管理干预，之后再次对目标个体、人群的有关指标进行测量，比较项目实施前和实施后有关指标的情况，从而确定健康管理项目的效果。

该评价方案的优点在于方案设计与实际操作相对简单，能节省人力、物力资源，也是现实中健康管理项目最常用的效果评价方案。

2. 不同人群管理方案的对比观察

（1）非等同比较组设计（Nonequivalent Control Group Design）

非等同比较组设计属于类实验设计（Quasi-Experimental Design），其设计思想是设立与接受干预的目标人群（干预组）相匹配的对照组，在健康干预实施前，对干预组和对照组人群的有关指标进行测量，然后仅对干预组（目标人群）实施健康干预活动，对照组则不进行干预；干预周期结束后再次对干预组和对照组人群的相关指标进行测量，通过对干预组、对照组在项目实施前后变化的比较，评价健康管理项目的效应和结局。

该评价方案的优势在于通过干预组与对照组的比较，可以有效地消除一些混杂因素，如时间因素、测量与观察因素、回归因素等对项目效果和结局的影响，从而更科学、准确地确定健康管理项目对人群卫生保健知识、行为、健康状况、生活质量、社会经济的作用。在非等同比较组设计中，对照组的选择会在很大程度上影响方案的精确性。选择各主要特征十分接近干预组的人群作为对照组，可以保证两组的可比性，也能有效避免选择因素对项目效果准确评估的影响。此外，要保持对照组与干预组的观察时间一致，即在对干预组进行基线观察及进行干预效果观察时，对照组也同时进行观察，并应用与观察干预组完全相同的方法与内容观察对照组。

一般情况下，在健康管理研究中，为了科学地说明健康干预策略和活动的有效性，说明健康管理项目效果，建议采用非等同比较组的评价设计方案，在基层的日常工作中则可以采用前述不设对照组的前后测试方案。

（2）实验研究

本评价方案的特点是将研究对象随机分为干预组和对照组，充分地保证了干预组与对照组之间的齐同性，故可以有效控制选择偏倚，同时又克服了历史因素、测量与观察因素及回归因素的影响。

健康管理的涵盖范围广，除以上所述外，健康文案的撰写、健康教育与健康促进、健康知识的科学普及、与特殊人群的沟通、健康营销、健康产业规划和健康政策发展等均属于健康服务与管理的技能范围，在此不展开阐述。

参考文献

［1］王陇德．健康管理师基础知识 [M]．北京：人民卫生出版社，2019.

［2］许亮文，关向东．健康服务与管理技能 [M]．北京：人民卫生出版社，2020.

［3］郑国华，钱芝网．健康状况与风险评估 [M]．北京：科学技术文献出版社，2022.

［4］王家良．循证医学 [M]．第 3 版．北京：人民卫生出版社，2015.

［5］李世娟．健康信息学概论 [M]．北京：朝华出版社，2023.

第五章 健康管理基本程序

健康管理基本程序指的是为维持或提升个体和群体的健康状况而采取的一系列系统化的步骤和措施。这通常涉及健康信息收集、健康风险评估、健康干预等几个方面。

第一节 健康信息管理与健康监测

一、健康信息管理概述

健康信息是指有关人体生理、心理健康和体能训练的信息，通常包括与公众身心健康、疾病、营养等有关的信息。狭义的健康信息主要来源于各类卫生服务记录。常见的有三个方面：一是卫生服务过程中的各种服务记录；二是定期或不定期的健康体检记录；三是专题健康或疾病调查记录。广义上的健康信息包括任何与医疗或健康相关的信息。

健康信息管理（Health Information Management，HIM）是指为防范和调控健康风险因素，针对健康管理对象的健康信息，从信息采集、存储、传输、检索、分析到应用的一系列管理活动。健康信息管理包括健康监测、评估、提供健康咨询指导、干预健康风险因素的全过程。

二、健康信息管理的流程

健康信息管理是一套综合的流程，旨在确保健康信息的完整性、准确性、可访问性和安全性。主要流程包括健康信息采集、信息数据存储、信息数据分析、信息数据传递等方面。

1. 健康信息采集

健康信息的来源多样，这些信息反映了一个人的健康状态、医疗历史、生活方式和其他与健康相关的方面。通常可以采用常规和非常规两种数据采集方法获得。常规和非常规两种数据采集方法互为补充，如在免疫接种和扩大免疫规划领域，常规报告可以提供有关发放疫苗数量的数据，一次扩大免疫项目的抽样调查可以获得以人群为基础的覆盖。

健康信息采集方式主要包括问卷调查和基于问卷的健康信息采集。信息收集是健康风险评估的第一要素，问卷调查是收集信息的基本形式和常用方法。信息可包括健康问卷调查结果、健康体检结果、健康档案等，它们是健康信息管理平台的重要内容。健康信息获取的具体途径和来源有以下几项。

（1）居民健康档案

居民健康档案主要包括家庭和个人基本信息、个人生活行为习惯及预防接种情况、周期性健康体检表、健康评价及处理意见、健康问题目录、重点人群健康管理记录和其他医疗卫生服务记录等。

（2）健康指标测量

例如，定期测量和记录体重和身高，有助于计算体质指数（BMI）和评估健康状况。高血压是多种疾病的风险因素，所以需要定期监测。

（3）医疗服务使用情况

收集就诊记录，详细记录症状、诊断、治疗建议和预后、用药记录、医疗检查结果。

（4）生活行为方式信息

包括饮食习惯、锻炼和活动及烟酒使用情况。

（5）遥测和可穿戴设备数据

可通过实时监测心率、收集步数和活动量来评估日常活动水平。

（6）问卷和访谈法

调查问卷是最常用的一种健康信息收集方法，访谈法是以谈话为主要形式来了解某人、某事、某种行为或态度的调查方法。

（7）直接观察法

直接观察法是一种健康信息收集的方法，通过观察人们的行为、环境或事件来获取信息。在健康领域，直接观察可以提供客观、实时的数据，有助于理解个体或群体的健康行为、态度和环境。

2. 健康信息的管理

如前文所述，从各种来源（如医疗记录、患者、医疗设备等）收集健康信息，信息采集后进行数据录入，使用电子健康记录系统（EHR）或健康管理信息交换平台存储数据，确保数据的安全性、完整性和隐私保护。例如，使用电子健康档案方便存储、检索和更新，也可采用云存储，要确保数据安全和随时访问。

健康信息管理需定期检查数据的完整性和准确性，以便对收集的数据进行统计、趋势分析、关联分析等，以支持健康服务与管理的决策、研究、政策制定等。

健康信息管理旨在支持健康管理决策、改进被服务者的健康管理质量和提高健康服务效率。随着技术的发展，这一领域也在不断进化，采纳新的工具和方法来更好地管理健康信息。

3. 健康信息的利用

该部分内容略，详见第四章第一节"六、信息的利用"。

三、健康监测

1. 健康监测的定义和分类

健康监测是对个体或群体健康状况及其影响因素进行持续、系统性地观察、测量、评估和报告的过程。其主要目的是及时发现和响应健康问题，预防疾病发生，及时干预，以及支持健康决策和政策制定。

健康监测的分类可能会根据不同的研究背景和目的而有所不同。但通常，健康监测可以基于其目的、方法、应用场景等维度进行分类。以下是常见的几种健康监测分类方法。

（1）基于目的的分类

①描述性监测：系统地收集、分析、解释和报告健康相关事件或状况的时间、地点和人群分布数据，主要目的是描述和报告健康状况、健康行为等的分布和趋势。

②分析性监测：深入地探究健康状况与可能的因果关系，如分析疾病的风险因素或确定某种暴露与疾病之间的关联。

③评价性监测：评估健康策略、程序或干预的效果和影响，通常涉及对策略或程序实施前后的数据进行对比分析。

（2）基于方法的分类

①主动监测：直接并系统地向数据提供者或相关组织请求并收集健康信息的方法。例如，定期的健康检查或面对面的访谈调查。

②被动监测：依赖于其他系统或机构主动报告的数据。这种方法常用于疾病报告系统，其中医疗机构按照法定要求报告某些疾病。

（3）基于应用场景的分类

①临床监测：在医疗环境中进行，主要关注单个患者的健康状况和治疗过程，如实时的血压或血糖监测。

②公共卫生监测：针对特定群体或整个社区进行，主要关注公共卫生问题、疾病的流行趋势或健康行为模式。

③职业健康监测：集中于工作环境中的健康风险，如监测工人接触的有害化学物质或放射性物质的水平。

④环境健康监测：关注环境因素（如空气质量、水质）如何影响健康，并可能涉及收集关于污染物暴露和健康效果的数据。

（4）基于时间尺度的分类

①短期监测：针对急性事件或短期健康变化的监测，如追踪某种突发性的疫情暴发。

②长期监测：关注长期的健康趋势和变化，如慢性病的发病率或死亡率。

2. 健康监测信息在健康管理中的应用

获取的健康监测信息可通过健康信息管理平台数据层对客户资料进行量化处理分析，形成直观发展趋势图，得出引起健康风险的主要因素，然后有的放矢地进行定期监测跟踪，包括引起疾病风险的医学指标，如血压、血脂、胆固醇、血糖、甘油三酯等；一般生活习惯所致的危险指标，如体重、腰围、体质指数（BMI）等。

健康监测信息在健康管理中的应用体现在以下几个方面：

（1）早期诊断与疾病预防

通过定期的健康检查监测和健康评估，可以及时发现潜在的健康问题或疾病风险。针对个体的健康风险因素进行有针对性的健康教育和干预。

（2）健康状况的持续监测

健康状况持续监测可和随访功能相结合，根据受检者信息进行自动随访设置和提醒，为受检者提供个性化随访问卷和随访计划。可通过电话、短信等方式对其进行回访，记录回访内容、回访明细，且提供语音录音功能；可按不同科室、医生、病种等进行完整、详细的统计、分析、查询。对于高危人群和已经确诊的疾病患者，如糖尿病、高血压患者，进行连续的健康监测可以帮助医生和健康管理师了解高危人群及患者的疾病控制状况，并据此调整健康管理策略。

（3）健康行为与生活方式的监测

通过健康行为调查、可穿戴设备等工具，监测个体的饮食、运动、睡眠、情绪等健康行为和生活方式，根据监测结果为个体或群体提供健康建议和干预及有针对性的健康教育。通过健康促进活动，鼓励个体采取健康的生活方式和健康行为。

（4）健康风险评估

结合个体的基因、生物标志物、健康行为等多方面的数据，评估其未来的健康风险。为高风险人群提供个性化的健康管理方案。为医生、健康管理师、政策制定者等提供健康监测的数据和分析结果，支持其做出更加科学和有效的健康风险评估和干预决策。

（5）远程健康管理

利用远程健康监测技术，如智能家居、移动医疗 App 等，为患者提供实时的健康监测服务。对于偏远地区或不便出门的患者，提供方便的健康管理服务。

（6）健康数据分析与研究

收集并分析大量的健康监测数据，为健康管理策略的制定提供科学的依据。进行健康趋势分析、效果评估等研究，持续优化健康管理服务。

总之，健康监测为健康管理提供了强大的工具和支持，可以帮助个体和群体实现更好的健康效果。随着科技的发展，健康监测的方法和手段也将越来越多样化，为健康管理提供更加精确和个性化的服务。

第二节　健康风险评估

健康风险评估（Health Risk Assessment，HRA）是健康管理的核心环节，是根据个体或群体的健康风险因素并利用预测模型来确定其目前的健康状况及发展趋势，以及对其未来患病或死亡危险性的量化评估，是人类对健康与疾病问题深入认识的结果。

健康管理是针对影响个体和群体健康的危险因素进行全面管理的过程，是对健康人群、高危人群、疾病人群的健康危险因素进行全面监测、分析评估和预测，提供健康咨询和指导，以及对健康危险因素进行干预的全过程。其中健康信息收集是基础，风险评估与干预是关键，健康促进与改善是目的。健康风险识别和评估可以增加个体对健康危险因素的认识，帮助个体改变不健康行为，对群体实施分层管理等，已经成为健康管理服务的重要内容之一。

一、健康相关危险因素概述

健康管理的核心和基础内容是针对健康危险因素所开展的评估、干预、管理活动。从广义上来讲，健康相关危险因素也称健康危险因素，是指机体内外存在的使疾病发生和死亡概率增加的诱发因素，包括个人特征、环境因素、生理参数、疾病或亚临床疾病状态等（见前文所述）。

二、健康风险评估原理

健康风险评估就是根据个体或群体的健康风险因素与健康状况，来预测个人的寿命与其慢性病、常见病的发生率或死亡率。并通过数理模型，对可改变的危险因素做出定量调整，而重新估测人的预期寿命与预期发病率。健康风险评估也称为健康危害评估，是一种分析方法或工具。其目的在于估计特定事件发生的可能性，而不在于做出明确的诊断，从而促进人们改变不良行为，减少危险因素，提高健康水平。

健康风险评估包括3个基本模块：个人信息收集、危险度计算、评估报告。目前，绝大多数健康风险评估都已计算机化。下面分别对这3个模块进行阐述。

（1）个人信息收集

问卷是健康风险评估进行信息收集的一个重要手段，根据评估的重点与目的不同，所需的信息会有所差别。

（2）危险度计算

健康风险评估是估计具有一定健康特征的个人或群体在一定时间内发生某些疾病或健康的概率。常用的健康风险评估一般以死亡为结果，由于技术的发展及健康管理需求的改变，健康风险评估已逐步扩展到以疾病为基础的危险性评价，因为疾病危险性评价能更有效地使个人理解危险因素的作用，并能更有效地实施控制措施和减少费用。在疾病危险性评价及预测方面一般有两种方法。

第一种是建立在单一危险因素与发病率的基础上，将这些单一因素与发病率的关系以相对危险性来表示其强度，得出的各相关因素的加权分数为患病的危险性。第二种方法是建立在多因素数理分析基础上，即采用统计学概率理论的方法来得出患病危险性与危险因素之间的关系模型。

（3）评估报告

健康风险评估报告应与健康风险评估的目的相对应，个人报告一般包括健康风险评估的结果和健康教育信息，人群报告则一般包括对受评估群体的人口学特征概述、健康危险因素总结、建议的干预措施和方法等。

三、健康风险评估的种类

1. 一般健康风险评估

一般健康风险评估主要是对危险因素和可能发生疾病的评估。危险因素评估包括生活方式或行为危险因素评估（主要是对吸烟状况、体力活动、膳食状况的评估）、生理指标危险因素评估（主要是对血压、血脂、血糖、体重、身高、腰围等指标的评估），以及个体存在危险因素的数量和危险因素严重程度的评估。发现主要问题及可能发生的主要疾病，对危险因素进行分层管理，如高血压危险度分层管理、血脂异常危险度分层管理等。

2. 生活方式 / 行为评估

生活方式 / 行为评估（Life Style and Behavioral Health Assessment）是对个体或群体当前的行为生活方式进行评估，目的是帮助人们识别不健康的行为方式，并针对性地提出改进措施。

3. 疾病风险评估

特定疾病风险评估（Disease Specific Health Assessment）区别于一般的健康风险评估，是对未来特定疾病发病风险的评估。

疾病风险评估主要使用前瞻性队列研究和对以往流行病学研究成果的综合分析及循证医学方法。前者包括生存分析法、寿命表分析法等，后者包括 Meta 分析、合成分析法等。从大的方面来讲，疾病风险评估主要有 4 个步骤：选择要预测的疾病（病种）、不断发现并确定与该疾病发生有关的危险因素、运用适当的预测方法建立疾病预测模型及评估模型的正确性和准确性。

4. 生命质量评估

生命质量（Quality of Life）又称生存质量、生活质量，是人们在社会经济、文化背景和价值取向的基础上对自己的身体状态、心理功能、社会能力及个人整体情形的一种感觉体验。由于文化观念、价值观念等的不同，对生命质量的理解会因人而异。健康相关生命质量是指在病伤、医疗干预、老年化和社会环境改变的影响下，人们的健康状态，以及与其经济、文化背景和价值取向等相联系的主观体验。通过生命质量评估，为卫生政策制定和卫生资源的合理利用提供依据。

生命质量评估的基本内容包括躯体健康、心理健康、社会功能、疾病状况、对健康的总体感受等。

四、健康风险评估步骤

1.收集相关信息

健康风险评估所需收集的资料主要包括当地目标人群危险因素、个人健康危险因素和危险分数资料。

2.计算风险

健康风险评估是根据所收集的个人健康信息，对个人的健康状况及未来患病或死亡的危险性用数学模型进行量化评估。其特征是估计具有一定健康特征的个人在一定时间内发生某种健康状况或疾病的可能性。健康风险评估的目的是帮助个体综合认识健康风险，鼓励和帮助人们纠正不健康的行为和习惯。

3.撰写评估报告

健康风险评估报告旨在帮助受评估者预测未来患某种疾病的可能性，以及相对于同年龄、同性别一般人群的相对危险性，并提示受评估者可努力改善的空间。健康风险评估包括简单的个体健康风险分级方法和复杂的群体健康风险评估模型。疾病与健康评估根据生化物理体检指标、个性化健康检测及健康汇总问卷3项数据进行交叉论证，得出健康风险性评估报告。

五、健康风险评估操作流程

1.材料准备

（1）风险评估表格、软件或网站。

（2）计算机：基本配置和录入软件程序等。

（3）体重计、血压计、体检设备及常规生化实验检查设备。

2.方法和步骤

（1）采集个人健康有关信息，进行有关医学检查：评估对象填写"个人健康及生活方式信息记录表"，内容包括疾病史、家族史、膳食及生活方式、体力活动等，并进行体格测量、心电图检查和临床实验室检查等，检查结果由健康管理医生填入问卷。

（2）信息录入及报告打印：上述信息收集完成后，由负责医生利用互联网评估系统或计算机软件进行核实录入并打印"个人健康信息清单"、按病种分类的"疾病危险性评价报告"及"个人健康管理处方"等报告。

（3）解释报告内容：完成报告打印后，健康管理医生可向评估对象解释"个人健康信息清单""疾病危险性评价报告"及"个人健康管理处方"的有关内容及意义，评估对象也可咨询有关问题。

（4）跟踪指导：健康管理医生将评估的结果，包括健康信息清单、现患疾病及家族史、疾病危险性评价结果、疾病危险程度分级、健康管理处方等信息告知评估对象并定期与其保持联系，提醒评估对象按健康管理处方及健康行动计划落实。评估对象也可通过电话、门诊咨询等方式与健康管理医生保持联系。

3. 随访（再次评价）

按疾病危险程度分级，对高度危险的评估对象可以每3个月随访一次，中度危险的评估对象的随访时间为每6个月一次，低度危险的评估对象的随访时间为每年一次。

随访的一个重要目的是对信息进行补充更新，评估对象再次提供"个人健康及生活方式信息记录表"，"个人健康管理日记"也可作为随访的信息来源，如膳食、运动量等方面的内容。并将评估结果与上一次评估进行比较。

4. 效果考核与评价

从个人和健康管理服务医生两方面都可以进行考核。在个人方面，包括：个人健康危险信息的知晓度；参加个人的健康改善知识；行为变化；危险因素的控制情况；不同病种的控制率和有效率。而在健康管理服务医生方面，考核的内容包括工作量（管理人数、工作记录等）、参加者对服务的满意度（问卷调查）等。

六、健康风险评估的应用

1. 帮助个体综合认识健康危险因素

通过阅读评估结果及医生的解释，个人能够充分了解机体内外存在的使疾病发生和死亡概率增加的诱发因素，包括个人特征、环境因素、生理参数、疾病或临床前疾病状态等。

2. 鼓励和帮助人们修正不健康的行为

健康风险评估通过个性化、量化的评估结果，帮助个人认识自身的健康危险因素及其危害与发展趋势，指出了个人应该努力改善的方向，有利于医生制订针对性强的系统教育方案，帮助人们有的放矢地修正不健康的行为。

3. 制定个体化的健康干预措施

通过健康风险评估，可以明确个人或群体的主要健康问题及其危险因素，接下来应对评估结果进行仔细分析和判断。由于健康问题及其危险因素往往是多重的，故健康干预的内容和手段也应该是多方位的。对健康风险评估结果的详细分析，有利于制定有效且节约成本的健康干预措施。

4. 评价干预措施的有效性

准确的信息是评价成功的保障，必须具备完善的信息系统，准确地收集、分析和表达资料。健康风险评估通过自身的信息系统，收集、追踪和比较重点评价指标的变化，可对健康干预措施的有效性进行实时评价和修正。

第三节　健康干预与健康促进

如前文所述，健康管理的实质，是一个确定健康状况，发现存在的健康问题，然后有针对性地应对、解决存在的问题，维护和促进健康的过程。在这个过程中，需要系统性地分析和判别，需要以问题为基础制订有针对性的干预方案，也需要适时评估干预成效，进而发现新问题，修订干预方案使其更为符合个体、群体的需要。

一、健康干预与健康促进概述

1. 健康干预

健康干预（Health Intervention）是一系列专门设计的策略或行动，旨在预防、减轻或消除健康风险和问题。它可能涉及医疗、行为、心理、社会或其他各种方法，从而改善或维持某人或某群体的健康状态。健康干预的特点是它通常针对确定的健康问题或风险。可以是单一的行动，也可以是一系列的活动或策略，旨在改变或增强特定的健康行为或健康状况。可能需要特定的时间、资源或结构来实施。

2. 健康促进

健康促进（Health Promotion）是一个过程，它不仅仅关注疾病的预防，还包括增强个人、团体和社区的能力，以控制并改善自身的健康状况。世界卫生组织曾经给健康促进作如下定义："健康促进是促进人们维护和提高他们自身健康的过程，是协调人类与他们所处环境之间的战略，规定个人与社会对健康各自所负的责任。"美国健康教育学家格林（Lawrence·W. Green）对健康促进的定义为："健康促进是指一切能促使行为和生活条件向有益于健康改变的教育与环境支持的综合体。"其中环境包括社会环境、政治环境、经济环境和自然环境，而支持指政策、立法、财政、组织、社会开发等各个系统。

健康促进的特点是对行为的改变作用比较持久，有时带有一定的约束性。健康促进不仅仅强调通过教育来增加个人技能，改变不利于健康的行为生活方式，而且强调政策、立法对于创造支持性环境和规范、约束人们行为的作用，在兼顾改变内、外因素的情况下导致的行为改变更具有可持续性。与健康教育相比，健康促进融客观支持与主观参与于一体，不仅包括健康的行为干预内容，还着重于个人与社会的参与意识与参与水平。其与健康干预相比更为全面，关注整体健康和幸福，而不仅仅是疾病的预防。通常涉及多种策略和方法，包括教育、政策制定、环境支持等，关注可能影响到健康的社会、经济和环境因素，旨在培养和支持健康的生活方式和选择。

二、健康干预过程

1. 健康干预计划（计划设计）

一个完整的健康干预计划应该包括计划制订、实施及评价3个阶段，且3个阶段是一个连续的过程，相互影响，缺一不可。任何一个良好的健康干预计划还有待严谨、认真地落实，才可能产生预期的效果。当然，计划是否真正奏效，还需要通过评价进行检验。这一过程周而复始循环运转，最终形成了连续的、不断深入和持续发展的健康管理项目，把健康管理不断推向前进。

2. 健康干预计划设计的基本程序

（1）健康干预需求评估

在制订健康管理项目计划时，首先要考虑的是目标人群的需求，即了解他们存在哪些健康问题，其中哪些问题最为迫切、需要优先解决；这些优先健康问题中有哪些是可以通过健康管理得到改善的；以往是否开展过健康管理干预，存在什么问题需要改进；开展健康管理的资源有哪些；目标人群适宜的干预措施有哪些等。进行充分的信息收集与分析，是为设计科学、合理的健康管理计划奠定基础的工作，只有这样，才能使健康管理项目有最大的可能取得良好的效果。

（2）确定干预目标

任何一个健康管理计划，无论针对个体还是群体，都必须有明确的目标。健康干预计划的具体目标是对总体目标进行的具体化、量化的表述，包含明确、具体、量化的指标。

（3）制定干预策略

健康教育、健康管理项目的干预策略的制订，需要综合考虑目标人群需求、健康教育与管理机构的资源与能力、目标人群所在场所的重视程度与能力，以及区域卫生服务机制与能力等因素，最终进行确定。健康教育、管理机构在制订健康干预策略时，不能仅限于健康知识传播，还应该加入行为指导、环境改善、服务提供等。常用的健康干预策略包括教育策略、环境策略和社会策略。

健康干预计划中还应该包括各项干预活动何时实施、如何实施，需要的费用如何，以及如何评价干预活动的有关内容和安排，这样才能构成完整的健康干预计划。当然，各项活动安排是否合理、周密，关系到健康干预计划是否能有效落实，也最终影响到健康干预的成效。

3. 健康干预计划的执行及评价方案

（1）制定干预活动执行方案

健康管理项目的活动日程通常按照工作进程的顺序合理安排，遵循活动发生的先后顺序、节省时间等原则，将每一项活动列入日程表。

（2）制定监测与评价方案

监测与评价是保证健康干预项目顺利进行并最终实现项目目标的重要手段。在健康干预计划中，通常需要明确监测指标、监测方法，以及效果评价指标和评价方法。监测方法主要包括活动记录，定期核查活动的实际执行情况与计划是否一致，是否按时、保质、保量完成各项活动。

4. 健康干预计划设计的应用

（1）基于群体的健康干预

可以根据背景中对目标人群健康状况的描述，以及企业（或社区、学校、机关）决策者、目标人群代表等对各类健康问题的关注程度、他们希望优先解决的问题是什么，最终确定健康干预项目的总目标。然后在总目标的框架下，设计具体目标。

（2）基于个体的健康干预

基于个体的健康干预计划通常包括：个体健康评估、确定健康干预目标、进行健康干预指导、开展随访与评估。个体健康评估的过程，是全面收集个体健康相关信息，综合评估其健康干预需求的过程，根据上述健康评估结果，可以确定个体的健康干预目标，为了实现上述健康干预目标，显然需要从合理膳食、增加运动入手。然而，不能简单地告诉服务对象要合理膳食、增加运动，而是要根据服务对象特点，对服务对象的饮食、运动行为提出明确、具体、具有可操作性的指导并进行随访与评估。

5.健康干预的常用方法

（1）饮食干预

提倡合理膳食、平衡营养，通过干预饮食，达到预防及治疗患者的目的。

（2）运动干预

通过体育运动，使个体或群体形成一种健康生活方式，使他们由消极控制的状态转化到积极状态，促进体魄健康。

（3）心理干预

疾病的困扰不只是身体上的，心理同样会受到影响，长期病魔困扰，得不到救治会让人产生消极或轻生的念头，适时寻求心理援助、进行心理疏导很有必要。

（4）营养干预

营养干预就是有选择性地补充营养，中老年人尤其是老年人，消化系统功能减弱，能够获得的营养素减少，尤其是蛋白质与微量营养素摄入不足，更加需要补充营养。

（5）生活习惯干预

建立少盐、少糖、少油，注意健康口腔、健康骨骼、健康体重的良好习惯；戒烟限酒，少上网、戒除网瘾等。

（6）科学就医

定期体检，身体不适要及时到正规医院就医。

三、健康促进

1.健康促进的领域

1986年在首届国际健康促进大会通过的《渥太华宣言》中明确指出，健康促进涉及5个主要活动领域。

（1）制定能促进健康的公共政策

把健康问题提到各个部门、各级政府和组织的决策者的议事日程上。

（2）创造支持的环境

创造安全的、满意的和愉快的生活和工作环境，系统地评估快速变化的环境对健康的影响。

（3）加强社区的行动

赋权社区，并加强社区的健康行动；充分发动社区力量，积极有效地参与卫生保健计划的制订和执行，挖掘社区资源，帮助他们认识自己的健康问题，并提出解决问题的办法。

（4）发展个人技能

使人们能够更好地控制自己的健康和环境，不断地从生活中学习健康知识，有准备地应对人生各个阶段可能出现的健康问题。

（5）调整卫生服务方向

调整社区卫生服务方向，建立一个有助于健康的卫生保健系统，卫生服务的责任由个人、社会团体、卫生专业人员、卫生部门、工商机构和政府共同分担。

2. 健康促进的基本策略与核心策略

健康促进策略指的是为达到计划目标所采取的战略措施。《渥太华宣言》中确定了健康促进的三大基本策略：倡导、赋权、协调。

倡导（Advocacy）：是一种有组织的个体及社会的联合行动。为了创造有利于健康的社会、经济、文化和环境条件，要倡导政策支持，开发领导，争取获得政治承诺；倡导社会对各项健康举措的认同，激发社会对健康的关注及群众的参与意识；倡导卫生及相关部门提供全方位的支持，最大限度地满足群众对健康的愿望和需求。

赋权（Empowerment）：赋权与权利和政治密切相连。健康是基本人权，健康促进的重点在于实施健康方面的平等，缩小目前存在的资源分配和健康状况的差异，保障人人都有享受卫生保健的机会与资源。

协调（Mediation）：健康促进涉及卫生部门、社会其他经济部门、政府、非政府组织（NGO）、社会各行各业和社会各界人士、社区、家庭和个人。健康促进的核心策略是社会动员，健康促进要运用倡导、赋权、协调的策略，实现其目标，社会动员是其最基本，也是最核心的策略。

3. 健康促进在健康管理中的应用

健康促进在健康管理中起到了至关重要的作用。它不仅涉及预防性的措施，还关注如何通过多种策略和行动，使个人和群体获得更好的健康状况和生活质量。以下是健康促进在健康管理中的几种应用。

（1）健康教育

提供有关健康生活方式、疾病预防和健康维护的知识，帮助个体做出更有益于健康的选择。

（2）行为变化干预

通过行为理论和模型设计策略，引导个体改变不良的健康习惯，如戒烟、增加锻炼、健康饮食等。

（3）环境改变

创造一个有利于健康的物理和社会环境。例如，建设步行和自行车道，提供健康的食品选择，限制烟、酒的广告等。

（4）政策和宣传

推动与健康相关的政策变革，如烟草控制政策、食品标签政策等，并通过公共宣传增强公众对健康议题的关注。

（5）社区参与

鼓励社区成员参与健康促进活动和项目，确保这些项目满足社区的实际需要，并获得更好的效果。

（6）健康筛查与风险评估

定期进行健康检查和风险评估，在早期发现和管理健康问题。

（7）健康沟通

使用各种沟通工具和渠道（如社交媒体、广播、电视、宣传册等），传播健康信息和鼓励健康行为。

（8）扩大合作

与其他领域（如教育、交通、环境等）合作，确保各种政策和实践都有助于健康促进。

（9）持续评估与改进

定期评估健康促进活动的效果，根据评估结果进行调整，确保活动的持续有效性。

健康管理中的健康促进不仅可以提高公众的健康水平和生活质量，还可以有效减少医疗费用和提高社会的整体福祉。此外，健康促进还可以促进健康公平，确保每个人都有机会获得最佳的健康状况。

第四节　健康管理后续服务

健康管理服务的重要性已经在全球得到了广泛的认同，有效的健康管理服务可以降低医疗费用、提高生活质量、预防疾病。随着全球人口老龄化，医疗资源面临前所未有的压力。健康管理服务通过减少疾病负担，有助于释放医疗资源，使其能够更加高效地为需要的人提供服务。随着科技的发展，远程健康监测、穿戴设备和移动应用等技术使得健康管理后续服务能够为个体提供实时的健康反馈，帮助他们更好地管理自己的健康。

一、健康管理后续服务概述

健康管理服务可以被定义为一系列结构化、综合性的活动和服务，旨在帮助个体、团体或社区通过评估、规划、实施和评价维护，有效地利用有限的资源来达到最大的健康效果。其核心是关注个体和群体的整体健康，而不仅仅是疾病的治疗或缓解。

健康管理的概念最初是在 20 世纪 70 年代出现的，随着人们对健康和医疗资源管理的关注不断增加，健康管理逐渐成为一个独立的学科领域。今天，健康管理及后续服务已经成为维护人群健康、提高医疗质量和降低医疗成本的重要手段。

1. 健康管理后续服务的定义和范围

健康管理后续服务是健康管理过程中的一个重要组成部分，它涉及在健康管理或干预、治疗后对个人或群体进行跟踪、监测和支持，以确保他们在长期内保持健康状态或最大限度地提高生活质量。后续服务通过对被管理者进行健康教育、康复和疾病管理，提升被管理者的自我管理能力，减少复发率，提高治疗效果。

2. 后续服务的种类和形式

后续服务的形式多样，包括但不限于定期随访、康复训练、远程监测、健康教育、心理支持等。后续服务可以由医护人员、康复专家、社会工作者等多种专业人士提供，也可以通过电话、短信、电子邮件等形式进行。

3. 后续服务的目标和意义

后续服务的主要目标是帮助个体或群体恢复健康、提高生活质量，并预防疾病复发或并发症的发生。它具有重要的社会意义，可以降低医疗成本、提高医疗资源利用率，同时也有助于建立患者与医护人员之间的良好关系，增强患者的治疗依从性。

二、健康管理后续服务的具体内容

1. 疾病管理后续服务和持续监测

疾病管理和监测是健康管理后续服务中的重要组成部分，它旨在对患者的病情进行持续跟踪和监测，及时调整治疗方案以确保治疗效果和患者的健康状况。

在健康管理服务中提供针对常见慢性病的定期筛查，如高血压、糖尿病、高血脂等，进而根据不同评估的内容分层管理慢性病患者，包括药物管理、生活方式干预等。后续服务主要是对患者可能出现的并发症进行预防和管理，减少疾病的严重程度和复发率，定期评估患者的并发症风险，并采取相应的预防措施。例如，糖尿病患者定期检测血糖水平，并根据结果调整胰岛素注射剂量。针对疾病的发展持续提供健康生活方式指导，包括饮食、运动、戒烟等，帮助患者改善生活方式。教育患者识别和管理疾病的早期症状，提高自我监测和自我管理能力。对疾病管理的效果进行定期评估和监测，包括治疗效果、患者生活质量等方面，根据评估结果和反馈意见，及时调整疾病管理方案，以提高治疗效果和患者满意度。

2. 健康风险定期评估和管理计划调整

健康管理后续服务需要针对接受健康管理服务的个体或群体的健康危险因素，定期对被管理者的健康状况和健康风险进行跟踪和评估，确定新的健康风险因素，与被管理者共同讨论评估结果，根据跟踪结果调整健康管理计划，确保服务的有效性和持续性。持续提供个性化的健康管理建议和健康教育及支持，帮助被管理者预防潜在健康风险，理解和管理自己的健康风险。鼓励被管理者积极参与健康管理，培养健康的生活方式和行为习惯，强调被管理者本身在健康管理中的积极作用和责任，鼓励其参与和配合。

3. 针对性地推动健康教育与健康促进

依据健康管理的整体方案和干预的评估结果继续进行健康生活方式指导，包括提供健康饮食、适量运动、戒烟限酒等生活方式指导，促进健康行为的形成。培养健康的生活习惯，预防慢性病的发生和发展。组织健康讲座、健康促进活动等，提高公众对健康管理的认知和重视程度，传播健康知识，推动健康教育和健康促进。

4. 健康管理服务的后续康复管理

健康管理服务的后续康复管理指针对需要进行康复的被管理者提供康复训练和指导，如提供运动康复、康复理疗等服务，帮助人们恢复身体功能。健康管理师和康复理疗师一起提供个性化的康复计划和指导，促进康复效果。健康管理后续服务还应提供康复护理和社会支持，帮助患有残疾或慢性病的人们适应生活，提供社会资源和支持，提升被管理者的社会融入和生活质量，如为残疾人提供辅助器具和居家护理服务。后续需要继续对康复计划的执行情况进行跟踪和评估，及时调整康复方案。提供定期的康复进展评估和反馈，指导被管理者持续改进。

三、健康管理后续服务的实践与应用

1. 健康管理后续服务的实施模式

在实施健康管理后续服务时，存在多种实施模式，包括：

（1）健康管理团队

建立专门的健康管理团队，由医生、健康管理师、护士、营养师、心理医生等专业人员组成，为被管理者提供全面的健康管理服务。这种模式下，被管理者可以在就诊期间直接得到健康管理支持，提高了服务的及时性和一体性。

（2）社区健康管理机构

在社区建立健康管理团队，与社区卫生服务中心、社会工作机构等合作，为社区居民提供健康管理服务。这种模式下，健康管理服务更加贴近被管理者的生活环境，提高了服务的便捷性和覆盖面。

（3）其他健康管理服务提供商

引入专业的健康管理服务提供商，如健康科技公司或专业健康管理机构，利用其专业技术和资源优势，为被管理者提供定制化的健康管理服务。这种模式下，可以充分发挥第三方专业机构的优势，提高了服务的专业性和多样性。

2. 技术在健康管理后续服务中的应用

在健康管理后续服务中，技术的应用起着至关重要的作用，主要包括以下几种：

（1）健康管理软件和平台

开发健康管理软件和平台，实现健康信息的集中管理和共享，为被管理者提供个性化的健康管理服务。这种模式下，被管理者可以通过手机或电脑随时随地获取健康管理服务，提高了服务的便捷性和覆盖面。

（2）远程健康监测技术

利用远程健康监测技术，实现对被管理者的生理参数、症状和行为的远程监测，为健康管理人员提供及时的健康数据和管理支持。这种模式下，可以实现对被管理者的24小时监护，提高了服务的实时性和全面性。

（3）人工智能在健康管理中的应用

借助人工智能技术，开发智能健康管理系统，实现对被管理者的个性化健康管理和智能诊疗辅助，提高健康管理的效率和质量。这种模式下，可以根据被管理者的个体特征和健康数据，为其提供个性化的健康管理方案和治疗建议，提高了服务的个性化和精准度。

3. 健康管理后续服务的评估与质量改进

在实施健康管理后续服务过程中，评估与质量改进是至关重要的环节，主要包括：

（1）评估健康管理后续服务的指标和方法

建立健康管理后续服务的评估体系，确定评估指标和方法，定期对服务的效果和质量进行评估和监测。

（2）提高健康管理后续服务的质量和效果

针对评估结果，及时发现问题和不足，通过培训、技术改进、流程优化等方式，不断提高健康管理后续服务的质量和效果。

4. 健康管理后续服务的挑战与未来发展

（1）健康管理后续服务面临的挑战

①人力资源和培训问题。健康管理领域需要专业的健康管理人才，包括医生、护士、健康教育者等。然而，目前存在着人力资源短缺和培训不足的问题，这导致了健康管理服务的覆盖范围有限，服务质量参差不齐。

②技术应用的限制和风险。尽管技术在健康管理中起到了重要作用，但其应用也面临着一定的限制和风险。数据安全、隐私保护、技术不稳定等问题是当前技术应用所面临的主要挑战，需要加强技术监管和风险控制，以保障被管理者信息的安全和隐私。

③被管理者参与和合作的问题。一些被管理者对健康管理的参与和合作度不高，可能是由于缺乏健康意识、自我管理能力不足等。这会影响到健康管理服务的实施效果，因此需要加强健康教育和行为干预，增强被管理者的健康意识和自我管理能力。

（2）健康管理后续服务的未来发展趋势

随着人工智能、大数据、云计算等技术的不断发展，健康管理后续服务将更加智能化、个性化和便捷化。这将为被管理者提供更加全面、精准的健康管理服务，提高服务的效率和质量。个性化健康管理将成为未来的发展趋势。针对被管理者的个体特征、健康状况和需求，定制个性化的健康管理方案和服务，实现精准化管理。这有助于提高被管理者的满意度和治疗效果，推动健康管理服务向更加人性化和个性化的方向发展。

参考文献

［1］郭姣.健康管理学 [M].第 1 版.北京：人民卫生出版社，2020.

［2］许亮文，关向东.健康服务与管理技能 [M].第 1 版.北京：人民卫生出版社，2020.

［3］郑国华，钱芝网.健康状况与风险评估 [M].第 1 版.北京：科学技术文献出版社，2022.

［4］陈君石，黄建始.健康管理师 [M].第 1 版.北京：中国协和医科大学出版社，2007.

［5］李晓淳.健康管理 [M].第 1 版.北京：人民卫生出版社，2012.

［6］邵同先，李昊.健康管理学 [M].第 1 版.郑州：郑州大学出版社，2021.

第六章　健康管理基本策略和服务方式

健康管理的基本策略是通过评估和控制健康风险，达到维护健康的目的，即对个体或群体通过健康信息收集、健康风险评估和健康干预等方式控制健康风险的基本方式，从而达到维护健康目的的主要手段。常见的慢性非传染性疾病都与吸烟、饮酒、不健康饮食、缺少体力活动等不良健康行为与生活方式有关，其形成与发展往往是内、外环境多种因素综合作用的结果，但多数均经历健康—低危险—高危险（亚临床状态）—疾病—并发症阶段。在任何一个阶段实施健康管理，都可产生明显的健康效果，且越早实施效果越好，但在不同阶段采取的健康管理策略不同。健康管理策略有宏观和微观两个方面。宏观的健康管理策略通常是指国家医疗及健康服务的总体方向、目标和工作重点，以及对国家总体健康资源的管理策略，由权威的统一协调组织机构进行管理。微观的健康管理策略主要是以个体或群体为对象，针对个体或群体存在的健康问题制订的促进健康、预防疾病的管理方案。目前常用的微观健康管理策略主要包括生活方式管理、需求管理、疾病管理、灾难性病伤管理、残疾管理和综合的群体健康管理等。

第一节　生活方式管理

人们的生活方式与健康密切相关，是影响健康的重要因素。根据世界卫生组织的研究数据，在影响健康的各类因素中，有 60% 为生活方式因素。而改变不良的生活方式可影响或改变人们的健康状况。

一、生活方式及生活方式管理概念

1. 生活方式

狭义的生活方式指个人及其家庭的日常生活中形成的具有规律性的行为方式，包括衣、食、住、行及闲暇时间的利用等诸多方面。广义上指人们一切生活活动的典型方式和特征的总和，包括劳动生活、消费生活和精神生活（如政治生活、文化生活、宗教生活）等活动方式。它是不同的个人、群体或全体社会成员在一定的社会条件制约和价值观念指导下所形成的满足自身生活需要的全部活动形式与行为特征的体系，是以经济为基础，以文化为导向，并由生产方式所决定。因此，生活方式一旦形成，就有一定的稳定性和相对独立性。生活方式对健康的影响具有双重性、双向性。良好的生活方式对健康具有维护、改善与促进作用，从而能有效减少或延缓疾病的发生。而不良生活方式（即有害健康的生活方式）对健康的负面影响也是多方面的，会对人体产生慢性的、潜在的，甚至是不可逆的危害；影响人的社会地位和社会适应性；增加个体和某一群体对致病因素的敏感性。

2. 生活方式管理

是通过健康促进技术来保护人们远离不良行为，减少健康危险因素对健康的损害，预防疾病，改善健康。生活方式管理强调个人或自我为核心的卫生保健活动，因为它直接影响人们的健康。个人的膳食、体力活动、吸烟、饮酒、精神压力等因素是目前生活方式管理的重点。

3. 生活方式管理特点

（1）以个体为中心，强调个体的健康责任和作用

不同的文化背景决定着人们的情趣、爱好、嗜好、价值取向等有所不同，并导致差异化的生活习惯和行为方式。因此，生活方式是由个体自己来掌控的，选择什么样的生活方式属于个人的意愿。生活方式管理的目的在于告诉人们应提倡和坚持有利于健康的生活方式，如不吸烟，适量饮酒，定期运动，不挑食、偏食而应平衡饮食，等等。避免或中止不健康的生活方式，如吸烟、过量饮酒、缺乏运动、过度劳累等。

（2）以健康为中心，强调预防为主，并有效整合三级预防

在健康管理过程中始终贯穿以人的健康为中心，树立科学的生活方式。预防是生活方式管理的核心，其含义不仅仅是预防疾病的发生，还在于在一定程度上逆转或延缓疾病的发展历程。在三级预防体系中，一级预防旨在控制健康危险因素，将疾病控制在尚未发生之前；二级预防则通过早发现、早诊断、早治疗而防止或减缓疾病发展；三级预防的重点是防止伤残，促进功能恢复，提高生存质量，延长寿命，降低病死率。三级预防在生活方式管理中都很重要，其中尤以一级预防最为重要。针对个体和群体的特点，有效地整合三级预防，而非片面地采用三个级别的预防措施，是生活方式管理的重点。

（3）形式多样化，通常与其他健康管理策略联合进行

与许多其他的医疗保健措施不同，以预防为主的生活方式管理通常是最经济且有效的，也是其他健康管理策略的基础，它可以以多种不同的形式出现，也可以融入健康管理的其他策略。例如，生活方式管理可以纳入疾病管理项目中，用于减少疾病的发生率，或者降低疾病的危害；它可以在需求管理项目中出现，通过提醒人们进行预防性的医学检查等手段，来帮助人们更好地实现健康需求。

二、生活方式管理的理论基础和干预技术

（一）生活方式管理的理论基础

生活方式管理涉及许多方面的理论依据，主要包括健康信念理论、自我效能理

论、知信行理论、社会认知理论、行为转变理论等。

1. 健康信念理论

健康信念理论是第一个解释和预测健康行为的理论，该理论着眼于个人对自身健康的认知和信念来影响其行为的改变，认为个体感知、积极采取适宜行动、相信自己能采取推荐的行动是行为转变的重要因素。该理论认为，人们通常会关注与自己健康有关的信息，并根据这些信息评估自己患某种疾病的风险。如果一个人认为自己容易患某种疾病，他们更可能采取预防措施来降低患病风险。健康信念理论对于设计个体的生活方式管理方案具有重要意义。

2. 自我效能理论

自我效能是指个体对自己能够完成某项任务或达到某种成就的信心和自我评价。在健康行为中，自我效能理论强调个体的自我信念和对自己能力的评估，认为自我效能可以影响一个人是否愿意采取和维持健康行为。如果一个人对自己的能力有信心，相信自己可以采取必要的步骤来改善健康，那么他们更可能采取并坚持健康行为。在生活方式管理中，自我效能理论的应用有助于提高个体在采取健康行为方面的自信和自我管理能力。

3. 知信行理论

知信行是知识、信念（态度）和行为的简称，"知"是对相关知识的认识和理解，"信"是正确的信念和积极的态度，"行"是行动。该理论将人类行为的改变分为获取知识、产生信念和形成行为三个连续过程，认为知识是促进健康行为改变的基础，而信念和态度则影响人们是否将知识转化为行动。知信行理论认为知识的获取、信念的转变和行为的执行是维护和促进健康的关键因素。因此在生活方式管理中具有重要的指导作用。

4. 社会认知理论

该理论认为人类的社会认知是一个积极主动的过程，人们在日常生活中不断地对周围的人和事物进行理解和解释，而这种理解和解释受到个体的知识、经验、信仰和价值观等因素的影响。该理论强调社会互动的重要性，认为人们在互动过程中会不断地建构和重构自己的认知和行为模式，强调社会和环境因素对个人的认知和行为的影响。在生活方式管理中，社会认知理论可以帮助理解个体在家庭、工作、社区等社会环境中受到他人的影响情况，并通过教育和社会营销来改变个体的行为和态度。

5. 行为转变理论

行为转变理论也称行为阶段转变理论，该理论认为人们的行为转变通常分为多个阶段，是一个连续的、动态的、逐步推进的过程，从意识觉醒到采取行动并维持新行为，每个阶段都具有独有的特征和发展过程，每个改变行为的人都有不同的需要和动机。在生活方式管理中，行为转变理论可以帮助了解个体在改变行为习惯方面的心理变化过程，并在改变过程的不同阶段采取相适应的指导和支持。

（二）生活方式管理的干预技术

生活方式管理策略主要在其理论指导下，通过一些干预技术来促使人们改变生活方式，朝着有利于健康的方向发展。在实践中，常用的干预技术主要有教育、激励、训练和营销。

1. 教育

教育是一种有目的、有组织、有计划、系统地传授知识和技术规范等的社会活动。通过传递知识，使人们确立正确的健康态度，自觉地采纳有益于健康的行为和生活方式，消除或减轻影响健康的危险因素，预防疾病，促进健康。教育的核心是教育人们树立健康意识、促使人们改变不健康的行为生活习惯，养成良好的行为生活习惯，以减少或消除影响健康的危险因素。将生活方式管理策略通过教育的手段实施是干预技术中最直观的方式。教育要具有明确的目的性，要将确立个体正确的健康态度作为目的，不断加强对个体的教育，改变其不健康的行为方式，是最直观地体现生活方式管理的过程。因此，教育是生活管理干预技术的直观体现和基础。

教育应根据教育对象的特征和健康教育的内容选择适当的教育形式。一般分为个别指导、集体讲解和座谈会3种形式。个别指导是针对个体进行的健康教育，是最有效的一种教育形式。其特点是易于双方沟通，可根据需要进行，简便灵活；集体讲解是针对群体进行的一种教育形式。其特点是开放，便于交流和讨论，可提高教育效果；座谈会是将相同特征的对象召集在一起，针对特殊健康知识的需求进行教育。健康教育的过程包括评估、计划、实施和评价四个步骤，评估是对教育对象的文化、经济、身体状况、心理状态、需求和学习的接受能力等进行评估，为制订健康教育计划和方案奠定基础。计划是指结合评估资料制订相应的健康教育计划，是进行健康教育的决策过程，包括采取何种方式、什么时候、教育什么及预期效果等。实施则是按照教育计划的要求，采用合适的健康方式实施教育的过程。评价是对健康教育的效果进行评价，评价方式可采用观察、问卷、面谈、考核或教育对象的自我评价等方法进行。

2. 激励

激励是组织通过设计适当的外部奖酬形式和工作环境，以一定的行为规范和惩罚性措施，借助信息沟通，来激发、引导、保持和规范组织成员的行为，以有效地实现组织及其个人目标的过程。在行为干预过程中，通过正面强化、反面强化、反馈促进、惩罚等措施来进行行为矫正，达到改变不良行为的作用。个体在激励的作用下，不断产生改变生活方式的动力，从而达到干预的最终目的。因此，激励在干预技术中起着至关重要的内驱力作用。激励有助于挖掘个体的潜能，提升干预的效果。通过激励，个体不断提升自身内驱力，从内心渴望自我的突破和改变。

3. 训练

训练是通过一系列的参与式训练与体验，培训个体掌握行为矫正的技术。通过训练，使个体有计划、有步骤地学习和掌握生活方式的管理技术，不断提升个体的生活方式管理能力，这是生活方式管理干预技术中最高效的技术。训练在于不断增强个体新的生活方式频率，从而使个体对新的生活方式快速适应，最终获得习惯性。高强度的训练可以使个体在短时间内更容易地习得健康的生活方式。训练一般包括讲课、示范、实践、反馈、强化和家庭作业六个部分：第一，通过讲课在教室里教授技术被合理利用的案例；第二，示范并详细描述技术行为；第三，让参与者真正实践，亲自动手练习新技术；第四，由训练人向学员提供行为适度和效度的反馈信息；第五，提供奖赏性反馈来强化训练行为，如口头褒扬或物质奖励；最后，布置家庭作业帮助学员保持训练习惯。

4. 营销

营销是利用社会营销技术推广健康行为，营造健康的大环境，促进个体改变不健康的行为，是生活方式管理干预技术中最具社会性的手段。营销的前提是明确社会群体中不同人群的不同需求，抓住不同人群的不同需求。一般来说，营销可以通过社会营销和健康交流，帮助建立健康管理方案的知名度、增加健康管理方案的需求和帮助直接改变行为。社会营销是用名人效应让人们接受社会观念改变行为。例如，通过为人们所熟知的电影明星等加大对防治艾滋病的宣传，有效地宣传了其发病机制并大大降低了歧视度。健康交流计划包括：市场分析、市场细分、营销策略、原材料和产品分配、训练、监控、评估、管理、时间表和预算。目前，健康交流活动越来越多地使用了大众传媒。公益广告、电视剧中的故事情节常被用来向大众传播健康风险和健康行为的信息。

单独应用或联合应用这些技术，可以帮助人们朝着有利于健康的方向改变生活方式。实践证明，行为改变绝非易事，形成习惯并终生坚持是健康行为改变的终极目标。在此过程中，亲朋好友、社区等社会支持系统的帮助非常重要，可以在传播信息、采取行动方面提供有利的环境和条件。在实际应用中，生活方式管理可以以多种不同的形式出现，也可以融入健康管理的其他策略。例如，生活方式管理可以纳入疾病管理项目中，用于减少疾病的发生率，或者降低疾病的损害；可以在需求管理项目中出现，帮助人们更好地选择食物，提醒人们进行预防性的医学检查等。不管应用了什么样的方法和技术，生活方式管理的目的都是相同的，即通过选择健康的生活方式，减少疾病的危险因素，预防疾病或伤害的发生。

三、生活方式管理步骤

1. 收集生活方式信息

在进行生活方式管理前，首先要收集管理对象的生活方式信息，包括饮食、起居、运动、娱乐、嗜好等。同时还需要了解管理对象的价值取向和对健康行为的态度等。

2. 评估行为危险因素

根据管理对象的生活方式，分析判断存在的健康危险因素，如高脂饮食、高盐饮食、偏食、饮食无规律、饮食结构不合理、长期吸烟、酗酒、生活作息不规律、睡眠不足、缺乏体力活动、工作压力大、紧张等。

3. 判断行为改变所处的阶段

在使用行为改变阶段模式时，应根据行为改变的阶段模型，先对管理对象所处的行为阶段进行评估，以了解处于何种行为改变阶段。评估确定管理对象所处的行为改变阶段后，再依据行为改变的干预策略，针对每个人所处的具体阶段，确定有针对性地帮助改变行为的办法。

4. 制订和实施管理计划

根据个体行为改变所处的阶段，提出阶段计划，并与管理对象进行沟通。在计划实施过程中，将行为的改善与管理对象本人的自我主观感觉和相关指标改善相联系，有利于增强管理对象执行计划的信心，也有利于提高计划的执行率。在管理对象接受行为改变的建议并尝试进行行为改变后，应当为管理对象制订该行为改变的阶段计划并鼓励其付诸实践。

生活方式管理的成败，在很大程度上取决于被管理者对管理计划的参与和配合程度。多数不良的行为和生活方式是人们长期养成的生活习惯，它们通常是固定且经常性的，构成了一种特定的生存方式，要改变它并非易事，所以健康管理者在帮助建立健康的生活方式时不能急于求成，设置管理目标要兼顾理想与现实，注意可操作性，并且在开始阶段要重点选择优先改变的项目，以后逐渐增加。此外，生活方式管理一般需要较长时间才能出现管理效果，所以管理者和管理对象都应该要有耐心，但是改变不良的生活方式是防治许多慢性病的有效方式，一旦显效，其效果稳定而长久，具有较好的预防价值。

四、生活方式管理的服务形式

1. 健康咨询与教育

这是生活方式管理的核心部分，它涉及为个人提供专业的健康咨询和健康教育。这些服务可以帮助人们了解他们的生活方式如何影响他们的健康，以及他们可以如何改变自己的行为来改善健康状况。生活方式管理需要以教育为前提，通过提供健康信息、知识和技能，帮助个体和群体理解和实践健康的生活方式。教育和培训可以包括营养教育、运动教育、心理健康教育和预防疾病等方面的内容。

2. 评估与干预

根据个人情况，对其生活方式进行全面评估。评估的内容包括饮食习惯、运动习惯、吸烟和饮酒等不良嗜好等。通过评估，可以了解这些因素对个人健康的影响，从而针对不同情况提供相应的建议和指导。

3. 支持与激励

对个体的生活方式改变提供支持，以帮助人们做出正确的健康决策。这些支持包括提供咨询、建议和指导，以帮助人们克服健康问题，以及提供激励措施，以促进特定的健康行为。

4. 随访与改进

可通过定期的健康随访、跟踪和评估，以了解个人的健康状况、生活方式改变情况及他们是否正在向健康的方向发展，并根据这些信息调整生活方式管理策略，以更好地满足个人的需求。

5. 社交互动与支持

通过与家人、朋友、同事等建立社交关系，促进个人、家庭、社区、企业和其他组织之间的合作，以实现全面的健康改善。例如，可以创建一个支持小组，让人们分享他们的经验，并提供彼此的支持。

总的来说，生活方式管理的服务方式多种多样，可以根据个人需求和偏好进行调整和优化。关键是要帮助个人建立健康的生活方式习惯，改善他们的生活质量，并预防或控制慢性病的发生。

第二节 健康需求管理

一、健康需求管理概述

1. 健康需求

健康需求是指从经济和价值观念出发，人们愿意而且有经济消费能力的相关卫生服务量。从个体层次看，健康需求有两种类型：一是由需要转化而来的需求，主要取决于个体的自身健康状况，是个体依据实际健康状况与"理想健康状况"之间存在的差距而提出的对预防、保健、医疗、康复等卫生服务的客观需求，与居民本身是否察觉到有某种或某些健康需求有关，还与其收入水平、社会地位、享有健康保障制度、交通便利程度、风俗习惯及医疗卫生机构提供的服务类型和质量等多种因素有关；二是没有需要的需求，通常由不良的就医和行医两种行为造成，如大处方，延长不必要的住院时间、做不必要的检查等。由于人们物质生活水平的日益提高，人口老龄化及平均期望寿命的延长，以及未老先衰、英年早逝等健康危机的存在，人们的健康需求越来越高。而由于个体对于健康知识和信息的匮乏，常对于自己的健康服务需求具有不确定性。

2. 健康需求管理

健康需求管理是通过帮助健康消费者维护自身健康和寻求恰当的卫生服务，控制卫生成本，促进卫生服务的合理利用的一种管理方式。因此健康需求管理是以满足个体或群体中的健康需求为主导的服务，以促进和维护健康为目的，其内涵是针对社会健康需求建立并设置具有生活、起居、环境、工作、家庭等卫生保健服务和医疗需求服务的管理服务，以减少个体或群体因不良的饮食、行为、睡眠、压力、运动等造成对机体伤害的担心和不必要的经费支出。

常见的健康需求管理，主要通过为人们提供各种可能的信息和决策支持、行为支持及其他方面的支持，帮助其在正确的时间和地点，寻求恰当的卫生服务，指导个人恰当地选择医疗保健服务。其实质是通过帮助消费者维护自身健康及寻求恰当的医疗保健，来控制健康消费的支出和改善对医疗保健的利用。健康需求管理并非不让人们利用卫生服务，而是要人们减少不合理的和非必需的医疗保健服务的利用，帮助人们维护自身健康和更合理地利用医疗卫生服务资源。

二、健康需求管理实现途径

健康需求管理主要利用一定的管理方式来指导个体恰当地利用各种医疗保健服务。针对患者提供自助决策和行为支持，使个人更好地利用医疗卫生保健资源维护自身健康，寻求恰当的卫生服务，控制卫生成本，或者通过决策支持系统、信息系统等的帮助，个人可以在合适的时间和地点获取合适的服务。健康需求管理帮助个体选择合适的医疗方式来解决日常生活中的健康问题，控制费用，更有效地利用医疗服务。通过对人们的卫生需求实施指导，帮助其做出理性的消费选择，以减少人们对那些原以为是非常必需而昂贵的，但临床上却不一定有效、必要的医疗保健服务的使用。

健康需求管理主要有两种实现途径：一种是通过对需求方的管理来实现，另一种是通过对供方的管理来实现。前者主要包括：寻求手术的替代疗法，帮助患者减少特定的危险因素并采纳健康的生活方式，鼓励自我保健干预等；后者可通过对患者进行健康教育，提倡对医疗服务的理性消费，提供 24 小时电话免费咨询服务，利用互联网等多种管理方式来指导个体正确地利用各种医疗保健服务来满足自己的健康需求。

三、健康需求管理服务方式

健康需求管理通过一系列的服务手段和工具，影响和指导人们的卫生保健需求，帮助解决一些就医和健康管理等方面的问题，服务方式包括以下几种。

（1）自我保健服务：包括电话咨询，临床、体检的结果解答，寻医问药等。

（2）就医服务：为门诊定专家、定时间、定地点，给予绿色通道挂号、预约专家、陪同就医、帮助取药、联系住院床位等。

（3）转诊服务：联系医疗机构、预约专家等相关业务。

（4）基于互联网的卫生信息数据库服务：通过信息平台向人们提供健康知识普及、健康教育等相关服务，如健康管理理念、健康保险基础知识等宣传教育，提高人们的健康意识和自我保健能力。

（5）健康课堂：定期派出专家到客户企业咨询、指导、检查、讲课等。

（6）个性化健康指导：根据不同人群的特点和健康问题，为其提供个性化的健康建议和解决方案。包括针对个人的生活习惯、膳食搭配、运动方案等方面的指导。

另外，健康管理专业人员还可以通过提供智能决策支持系统和行为支持，使个人更好地利用医疗保健服务，为消费者在正确的时间、正确的医疗机构，选择正确的健康服务类型。健康需求管理是一个动态的过程，它以确认需求开始，再进行需求分析，力图实现服务与客户需求的最佳结合，最终得到满足客户需求的最佳解决方法。

第三节　疾病管理

一、疾病管理概述

1. 疾病管理概念

以疾病管理为核心的健康管理是指基于循证医学准则和增强患者自我管理能力的策略，对具有潜在健康风险的人群、慢性病患者、急症患者群体、严重疾病患者等群体的健康危险因素进行全面分析、评估、监测、预防、维护和改善的持续性保健服务管理活动。根据美国疾病管理协会（Disease Management Association of America，DMAA）的定义，疾病管理是一个协调医疗保健干预和与人沟通的系统，强调患者自我保健的重要性。疾病管理支撑医患关系和保健计划，强调应用循证医学和增强个人能力的策略来预防疾病的恶化，它以持续性地改善个体或群体健康为基准来评估临床、人文和经济方面的效果。从DMAA的观点看，疾病管理是一种产业，也是健康管理的一种策略和方法，应用这种方法可以为人群提供最好的个体对个体的卫生保健实践。

2. 疾病管理特点

疾病管理是一种国际通行的医疗干预和沟通辅助系统，通过改善医生和患者之间的关系，建立详细的医疗保健计划，以循证医学方法为基础，对于疾病相关服务提出各种针对性的建议、策略来改善病情或预防病情加重，并在临床和经济结果评价的基础上达到不断改善目标人群健康的目的。其特点包括：

（1）目标人群是患特定疾病的个体

疾病管理以人群为基础，重视疾病发生发展的全过程（高危的管理，患病后的临床诊治、保健康复，并发症的预防与治疗等）管理，强调预防、保健、医疗等多学科的合作，提倡资源的早利用，减少非必需的医疗花费，提高卫生资源和资金的使用效率。

（2）关注个体或群体连续性的健康状况与生活质量

不以单个病例和（或）其单次就诊事件为中心，而是关注个体或群体连续性的健康状况与生活质量，这也是疾病管理与传统的单个病例管理的区别。

（3）强调医疗卫生服务及干预措施的综合协调

疾病管理关注人群健康状况的持续性改善过程，而大多数国家卫生服务系统的多样性及复杂性，使得协调来自多个服务提供者的医疗卫生服务与干预措施的一致性和有效性特别艰难。正因为如此，也显示了疾病管理协调的重要性。

3. 疾病管理目标

疾病管理相关项目旨在加强患者和医生之间的沟通，通过必要的反馈来纠正患者的行为方式（延缓疾病的发展并预防并发症），衡量干预措施的有效性。通过适当的安排，疾病管理以全面的方式为患者提供医护服务和健康服务，而不仅是关注药品对疾病的治疗。疾病管理的实质是在不降低医疗服务质量的前提下，提高患者的生存质量，降低医疗费用。其最终目标是通过健康产业链的各组织和部门间的相互协作，提供持续、优质的健康保健服务，以提高成本效益或得到最佳效果，并在此基础上提高疾病好转率和目标人群对健康服务的满意度。

二、疾病管理的服务方式

疾病管理跨越很多部门，整合了很多资源，包含人群识别、循证医学的指导、医生与服务提供者协调运作、患者自我管理教育、过程与结果的预测和管理，以及定期的报告和反馈。疾病管理强调注重临床和非临床相结合的服务方式，个体化诊疗是疾病管理的核心，医务人员根据患者的具体情况，为其提供个性化的诊疗方案，包括详细的病情评估、定制的治疗方案、合理的药物使用及针对性的饮食建议等。健康管理服务模式的疾病管理可以预防疾病恶化并减少医疗费用，主要把预防手段和积极的病例管理作为疾病管理服务的重要组成部分。主要方式有以下几种。

（1）健康教育与咨询：对患者进行健康教育，提高患者对疾病的认识，增强自我管理能力。也可提供针对性的健康咨询服务，为患者提供相关疾病的知识、防治方法、生活方式等方面的指导。

（2）疾病监测与随访：是疾病管理的关键环节，通过建立患者健康档案，配合医生对患者病情进行监测与随访，记录患者的健康状况，及时发现病情变化，从而更好地控制病情。

（3）治疗管理：根据患者病情、治疗方案和健康状况，提供药物管理、遵医行为监督、病情与治疗效果监测等服务，确保疗效最大化。

（4）生活方式干预：针对患者个人情况，提供科学的饮食、运动和休息等生活方式建议，帮助患者形成健康的生活习惯，提高机体抵抗力，防止疾病进一步发展。

（5）心理社会支持：心理社会支持是疾病管理中不容忽视的一环。针对患者的心理状况，提供心理疏导、心理治疗和社会支持等服务，帮助患者克服疾病带来的心理和社会问题，增强患者对抗疾病的信心和勇气。

（6）转诊与会诊：转诊和会诊是疾病管理中不可或缺的服务方式。根据病情需要，通过及时、有效的转诊和会诊，帮助患者获得更好的医疗资源和专业建议，从而得到更全面的治疗和护理。

第四节　灾难性病伤和残疾管理

一、灾难性病伤和残疾管理概念

1. 灾难性病伤管理

灾难性病伤管理是指为发生灾难性病伤的患者及其家庭提供的各种医疗保健服

务，是疾病管理的一个特殊类型。这里的"灾难性"有两层含义：第一层含义是指重大疾病对患者的身体损伤是"灾难性"的，如患肿瘤、脏器衰竭、严重外伤等；第二层含义是指所患疾病需要的医疗支出金额巨大，对患者家庭造成"灾难性"影响，巨大医疗支出也被称为"灾难性医疗保健支出"（Catastrophic Health Expenditures，CHE）。因此，灾难性病伤可以指对健康的危害十分严重，也可以指其造成的医疗卫生花费巨大，常见于肿瘤、肾功能衰竭、严重外伤及突发公共事件等情形。灾难性病伤是十分严重的病伤，管理复杂，经常需要多种服务和转移治疗地点。与普通慢性病在强度和效果方面具有的可预知性不同，灾难性病伤的发生和结果都比较难于预测。

2. 残疾管理

残疾管理，最早来源于美国联邦雇员补偿制度，即工伤保险制度，是用于预防残疾、控制成本、提高保障水平和改善服务的一项重要管理手段。近年来，残疾管理策略已由单纯的个案管理发展成为由有质量的个案管理、周期管理、职业康复和再就业支持等多项管理技术组成的综合性管理策略。目前残疾管理日益从雇主的角度出发，根据伤残程度分别进行处理，希望尽量减少因残疾造成的劳动和生活能力下降及降低费用。

二、灾难性病伤和残疾管理技术方法

1. 灾难性病伤管理技术

灾难性病伤管理依靠专业化的疾病管理服务，解决相对少见的医疗问题和高费用问题。通过协调医疗活动和管理多维化的治疗方案，以减少花费和改善治疗效果。也可通过综合利用患者和家属教育、患者自我保健选择和多学科小组管理，使医疗上需求复杂的患者能在临床、财政和心理上获得最优结果。

灾难发生时，要充分利用短缺的医疗资源最大限度地提高救治效率。灾难时期的标准化救治服务被称作紧急标准服务（Crisis Standards of Care，CSC），被用于指导实际的救治工作，并使救治工作标准化。CSC 主要由 5 个系统实施完成，即医院的紧急救护、公共卫生服务、院外服务系统、院前和急诊医学服务、突发事件管理和公共安全。这几个系统相对独立，但在整个系统中又互相依存，并受政府的组织和管理，目的是整合可用资源发挥最大作用。因此，对灾难的成功反应取决于政府、急救医疗系统、公共卫生组织、应急管理、医院设施及门诊等的协调配合。

2. 残疾管理技术

进入 21 世纪，残疾管理策略已发展成为由有质量的个案管理、周期管理、职业康复和再就业支持等 4 部分组成的综合性管控技术，各环节设计及由其产生的专业人员协议管理策略互为补充，在控制费用和促进工伤职工再就业方面取得了良好的效果。

（1）有质量的个案管理（Quality Case Management，QCM）

早期个案管理技术，主要包括按照严重程度进行伤病分类、医疗证据系统分级、早期介入职业康复和及时完成劳动能力损失测定。

（2）周期管理（Periodic Roll Management，PRM）

在残疾管理中，周期管理是一项关键的环节，旨在实现残疾人全面康复、融入社会和实现自身潜力。周期管理包括残疾认定与登记、残疾数据与信息管理、残疾预防与康复、残疾人就业与教育、残疾人权益保障、残疾人家庭支持及社会环境和无障碍环境改善等方面。

（3）职业康复

职业康复是残疾管理的一个重要组成部分，旨在帮助残疾人实现就业、融入社会，并提高他们的生活质量。职业康复包括职业评估、职业培训、就业辅导、就业安置、职业支持、职业康复、就业保障和职业咨询。

（4）再就业支持

再就业支持旨在帮助残疾人重新融入职场，提高他们的生活质量和社会地位。主要包括职业培训与教育、就业信息和职业匹配、就业支持和援助、创业和自主就业、职业技能培训、就业保障和补贴、就业保护等服务。

三、灾难性病伤和残疾管理的服务方式

1. 灾难性病伤管理的服务方式

（1）及时转诊

灾难性病伤管理项目中，及时转诊是非常重要的一个环节。当遇到严重病伤时，及时的转诊可以确保伤者得到更高水平、更专业的治疗和护理，避免医疗资源的浪费，降低医疗成本，减少并发症和死亡的风险。

（2）综合考虑各方面的因素，制订出适宜的医疗服务计划

根据患者的病情和目标、医生的经验和技能、可利用的医疗设备和支持及经济和人力资源等因素进行综合评估，为患者提供适宜的医疗服务，满足患者的需求并确保其权益和安全。同时，不断优化和调整医疗服务计划，以适应不断变化的患者需求。

（3）组织服务队伍

协调组织一支包含多种医学专科及综合业务能力的服务队伍，以有效应对可能出现的多种医疗服务需要，为患者提供全面、及时和专业的医疗服务。

（4）最大限度地帮助患者进行自我管理

从多个方面入手，给患者提供自我健康管理教育、制订自我健康管理计划、培训自我健康管理技能、监测自我健康管理效果，并提供社交支持和提倡健康生活方式等，最大限度地帮助患者进行自我管理，提高他们的生活质量。

2. 残疾管理的服务方式

（1）残障预防

它是残疾管理的重要组成部分，主要是针对致残原因，如生理、疾病、环境、行为等危险因素，采取有效措施和办法，通过培训使患者避免受伤和致残，预防或减少致残性疾病或伤害的发生，限制或逆转由伤病引起的残疾，并在残疾发生后防止其进一步

发展为更严重的残障。

（2）为患者提供生活方式管理、需求管理和疾病管理

其包括营养与饮食管理、运动与康复及心理服务等。

（3）健康监测与评估

针对残疾人的身体和心理健康状况进行定期监测和评估，内容包括体重、血压、心肺功能、血糖、心理状况等，可及时发现健康问题，为制订健康干预方案提供依据。

（4）定制健康干预方案

根据监测和评估的结果，以及患者的具体身体状况、年龄、生活习惯等因素，设定健康目标，为患者制订个性化的健康干预方案及其实施策略，帮助患者建立良好的生活习惯，控制慢性疾病，提高生活质量。

（5）社区资源链接

积极链接附近的社区资源，包括康复机构、志愿者服务等，为残疾人提供更好的支持和服务。与康复机构合作，可以为残疾人提供更专业的康复训练；与志愿者服务组织合作，可以提供更多的志愿服务和关爱，帮助残疾人更好地融入社会。

（6）定期回访与评估

为确保健康管理的效果，需要定期回访残疾人，对健康管理方案进行评估和调整。回访的内容包括了解残疾人近期的生活状况、身体状况、心理状况等，以及收集他们对健康管理服务的反馈和建议。根据回访结果，对现有的健康管理方案进行评估，发现问题并及时调整，以优化健康管理效果。

综合的群体健康管理（Population Health Management）是指通过协调上述不同的健康管理策略，来对个体和群体提供更为全面的健康和福利管理。这些策略都是以人的健康需求为中心而发展起来的。在群体健康管理实践中，应该都考虑采取综合的群体健康管理模式。

参考文献

[1] 郭姣. 健康管理学 [M]. 北京：人民卫生出版社，2017.

[2] 武留信，曾强. 中华健康管理学 [M]. 北京：人民卫生出版社，2016.

[3] 郭清. 健康管理学 [M]. 北京：人民卫生出版社，2015.

[4] 王培玉. 健康管理学 [M]. 北京：北京大学医学出版社，2012.

第七章　健康管理工作的范畴和内容

健康管理的核心目标是通过系统的方法和策略，促进个体和群体的健康，预防疾病，并为疾病患者提供综合的管理和康复服务。其工作范畴和内容围绕健康危险因素管理、高危人群管理、亚健康人群管理和一般健康管理等开展。

第一节　健康危险因素管理

健康管理最核心和基础的内容是针对健康危险因素所开展的干预和管理活动，因此，全面了解和掌握健康危险因素的相关知识、健康危险因素的评价方法，成为开展健康管理活动必备的知识基础和核心技能。

一、健康危险因素的概念及特点

1. 健康危险因素的概念

健康危险因素（Health Risk Factor）是指机体内外环境中存在的与疾病的发生、发展及预后有关的各种诱发因素，包括生物、心理、行为、经济和社会等因素。也就是说，因为健康危险因素的存在，所以疾病或死亡发生的可能性增加，或者使健康不良后果的发生概率增加。健康危险因素有些是先天存在的，有些是后天形成的；有些是自然的，有些是人为的；有些是稳定的，有些是变化的。尽管健康危险因素本身的性质，以及对健康的作用千差万别，但是不同健康危险因素间有着一些共同的特点。

2. 健康危险因素的特点

（1）长潜伏期

人群长期、反复接触危险因素之后才能发生疾病，通常把在危险因素暴露与疾病发生之间存在的较长时间间隔称作潜伏期，潜伏期因人、因地而异，并且受到很多因素的影响。

（2）弱特异性

危险因素对健康的作用，往往是一种危险因素与多种疾病有联系，也可能是多种危险因素引起一种疾病。正是因为许多危险因素的广泛分布及混杂作用，所以在一定程度上危险因素具有弱特异性。

（3）联合作用

多种危险因素同时存在，可以明显增强致病危险性。这说明多种危险因素同时存在具有联合作用，特别是协同作用更为明显。

（4）广泛存在

危险因素广泛存在于人们的工作和生活环境中，存在于人们的日常活动之中，甚至伴随着个体的生存而存在，各因素紧密伴随、相互交织。其健康危害作用往往是潜在的、不明显的、渐进的和长期的，这就增加了人们认识危险因素的困难程度。

二、健康危险因素的管理

健康危险因素的管理首先要识别健康危险因素，继而进行健康风险评估，其过程是全面收集个体健康相关信息，综合评估其健康干预需求的过程。

1. 识别与评估健康危险因素

（1）风险因素调查

常采用自行设计的风险评估问卷进行，这些问卷通常包括一系列问题，以确定健康行为习惯、家族史、既往史和其他与健康相关的因素。例如，关于饮食、锻炼、吸烟和饮酒习惯的问题可以帮助评估慢性疾病的风险。

（2）体格检查与实验室测试

通过血压、心率、BMI（体质指数）和其他生理指标，评估个体的健康状态。实验室测试可能包括血糖、血脂和其他血液生化指标的检查。

（3）风险等级的划分

健康风险等级的划分通常是基于多种因素，如生活习惯、生理指标、遗传因素、环境因素等。根据风险等级，可以更有针对性地进行干预，从而更有效地预防慢性疾病。以下是一般的健康风险等级划分：

1）低风险

低风险（Low Risk）的一般特点为体征、体格检查和实验室测试结果均在正常范围内。几乎无不良的生活习惯，如定期锻炼、均衡饮食、不吸烟、不过度饮酒等，无慢性疾病的家族史，没有长期或频繁暴露于有害环境。

管理策略：主要是健康教育和健康促进，定期进行健康检查。

2）中等风险

中等风险（Moderate Risk）的特点为体征、体格检查或实验室测试的某些结果超出正常范围但不严重。存在一些不良的生活习惯，如偶尔吸烟、偶尔饮酒过量、不规律锻炼等，有慢性疾病的家族史，有时暴露于有害环境。

管理策略：除了健康教育和健康促进，还需要特定的健康干预，如戒烟咨询、营养建议等。

3）高风险

高风险（High Risk）的特点为多个体征、体格检查和实验室测试结果均异常。有多种不良生活习惯，如长期吸烟、经常饮酒过量、长时间不锻炼等，患有某些慢性疾病或其前期症状，或者长期或频繁暴露于有害环境。

管理策略：需要紧急和集中的医学干预，如药物治疗、戒烟计划、严格的饮食和锻炼计划等。可能还需要进行更频繁的健康检查和监测。

4）极高风险

极高风险（Very High Risk）的特点为多种严重的健康问题并存，如患有多种慢性疾病，有长期的不良生活习惯且不愿意改变，有严重遗传疾病的风险。

管理策略：可能需要住院治疗或密切的医学监测，以及多学科团队的合作来管理和干预。

不同的机构可能会有些许不同的风险分类标准和定义，但上述给出的是一个常见和普遍接受的模型。此外，为了更准确地评估风险，可能还需要结合更多的细节和背景信息。

2. 确定健康干预目标

首先，确定健康干预目标，它是一个关键步骤，因为它为后续的策略制订和实施提供了明确的方向。确定健康干预目标的详细步骤和考虑因素有：健康危险因素收集与评估结果，通过收集数据，了解个体当前的健康状况；分析风险因素，确定影响个体健康的主要风险因素，如高血压、高血糖、吸烟、缺乏锻炼等。

其次，与个体沟通，询问个体对于健康改进的期望和目标，这可能包括体重减轻、增强体力、改善饮食习惯等。继而再确定长期和短期目标，长期目标可能是减少10千克体重，而短期目标可能是每周运动3次。

3. 制定个性化干预策略

制定一般健康危险因素的干预策略是为了帮助个体或群体改善健康状况、预防疾病或减少特定风险的发生。通常采用的干预策略有：

（1）健康教育和健康促进

通过健康教育提供健康信息，使用各种媒体（如电视、广播、社交媒体）进行健康宣传，如健康的饮食习惯、健康生活方式、疾病预防等。如前文所述，健康教育的目的是提高知识和技能，健康促进的目的是创建有利于健康的环境和条件。

（2）生活方式调整

生活方式调整是指根据健康需求和风险，对日常的生活习惯和行为模式进行有意识地调整，以促进健康、预防疾病和提高生活质量。生活方式因素是许多慢性疾病和疾病风险的重要决定因素，因此，生活方式的管理和调整对于健康至关重要。

生活方式调整需要个体的主动参与和持续地努力。为了有效地进行生活方式的调整，需要明确的目标、持续的动机及必要的支持和资源。此外，健康专业人员的建议和指导也非常重要。

4. 追踪和评估

追踪和评估在健康管理中是关键的步骤，确保所采取的干预措施或健康计划能够达到预期的效果，并提供反馈来不断优化和改进服务。追踪是一个持续的过程，涉及对个体或团体在健康计划或干预后的健康状况、行为或其他相关指标的定期监测。评估是对健康计划或干预的效果、效益和影响进行系统性、客观地分析。评估包括以下方面：①效果评估，测量并分析干预或计划所带来的直接结果，如健康状况的改善、行为的变化等；②过程评估，关注计划或干预的实施过程，如参与度、资源使用、活动的质量等；③成本效益分析，评估计划或干预的经济效益，如节省的医疗费用、提高的生产力等。

在整个追踪和评估过程中，数据的准确性和及时性是关键。这需要设计合理的数据收集方法，使用合适的工具和技术，并确保数据的完整性和可靠性。通过有效的追踪和评估，可以为决策者提供宝贵的反馈，帮助他们了解健康计划或干预的实际效果，并根据需要进行调整。

第二节　高危人群健康管理

高危人群健康管理主要针对那些具有较高患病风险或处于某种健康危险状态的人群。对这些人群进行早期、系统的健康管理能够预防或延缓疾病的发生，或者使得疾病处于可控状态，从而提高生活质量。

一、概述

1. 定义

高危人群是指社会上的一些具有某种危险性高的特征（多指疾病）的人群组合，而这种疾病不仅包括生理上的，也包括心理上的。这种高风险可能是遗传、生物学、环境、行为、社会经济状态或其他因素所导致的。简单来说，高危人群是处于某种特定健康风险较高的状态的人群。

2. 高危人群的识别

高危人群的识别是基于某种特定条件或风险因子将某一群体与总体人群进行对比，以确定这一群体是否具有较高的患病风险。识别高危人群是预防医学和健康管理的一个核心环节，目的是提早发现潜在的健康问题，从而进行早期干预和管理。具体识别高危人群的方法和流程如下：

（1）数据收集

流行病学数据：通过对总体人群进行流行病学调查，统计资料可以显示某一特定人群在某一时间段内的疾病发病率和死亡率。收集相关数据，如发病率、死亡率、并发症发生率等。收集健康体检数据，如体检中的医学指标、生化指标和生理指标等。进行问卷调查，收集患者的生活习惯、遗传史、暴露史等信息。

（2）健康风险评估

使用风险评估工具：许多疾病（如心血管疾病、糖尿病等）都有相应的风险评估工具，通过输入相关数据，可以得到一个人患病的风险值。例如，根据某种指南，血压值持续升高的人群可能会被归为高血压高危人群。通过生物标志物和医学指标，如血压、血糖、血脂等确定高危人群，也可通过健康筛查及早发现患有或有患某疾病风险的人群。家族中有多人患有某种疾病可能表明存在遗传风险。存在环境暴露史，如长时间暴露于有害化学物质的工人。有不良生活方式和行为，如吸烟、过量饮酒、不良饮食习惯等。

慢病人群的风险评估首先选择需要评估的疾病，其次，根据现有数据综合分析，确定与该疾病相关的危险因素，再选用适当的统计方法构建风险模型，最后对疾病发生的可能性进行评估。

（3）风险分层

根据风险评估的结果，将人群分为不同的风险等级，如低风险、中等风险和高风险。将不同状态下的个体进行客观量化分级，针对不同风险状态的个体制订个性化的健康教育和健康干预方案，对可改变的危险因素进行干预，以延缓或阻断该疾病的发生。连续规律的风险评估还能够反映个体的危险因素变化情况，借此可以评价健康服务与管理的效果。

3.高危人群的分类

高危人群可以根据多种因素进行分类，以下是常见的一些分类方法。

（1）根据疾病类型：目前主要范畴是慢性病，如心血管疾病高危人群、癌症高危人群、糖尿病高危人群等。

（2）根据风险因子：具有不良生活行为方式的，如吸烟者、酗酒者等；具有冠心病等心脑血管疾病的风险因子，如高血压患者、高胆固醇患者等。

（3）根据生理状态或年龄：如孕妇、老年人、青少年等。

（4）根据遗传和家族史：有遗传性疾病家族史的人群。

（5）根据暴露的环境因素：如某些职业暴露人群、居住在污染严重地区的人群等。

这些分类可以交叉使用，如可以单独关注有高血压的老年吸烟者，作为一个特定的高危人群，为其提供更为有针对性的健康管理服务。

二、高危人群健康管理

1.基本原则

（1）个性化

针对不同的高危人群，制定个性化的健康管理方案，考虑到个体的生理、心理、社会等特点，量身定制干预措施。

（2）综合性

采取多维度、全方位的健康干预，包括生活方式管理、药物治疗、心理支持等多种手段，全面提升患者的健康水平。

（3）预防为主

重点强调早期干预和预防措施，通过科学的健康监测和管理，防止疾病的发生和进展，降低疾病的发病率和死亡率。

（4）全程性

从预防、诊断、治疗到康复的全过程管理，做到全程监护，确保患者的健康管理工作得到全面覆盖，做到及时、全面、系统地管理。

2. 危险因素管理

针对高危人群的分类，来确定不同的管理目标和管理需求，不同的高危人群健康风险因素不同，需根据高危人群的风险因素特征进行管理。

（1）疾病相关风险因素

针对心血管疾病高危人群需进行血压管理，包括监测血压、定期复查，根据血压水平制订降压治疗方案，包括药物治疗和非药物治疗（如控制饮食、适度运动）。对于患有高血脂的危险人群需进行血脂管理，包括监测血脂水平，通过饮食调整、运动锻炼、药物治疗等控制血脂异常，预防动脉粥样硬化等并发症。针对癌症高危人群应进行筛查与早期诊断，根据不同癌症类型的筛查指南，定期进行相关筛查检查，如乳腺 X 线摄影、宫颈抹片检查、结肠镜检查等。糖尿病高危人群重点关注血糖危险因素，如定期检测血糖水平，建立个体化的血糖监测方案，根据检测结果调整饮食、药物和运动方案。制订合理的饮食计划，控制碳水化合物摄入，保持适当的体重。

（2）生活方式风险因子

针对吸烟者高危人群进行戒烟干预，如提供戒烟支持和咨询服务，包括药物辅助疗法、心理咨询、戒烟社群等。针对过量饮酒的健康危险人群可进行饮酒管理，如开展健康教育活动，提高人们对酒精对健康的危害的认识，鼓励戒酒或限制饮酒量，为酒精依赖或滥用者提供戒酒干预服务，包括药物治疗、心理辅导和康复计划，建立戒酒者支持小组或社区，提供互助支持和康复资源。对于有不良生活方式的危险人群，提供生活方式干预，如指导患者控制体重、限制钠盐摄入、增加运动、戒烟限酒等，有效控制慢病的风险因素。

（3）生理状态或年龄风险因素

对于老年人高危人群，可定期进行全面的健康评估，包括体格检查、生化指标检测、认知功能评估等。在营养保健方面，制订合理的饮食计划，增加蛋白质和钙质摄入，适度补充维生素和矿物质。

（4）遗传和家族史风险因素

对于遗传性疾病高危人群，提供遗传咨询服务，对患者的遗传风险进行评估和分析，指导其进行遗传风险因素防控。

（5）环境暴露的风险因素

对于职业暴露人群，应定时对工作场所进行环境监测，及时发现并消除职业危害因素，降低职业病的发生率。工作单位应为职业暴露人群提供必要的个体防护装备和培训，加强职业健康知识的普及和宣传。

3. 行为与生活方式管理

高危人群的行为与生活方式管理是健康管理中至关重要的一环，因为高危人群具有高危因素，如存在慢性疾病、遗传疾病等健康风险，而改变不良的生活方式和行为习惯可以显著降低这些风险，提高生活质量。高危人群的行为与生活方式管理策略包括以下内容：

（1）个性化健康评估

针对高危人群的特点，进行个性化健康评估，了解其生活方式和行为习惯，及时发现不良习惯和健康风险。

（2）健康教育与指导

通过健康教育和指导，向高危人群传授健康知识和生活方式改善的技能，提高其自我管理能力。例如，针对吸烟、过量饮酒、不良饮食等不健康行为，进行针对性地宣传教育，引导他们改变不良习惯。

（3）制订个性化的健康管理计划

根据高危人群的健康状况和需求，制订个性化的健康管理计划，包括生活方式改善目标、行动计划和评估指标等，确保健康管理计划的针对性和有效性。

（4）生活方式干预

通过生活方式干预，帮助高危人群建立健康的生活方式，包括合理饮食、适量运动、戒烟限酒、保持良好的睡眠质量等。例如，针对长时间静坐人群的管理方法有：提倡每天进行适量的体育锻炼，如散步、慢跑、游泳等，减少长时间静坐带来的危害；提醒长时间静坐者定时起身活动，每隔一段时间进行一次简短的伸展运动或站立；在工作场所设置站立办公桌或提供站立工作站，鼓励员工在工作中经常站立工作。膳食不平衡的管理方式包括营养宣教，提供膳食营养知识和食物搭配建议，指导人们合理搭配食物，摄入足够的营养素；对个体的饮食习惯进行评估，改善不平衡的膳食结构和不良的饮食习惯；为高风险人群制订个性化的膳食计划，包括合理的热量摄入、均衡的三餐、多样化的食物选择等。针对不同的高危人群类型进行个性化生活方式干预，如针对患有高血压的人群，推广低盐低脂饮食，提倡适量运动，控制体重等。

（5）心理支持与行为干预

针对高危人群的心理压力和焦虑情绪，开展心理支持和行为干预，帮助其建立积极的心态和应对压力的能力，促进其生活方式的改善和健康行为的形成。

（6）定期跟踪和评估

建立定期跟踪和评估机制，监测高危人群的健康状况和生活方式改善情况，及时调整管理计划，确保管理效果的持续性和稳定性。

针对慢性病的高危人群的健康管理主要是生活方式管理，生活方式管理是指让个体或群体树立健康生活的理念，采用有利于健康的生活行为方式，通过健康促进技术，如行为纠正和健康教育，来保护人们远离不良行为，减少健康风险因素对健康的损害，预防疾病，改善健康的卫生保健及管理的活动。对于高危人群要重点强调行为生活方式对人们的健康影响的重要性。膳食、烟、酒、精神压力等是我国目前进行生活方式管理的重点。生活方式管理是健康管理策略的基础，在实施健康管理的策略时，生活方式管理常与其他管理策略联合应用。例如，生活方式管理可以纳入疾病管理项目中，用于减少疾病的发生率或降低疾病的损害，也可以用于需求管理项目中，帮助人们更好地选择食物，提醒人们进行预防性的医学检查等。在生命的各个阶段，都应该采纳和保持良好的生活方式，这不仅可以提高其他管理策略的效率，而且可以节约更多的成本，获得更多的直接效益和边际效益。

4. 需求管理

高危人群需求管理是针对那些由于特定健康风险因素而面临较高健康风险的个体或群体的管理方法。这些人群可能包括老年人、患有慢性疾病或遗传疾病的个体、残疾人士、孕妇、婴儿等。高危人群需求管理的主要目标是通过提供定制化的健康管理服务，减少其疾病风险，提高生活质量，并最大限度地利用医疗资源，具体内容包括：

（1）健康需求评估

首先，需要对高危人群的健康需求进行全面的评估，包括身体健康状况、潜在疾病风险、生活方式等方面。这种评估需要综合考虑个体的医疗历史、遗传因素，以及当前的生活环境等因素。

（2）个性化健康管理计划

基于健康需求评估的结果，制订个性化的健康管理计划。这个计划应该包括针对特定疾病风险的预防措施、健康监测方案、药物管理计划、营养指导和运动计划等。

（3）健康教育和自我管理技能培训

通过健康教育活动和培训课程，增强高危人群的健康意识和自我管理技能。这包括对慢性疾病的认知、药物使用指导、饮食和运动建议等。

（4）医疗资源指导和协调

提供关于医疗资源的指导，帮助高危人群选择合适的医疗机构和医生，协调医疗服务，包括预约医生、安排检查、获取药物等。

（5）智慧就医和自助决策支持

强调个体主动参与医疗决策的重要性，提供自助决策支持工具和信息，帮助个体在就医过程中做出理性的决策，选择适当的医疗服务和治疗方案。

（6）定期监测和追踪

对高危人群的健康状况进行定期监测和追踪，及时发现健康问题并采取措施加以管理。这可以通过电话随访、家庭访问、健康应用程序等方式实现。

（7）心理和社会支持

提供心理和社会支持，帮助高危人群应对疾病带来的心理和社会困扰。这可能包括心理咨询、支持小组、社区服务等。

通过以上综合的健康需求管理措施，可以帮助高危人群更好地管理他们的健康需求，提高生活质量，并最大限度地利用医疗服务。

第三节　亚健康的健康管理

　　世界卫生组织于 1990 年对健康做出新的定义：一个人在躯体健康、心理健康、社会适应良好和道德健康 4 方面皆健全才算健康。根据这一定义，人群中真正健康（第一状态）和患病者（第二状态）数量不足 1/3，有 2/3 以上的人群处在健康和患病之间的过渡状态，世界卫生组织称其为"第三状态"，国内称之为亚健康状态，也称灰色状态。亚健康是人们在身心情感方面处于健康和疾病之间的健康低质量状态及体验。亚健康状态是不断变化发展的，它既可以向健康状态转化，也可以向疾病状态转化。因此，对亚健康状态评估是健康管理的重要组成部分。

一、亚健康状态概述

　　1. 定义

　　20 世纪 80 年代，苏联布赫曼教授通过研究发现，除健康和疾病状态之外，人体还存在着一种非健康非患病的中间状态，称之为"第三状态"，国内称之为亚健康状态。所谓亚健康状态，是指人的身心处于疾病与健康之间的状态，是机体虽无明确的疾病，但在躯体上、心理上和人际交往上出现种种不适应的感觉和症状，从而呈现出活力、反应能力和对外界适应能力降低的一种状态。这种状态多由人体生理机能或代谢机能低下所致，虽然尚未达到疾病水平，但已严重影响人的工作效率和生活质量。

　　2. 特点

　　亚健康是一种临界状态，处于亚健康状态的人，虽然没有明确的疾病，但出现精神活力和适应能力的下降，如果这种状态不能得到及时地纠正，非常容易引起身心疾病。国内已有关于大学生、高校教师、机关干部、军人等特定人群进行了亚健康状态的小样本研究，结果显示，不同人群亚健康状态的发生因素、临床表现等是有所不同的。一般来说，亚健康状态具备以下几个特点：

　　（1）亚健康状态缺乏明确诊断为"某病"的理化依据，没达到疾病的诊断标准，实际上是机体生理活动规律失常的综合性表现。

　　（2）亚健康状态是一种还达不到器质性改变的功能性变化，是人体身心整体调整异常的早期反映。

　　（3）亚健康状态有四大要素：①排除疾病原因的疲劳和虚弱状态；②介于健康与疾病之间的中间状态或疾病前状态；③在生理、心理、社会适应能力和道德上的欠完美状态；④与年龄不相称的组织结构和生理功能的衰退状态。

　　3. 亚健康的类型

　　（1）按健康新概念分类

　　以世界卫生组织四位一体的健康新概念为依据，亚健康可划分为躯体亚健康、心理亚健康、社会适应性亚健康和道德方面的亚健康。

1）躯体亚健康

躯体亚健康包括疲劳亚健康、睡眠失调亚健康。疲劳亚健康指持续 3 个月以上的疲乏无力为主要表现，并排除一切可能导致疲劳的疾病；睡眠失调亚健康指持续 3 个月以上的失眠（入睡困难、多梦、易惊醒）、嗜睡或不解乏的睡眠等，排除各种可能导致睡眠紊乱的疾病。躯体亚健康主要表现为躯体的慢性疲劳，如经常感到乏力、困倦、肌体酸痛、咽喉痛、低热、眼睛易疲劳、无缘由的头晕、头痛、耳鸣、目眩、颈肩僵硬。此外，常出现易感冒、易出汗、易便秘、易晕车、胸闷心悸、性功能低下等身体明显不快感。

2）心理亚健康

心理亚健康包括焦虑性亚健康、抑郁性亚健康、恐惧或嫉妒性亚健康、记忆力下降性亚健康。最常见的是焦虑、失眠，主要表现为担心、恐慌。其次是精神不振、记忆力减退、注意力不集中、健忘、反应迟钝、想象力贫乏、情绪易激动、过于在乎别人对自己的评价等。

3）社会适应性亚健康

包括青少年社会交往亚健康、成年人社会交往亚健康、老年人社会交往亚健康。主要表现为人际关系的淡化，对人对事的态度冷淡、冷漠，常有无助、无望、空虚、自卑、压抑、苦闷、孤僻、猜疑、自闭等情况。突出表现为对工作、生活、学习等环境难以适应，对人际关系难以协调，即角色错位和不适应是社会适应性亚健康的集中表现。

4）道德方面的亚健康

主要表现为世界观、人生观和价值观上存在着明显的损人害己的偏差。

（2）按亚健康概念的构成要素分类

1）身心上有不适感觉，但又难以确诊的"不定陈述综合征"；

2）某些疾病的临床前期表现（疾病前状态）；

3）一时难以明确其病理意义的"不明原因综合征"，如更年期综合征、神经衰弱综合征、疲劳综合征等；

4）某些病原携带状态，如乙肝病原携带者、结核菌携带者、某些病毒携带者等；

5）某些临床检查的高、低限值状态，如血脂、血压、心率等偏高状态和血钙、血钾、铁等偏低状态等；

6）高致病危险因子状态，如超重、吸烟、过度紧张、血脂异常、血糖及血压偏高等。

（3）按身体的组织结构和系统器官分类

可分为神经精神系统、心血管系统、消化系统、骨关节系统、泌尿生殖系统、呼吸系统、特殊感官等亚健康状态。

二、亚健康状态的危险因素

（一）生活方式因素

1. 不良饮食习惯

（1）高脂高糖饮食：高脂高糖饮食会导致肥胖、高血脂、动脉粥样硬化等疾病，并增加患心血管疾病的风险。这种饮食习惯还会导致胰岛素抵抗，增加糖尿病的发生率。

（2）营养不均衡：维生素和矿物质的缺乏，如缺乏维生素D、钙、铁等，会影响骨骼健康和免疫功能，增加疲劳感和感染风险。

2. 缺乏运动

（1）久坐不动：久坐行为与代谢综合征、心血管疾病、某些癌症和全因死亡率的增加有关。久坐会降低代谢率，导致肥胖和相关疾病。

（2）运动不足：定期运动不足会导致肌肉质量和力量的下降，影响心肺功能和代谢功能。

3. 不良生活习惯

（1）吸烟：吸烟是导致心血管疾病、慢性阻塞性肺疾病、肺癌等多种疾病的重要危险因素。吸烟还会加速身体的老化进程，影响整体健康状态。

（2）酗酒：过量饮酒会损害肝脏、心脏、脑部等器官功能，并增加患高血压、肝硬化和某些癌症的风险。

（3）不规律作息：长期熬夜和睡眠不足会影响免疫功能，增加代谢紊乱和心血管疾病的风险，并导致心理健康问题。

（二）心理社会因素

1. 心理压力

（1）工作压力：高强度的工作压力会导致焦虑、抑郁、职业倦怠等心理问题，并增加患心血管疾病的风险。持续的高压力状态会引发慢性应激反应，损害健康。

（2）生活压力：家庭矛盾、经济压力、重大生活事件等都会对心理健康产生负面影响，增加亚健康状态的发生率。

2. 社会支持不足

（1）缺乏社会支持：社会支持对心理和生理健康有重要影响，缺乏社会支持会增加孤独感和心理压力，导致抑郁和焦虑。

（2）社会环境：不良的社会环境，如暴力、犯罪、高竞争等，会对个体的心理健康产生负面影响。

（三）环境因素

1. 生物环境

（1）微生物暴露：长期暴露于病原微生物（如病毒、细菌、真菌等）环境中，会引发慢性疾病和免疫系统的改变，影响整体健康。

（2）生态系统失衡：生态系统的破坏和生物多样性的减少，会增加传染病的传播风险。

2. 物理环境

（1）污染：空气污染、水污染、噪声污染等会对呼吸系统、心血管系统等造成影响，增加患慢性病的风险。

（2）工作环境：高温、噪声、辐射等不良的工作环境会增加职业病和亚健康状态的风险。

3. 社会环境

（1）居住条件：拥挤、不安全的居住环境会增加压力和心理健康问题的风险。

（2）社会经济地位：低社会经济地位与健康不平等相关，会影响健康资源的获取和健康行为的养成。

4. 化学环境

（1）化学物质暴露：长期接触有害化学物质，如农药、工业化学品等，会对身体健康产生不良影响，增加患癌症和其他慢性病的风险。

（2）重金属污染：如铅、汞等重金属的暴露会对神经系统、肾脏等造成损害。

（四）生物因素

1. 遗传因素

（1）家族病史：某些疾病具有遗传倾向，如心脏病、糖尿病、癌症等。有家族病史的人群更易受到这些疾病的影响。

（2）遗传易感性：特定基因突变可能增加患某些疾病的风险，如 BRCA1 和 BRCA2 基因突变与乳腺癌风险增加相关。

2. 免疫功能

（1）免疫系统紊乱：免疫功能异常或紊乱，如自身免疫性疾病、免疫缺陷等，会增加感染、患慢性病和癌症的风险。

（2）慢性炎症：长期的慢性炎症状态与多种慢性病的发生有关，如动脉粥样硬化、糖尿病、癌症等。

3. 内分泌失调

（1）激素水平异常：如甲状腺功能减退、糖皮质激素过多等内分泌失调，会影响代谢和免疫功能，增加亚健康状态的风险。

（2）代谢紊乱：代谢综合征、胰岛素抵抗等代谢问题，会增加患心血管疾病和糖尿病的风险。

（五）社会经济因素

1. 经济状况

（1）贫困：经济条件差的人群由于营养不良、缺乏医疗资源等，容易处于亚健康状态。贫困还会增加心理压力，影响整体健康。社会经济不平等会导致健康资源分配不均，影响部分人群的健康状况。

（2）教育水平：教育水平低的人群可能缺乏健康知识，健康素养程度低，不能正确理解和应用健康信息，导致亚健康状态。

2. 医疗卫生因素

（1）医疗资源、医疗服务可及性不足：缺乏医疗服务和健康管理的可及性，会影响个体的健康维护，增加亚健康状态的风险。

（2）健康管理缺乏：缺乏系统的健康管理和预防措施，会导致亚健康状态难以改善。

三、亚健康状态评估

1. 症状标准检测法

亚健康状态是机体在无器质性病变情况的一些功能性改变。因其主诉症状多种多样且不固定，故又称为"不定陈述综合征"。据此，美国疾病控制中心制定了亚健康症状评估标准，其内容包括以下 3 个方面：

（1）持续或反复出现的原因不明的严重疲劳，病史不少于 6 个月，且目前患者职业能力、接受教育能力、个人生活及社会活动能力较患病前明显下降，休息后不能缓解。

（2）同时至少具备下列 8 项中的 4 项：①记忆力或注意力下降；②咽痛；③颈部僵直或腋窝淋巴结肿大；④肌肉疼痛；⑤多发性关节痛；⑥反复头痛；⑦睡眠质量不佳，醒后不轻松；⑧劳累后肌痛。

（3）排除下述的慢性疲劳：①原发病原因可以解释的慢性疲劳；②临床诊断明确，但在现有的医学条件下治疗困难的一些疾病持续存在而引起的慢性疲劳。该诊断是一个排除诊断，应在确信排除了其他疾病的基础上进行，不能以病史、体格检查或实验室检查作为特异性诊断依据。

2. 综合量化检测

亚健康者以个人感受为主，体检无阳性体征，各种实验室检查多为正常、正常高值或临界状态，因此，诊断上有一定的难度，需要进行综合量化分析评估。对其检查可分为一级检查和二级检查。一级检查即一般的体格检查，如果没有明显的症状，一级检查不能查出病因时，可用二级检查，如运动试验、24 小时动态血压检测、脑电图、标准量表的心理状态测试。还可采用微观手段进行个体化体检，如机体免疫细胞功能检测、血液超高倍形态检查、与疾病相关的 DNA 和基因 PCR 检查等，发现人体微小的生理改变。如果各项检查结果基本为正常、正常高值或临界状态，起病呈急性或亚急性，任何一种临床症状持续 6 个月以上而又难以确诊为某一疾病时，应诊断为亚健康。在明确亚健康诊断前，一定要排除器质性疾病。

3. 心理功能衰退指数（MDI）健康评估法

很多学者用世界流行的 MDI 健康评估法对亚健康状态进行定量研究。根据被测者的实际检测状况逐项打分（采取百分制，满分为 100 分），对应于世界卫生组织（WHO）

的健康定义，进行综合评价。其标准是 85 分以上为健康状态，70 分以下为疾病状态，70 ~ 85 分为亚健康状态。MDI 所依据的提示包括依次排列的对心脑血管疾病监测及中风预报、恶性肿瘤征象提示、脏器病变提示、血液及过敏性疾病提示、体内污染测定、内分泌系统检查、肢体损害探测、服药效果探测等躯体性指标，以及几年来增加的心理和社交障碍指标。

4. 量表及问卷评估法

亚健康状态人群表现出的症状以自觉不适为主，包括躯体症状和心理症状。而人的精神、心理、情志等活动状态可以通过量表进行评估。因此将量表评估法引入到亚健康领域，把自觉症状按照一定规则进行量化测量，并从得到的数据来判断严重程度，能够相对客观地反映主观感觉性指标，很大程度上加强了对亚健康状态的评估效果，有效地判断和测量亚健康状态。量表评估是目前亚健康状态评估中最常用的方法，并在大规模亚健康调查中取得了良好效果。

（1）康奈尔医学指数（Cornell Medical Index，CMI）

CMI 是美国康奈尔大学 H.G. Wolff 和 R. Brodman 等编制的自填式健康问卷。美国常用的筛查界值男性总分为 30 分，M-R 分（从 M 项至 R 项的条目分，总分 51 分）15 分；女性总分 40 分，M-R 分 20 分。达到此标准的为正常人群中筛查到的躯体和心理障碍者，即亚健康者。

（2）亚健康评定量表（Sub-health Measurement Scale，SHMS）

SHMS 是基于我国文化背景下，由 30 位相关学科专家经过 3 轮专家咨询、论证，筛选出的一系列亚健康评价指标所组成的体系。包括 3 个二阶维度、9 个一阶维度，共 39 个条目。涉及生理、心理和社会健康三方面，其计分是采用 Likert 五等级评分方法（正向评分 20 个，反向评分 19 个，4 个总体评价条目不计入维度计算），正向评分与原始分相同，为 1 ~ 5 分；反向评分等于 6 减原始评分。

（3）其他量表

也有学者分别采用症状自评量表（SCL-90）、心理社会应激评定量表（Psychosocial Stress Assessment Scale，PSAS）等、艾森克人格问卷（EPQ）、焦虑自评量表（SAS）和抑郁自评量表（SDS）等进行亚健康评价。

5. 中医评估法

中医科学院编制的"亚健康状态中医证候调查问卷"就是以中医基础理论为指导，应用量表制作的基本技术，结合文献研究和专家咨询等方法，以亚健康状态相关的生理、心理、个人体质、生活环境等因素为依据，编制设计的亚健康人群中医证候调查问卷。该问卷结构分为 6 个部分，问卷条目共计 124 条。能够在一定程度上对人群的健康状态做出判断，揭示人群中医证候的分布规律，为亚健康状态中医证候的研究提供了方法和应用工具。其他的中医评估法还包括中医四诊模拟检测、观指甲测亚健康、观舌测亚健康、观面测亚健康等。

6. 理化检测评估法

（1）免疫信息检测

通过各种免疫检测技术，可测得血液、组织和生物体内与免疫有关的极其微量的物质，为诊断亚健康提供科学证据。

（2）量子检测技术

量子检测技术是一种利用量子物理学原理的检测方法。它通过量子传感器和相关设备，对被测物质的量子特性进行分析，从而获取其物理、化学、生物等多方面的信息。在健康管理和亚健康检测中，量子检测技术主要用于检测微量元素，如利用量子传感器可以准确检测人体内微量元素的含量，帮助评估营养状态和健康风险。它也可通过分析人体组织和血液中的量子特性，及早发现某些疾病的风险，如癌症、心血管疾病等。利用量子检测技术可以检测血液和组织中的极微量免疫物质，为免疫系统状态的评估和亚健康诊断提供依据。例如，热断层扫描成像系统（TTM）就是利用了红外线热辐射接收器来采集接收人体组织细胞在产生热量时所形成的热辐射，针对检查部位，将正常与异常组织细胞在代谢过程中所产生不同的热辐射图像进行采集、分析、判断，从而可能尽早预测疾病的发生。

（3）体质体能检测

其包括体质成分检测和运动心肺功能及平衡能力测试。

四、亚健康人群健康管理

1. 健康信息收集与档案建立

完善详细的个人健康档案，包括基本信息、家族病史、生活习惯等。基本信息包括姓名、年龄、性别、职业等；家族病史指了解家族中是否有慢性病史，以及可能存在的遗传风险；生活习惯信息包括饮食、运动、睡眠、吸烟、饮酒等。

2. 健康状况评估

进行全面的健康状况评估包括身体检查、生理指标测定（如血压、血糖、血脂等）、心理健康评估等（见前文所述）。

3. 亚健康人群生活方式健康管理

（1）饮食管理

制订个性化饮食计划：根据个体的身体状况、健康目标，制订合适的饮食计划。强调食物种类的多样性，确保包含足够的膳食纤维、维生素和矿物质。注意营养均衡、热量控制，强调膳食的均衡，包括控制蛋白质、碳水化合物、脂肪的摄入，控制总热量摄入，避免过量摄入高糖、高脂肪食物。

（2）运动管理

制订合理的运动计划：根据个体的健康状况、年龄和体能水平，制订适当的运动计划。强调有氧运动和力量训练的结合，提高心肺健康和肌肉强度。逐步增加运动强度和时长，避免过度运动引起损伤，提供渐进性的运动建议，以促进身体不断适应。

（3）作息规律

保证充足的睡眠时间，可提出改善睡眠质量的建议，如保持规律的作息时间和创造良好的睡眠环境。制订规律的作息时间表，帮助个体保持规律的作息时间，包括固定的就寝和起床时间。避免夜间过度使用电子设备，以减少蓝光对睡眠的影响。考虑个体的生物钟差异，制订适应性的作息安排。

（4）健康习惯的培养

1）培养健康的生活习惯

鼓励个体养成良好的生活习惯，如定期锻炼、保持规律作息等。强调健康习惯的长期性和持续性对亚健康的积极影响。

2）制定个体化的健康目标

与个体合作制定可量化的健康目标，激发个体积极性。定期检查和调整目标，以保持个体动力和目标的可持续性。制订个性化的饮食计划，确保营养均衡，减少高糖、高脂食物的摄入。制订适量的运动计划，鼓励适度的有氧运动，如散步、游泳、骑自行车等。提倡规律作息，确保充足的睡眠时间。

4. 心理健康管理

进行心理健康评估，了解个体的压力水平、情绪状态等。提供心理支持和咨询，教授应对压力的方法，如冥想、深呼吸等。鼓励参与愉悦的活动，提高生活质量。

5. 定期健康检查

制订定期的健康检查计划，包括血常规、尿常规、肝功能、肾功能检查等项目。根据检查结果调整个体化的健康管理方案。

6. 健康教育

提供相关健康知识，帮助个体更好地理解自己的健康状况。鼓励其参加健康教育课程，提高自我健康管理的能力。

7. 定期跟踪和调整

设定定期随访计划，了解个体的健康状况和生活方式的变化。根据随访结果，调整健康管理方案，确保其持续有效。

8. 社交支持

鼓励个体建立健康的社交关系，促进互助和支持。提供社交活动建议，帮助个体更好地融入社会。

第四节　一般人群健康管理

一般人群通常指没有已知特定健康问题、特定疾病或处于高风险状态的普通民众，其健康管理的重点是预防疾病、健康促进和增强健康意识。

一、健康状况评估

（一）健康信息收集

1. 个体基本信息

包括个人身份、年龄、性别、职业等基本信息的收集。了解个体生活的环境，包括居住地、工作场所等。

2. 过往病史

收集个体过去患过的疾病、手术史和医疗治疗历史。了解慢性病史，如高血压、糖尿病等。

3. 家族病史

详细了解个体亲属中是否有遗传性疾病或慢性病史。根据家族病史对个体健康的影响进行评估。

（二）生理指标评估

1. 血压测量

定期检测血压水平，评估心血管健康。解读血压数据，判断是否存在高血压风险。

2. 血糖测量

定期检测血糖水平，评估糖尿病风险。分析血糖数据，制定相应的管理措施。

3. 血脂测定

测量胆固醇、甘油三酯等血脂水平，评估心血管疾病风险。根据血脂水平进行生活方式和饮食管理建议。

（三）心理健康评估

1. 压力水平评估

了解个体面临的生活压力和工作压力，使用合适的压力评估工具，如生活事件量表。

2. 焦虑与抑郁评估

利用心理评估工具评估个体的焦虑和抑郁水平，提供心理健康干预建议，如心理支持和咨询。

（四）行为和生活方式评估

1. 饮食调查

收集个体的饮食习惯，评估膳食结构的合理性，提供饮食改善建议，促进营养均衡。

2. 运动习惯调查

了解个体的运动习惯和身体活动水平，制订合理的运动计划，提高身体活动水平。

3. 吸烟和饮酒等生活行为方式调查

详细调查个体吸烟和饮酒习惯，提供戒烟和戒酒的支持和建议。

（五）环境与社会心理评估

1. 居住环境评估

评估个体的居住环境，包括空气质量、噪声等，提供改善居住环境的建议。

2. 社会支持与人际关系评估

调查个体社交网络和人际关系的状况，强调社会支持对健康的积极影响。

二、行为与生活方式风险分析与管理

1. 饮食与营养风险

分析不健康饮食对慢性病发生的影响，如高血压、糖尿病等，提供个性化的饮食建议，包括膳食多样性、适量控制等。

2. 运动不足的风险

例如，分析久坐不动对心血管健康和肌肉骨骼系统的不利影响，制订适合个体的运动计划，促进身体活动。

3. 吸烟与饮酒的危害

阐述吸烟和过度饮酒对呼吸系统、心血管系统和肝脏的危害，提供戒烟和戒酒的支持和方法。

4. 环境与职业风险

分析居住环境的空气污染状况，探讨居住环境中可能存在的空气污染对健康的潜在影响。提供改善室内空气质量的建议，如通风和空气净化。对于职业环境与职业病方面，分析不同职业对职工健康的特殊风险，如化学品暴露、噪声等，提供职业病防护措施和职业健康管理建议。

三、健康管理内容

1. 行为与生活方式管理

（1）饮食管理

制订个性化的饮食计划，根据营养需求和健康目标，强调食物多样性、适量摄入和控制高糖、高脂食物。

（2）运动管理

制订适合个体的运动计划，结合有氧运动和力量训练，鼓励个体每周至少进行150分钟的中等强度有氧运动。

（3）戒烟和戒酒计划

提供戒烟和戒酒的支持和计划。制订逐步减少烟酒量的策略，强调戒烟戒酒的益处。

（4）环境与职业健康管理

改善居住环境，提供改善室内空气质量的建议，如通风和植物净化。提供减少室内空气污染源的方法。

（5）职业健康维护

提供职业病防护建议，如佩戴防护设备，强调定期职业健康检查的重要性。

2. 心理社会健康管理

（1）压力管理

提供缓解生活压力的方法，如放松技巧和冥想。鼓励个体寻求社会支持和建立健康的人际关系。

（2）心理健康教育

提供关于心理健康的基本知识，强调心理健康的重要性，推动心理健康教育的普及和认知。

（3）社会健康公平地促进

提出促进社会健康公平的措施，提供社会参与和健康平等的具体建议。

四、健康监测与评估

1. 定期生理检查

鼓励个体进行定期的生理指标检测，如血压、血糖等，分析检查结果，调整健康管理计划。

2. 生活方式和行为评估

定期评估个体的生活方式和行为，调整管理策略，提供定期健康评估的工具和方法。

3. 全人群健康教育和健康促进活动

开展全人群健康宣教活动，增强健康意识，制订健康教育计划，包括讲座、工作坊等形式。

参考文献

［1］许亮文，关向东. 健康服务与管理技能 [M]. 第 1 版. 北京：人民卫生出版社，2020.

［2］郑国华，钱芝网. 健康状况与风险评估 [M]. 第 1 版. 北京：科学技术文献出版社，2022.

［3］陈君石，黄建始. 健康管理师 [M]. 第 1 版. 北京：中国协和医科大学出版社，2007.

［4］邵同先，李昊. 健康管理学 [M]. 第 1 版. 郑州：郑州大学出版社，2021.

［5］ALBERTI K G, ZIMMET P, SHAW J. The metabolic syndrome：a new worldwide definition[J]. The lancet, 2018, 366（9491）：1059-1062.

［6］ARNETT D K, BLUMENTHAL R S, ALBERT M A, et al. 2019 ACC/AHA guideline on the primary prevention of cardiovascular disease[J]. Circulation，2019，140（11）：e596-e646.

［7］CHAPLIN D D. Overview of the immune response[J]. Journal of allergy and clinical immunology，2019，125（2）：S3-S23.

［8］EKELUND U，TARP J，FAGERLAND M W，et al. Joint associations of accelerometer measured physical activity and sedentary time with all-cause mortality：a harmonised meta-analysis in more than 44 000 middle-aged and older individuals[J]. British journal of sports medicine，2019，53（14）：896-903.

［9］EVANS G W，KIM P. Childhood poverty，chronic stress，self-regulation，and coping[J]. Child development perspectives，2018，7（1）：43-48.

第八章 健康管理人员的知识、能力结构和素质要求

健康管理人员是指从事对个人或人群健康和疾病的监测、分析、评估，以及健康咨询、指导和健康危险因素干预等工作的专业人员，是健康服务领域中不可缺少的角色。不同于其他健康服务人员，健康管理人员是营养师、心理咨询师、健康教育者、医学信息管理人员的综合体，需要具备综合的知识、能力和素质。

第一节 健康管理人员的知识要求

一、医学基础知识

1. 基础医学知识

健康管理人员需要熟悉基础医学知识，包括人体正常结构学、生理学、病理学、遗传学、免疫学等，如掌握基本的人体解剖学知识，包括细胞结构、组织类型、器官功能及它们之间的相互关系，了解人体各系统的解剖结构有助于理解生理和病理过程，为制订个性化的健康管理计划提供依据。熟悉人体的各大系统（如消化系统、循环系统、呼吸系统、神经系统等）的基本功能和工作原理，了解人体在不同生理状态下的反应和调节机制。熟悉常见疾病的病理变化，以便在健康管理中识别潜在的健康风险，及时采取干预措施。

2. 临床医学知识

健康管理人员需要熟悉临床医学基本知识，认识现代医学主要诊断方法与技术，熟悉病史采集、体格检查的内容，掌握常见体检指标的正常参考值范围，掌握常见慢性病主要临床表现和诊疗基本知识，熟悉慢性病的类型、危害、相关危险因素、病因及预防。熟悉循证医学的基本概念和核心方法，以便选择最佳证据制订健康管理方案。

3. 预防医学知识

健康管理人员应树立预防为主的思想，需要掌握医学统计学、流行病学、环境卫生科学、社会和行为科学及卫生管理学的理论和方法。熟悉预防医学基础知识、初级卫生保健知识，明确健康决定因素，理解三级预防策略。了解临床预防服务，熟悉社区公共卫生服务，了解职业病的管理。熟悉流行病学常见的方法和原理，运用流行病学方法收集健康信息、健康危险因素，实施健康干预策略和开展效果评估。掌握医学统计学基

本理论和基本方法，以及对健康状况及未来患病或死亡的风险定量评估方法。

4.中医学理论

健康管理人员应熟悉中医基本概念和基本理论，掌握中医养生学基本知识，包括中医健康状态信息采集与管理、健康状态辨识与评估、健康养生知识等。

二、健康管理基本知识

1.健康管理概论

熟悉健康管理的基本概念与组成，明确健康管理服务的内容，掌握健康管理基本策略与措施，了解健康管理在中国的行业发展情况，了解健康管理在中国的应用前景。

2.健康风险评估

掌握健康风险评估的分类，熟悉健康风险评估的理论，熟悉健康风险评估的应用，明确常用健康风险评估方法，识别环境危险因素、行为危险因素，并能进行生活质量评估。

3.社区健康档案管理

熟悉建立社区健康档案基本流程，熟悉社区健康档案的基本内容和使用方式，掌握社区健康档案使用功能，进行生活方式管理、健康需求管理、疾病管理及其他健康问题管理。主要内容包括：个人健康档案管理、家庭健康档案管理及评估、社区健康档案管理、社区孕产期保健管理、社区0～6岁儿童健康管理、社区预防接种服务、社区高血压综合管理、社区糖尿病综合管理、社区妇女病普查等。

4.健康指导与干预

熟悉健康教育与健康促进的基本理论与应用，熟悉健康传播的基本理论与方法、健康传播的种类及传播材料制作，掌握常用的健康干预技术知识。

5.营养与健康

掌握营养与健康的基本理论，熟悉营养素的概念和分类、各类营养对人体健康的作用、平衡膳食的指导方法、特殊人群膳食指南、保健食品和功能食品的安全使用、食品安全中食源性疾病的类型、食物中毒的分类及特点，以及膳食计划。

6.运动与健康

熟悉运动与健康的关系，熟悉身体活动的分类、运动强度衡量指标、个体身体活动的指导原则、身体活动中的反应、身体活动后的恢复、身体活动避免损伤的方法、特殊人群（儿童、青少年、成年人、孕妇、慢性病患者）的运动处方及注意事项。

7.心理与健康

熟悉心理健康的基本知识、心理发展与心理健康的基本概念，掌握心理应激的类型、常见的心理评估方法和常用的心理咨询技术，熟悉患病/健康心理问题，常见的心理问题的成因及对策，掌握人际交往和沟通技巧。

8.社区健康服务与管理

熟悉社区健康调查与组织实施方法，掌握家庭医学基础知识，熟悉社区健康素养与健康教育基本理论。了解社区常见健康危险因素监测与管理知识、社区高血压监测与管理知识、血脂的检测与管理知识、体重的监测与管理知识、社区常见慢性病人群的运动监测与管理知识、社区紧急医疗救助与就医指导知识、老年人群健康管理基础知识。

9. 健康保障与保险相关知识

了解中国社会医疗保险与商业健康保险的现状和原理，熟悉中国社会医疗保险与商业健康保险的技术和应用，掌握个人理财知识与健康理财计划。熟悉各类健康保险，主要包括医疗保险、疾病保险、护理保险、失能收入损失保险和医疗意外保险等。熟悉健康保险的原理定义及分类、健康保险的风险特点及风险控制原理、健康保险的需求及供给、国内外健康保险发展概况和影响因素、健康管理在健康保险中的应用，以及健康保险的发展前景等。

三、管理学基础知识

1. 管理学原理

熟悉现代管理学的基本原理、管理理念、管理角色、管理决策、组织环境和管理伦理、现代管理学的主要理论和流派的观点、管理学的工作内容与工作方法的空间体系框架。

2. 管理沟通

熟悉管理沟通的基础知识、影响管理沟通的主要因素、有效管理沟通的策略、管理沟通相关理论的演变和发展、组织沟通的含义、纵向沟通与横向沟通，以及组织中的沟通网络。认识反馈在有效倾听中的作用，明确非语言沟通与语言沟通的关系，增强非语言沟通的意识。

四、其他学科知识

1. 医学信息学基础

熟悉计算机和互联网基本知识、信息系统理论和实践概论、计算机和信息技术在健康管理中的应用。熟悉健康大数据的发掘、处理、建模和解释的基本原理和方法，大数据分析在医疗卫生和健康管理等领域的实际案例。熟悉健康信息的来源、健康信息的收集原则、建立信息数据库的方法、健康信息的更新与整理、个体和群体层面的健康信息利用、电子病历与电子健康档案的应用、居民健康档案的建档意义和要求、健康档案的类型、家庭健康档案和社区健康档案的内容、健康档案管理的基本原则。

2. 健康营销学

熟悉健康服务的概念、健康服务市场的特点，以及健康服务产品的特点和服务体系。熟悉健康服务消费者的购买行为及信息管理。熟悉健康管理服务的营销过程，主要包括：确定目标客户、分析评价需求、选择和利用资源、确定产品价值、促进客户购买、通过实施服务过程实现客户健康价值。分析健康管理人群消费行为，制订适宜的健康服务营销组合，设计和营销相关健康产品。

3. 医学伦理学

熟悉医学伦理学的基本原则、规范与范畴，区分道德、法律、伦理三者的关系。熟悉医学伦理学中的基本理论：生命价值论、人道主义论、美德论、功利论、道义论。熟悉生命伦理、医学工作中的伦理道德等知识。

4. 健康相关法律法规知识

熟悉健康管理相关的法律法规，包括但不限于《中华人民共和国劳动合同法》《中华人民共和国消费者权益保护法》《中华人民共和国执业医师法》《中华人民共和国食品安全法》等。了解上述法律法规的立法宗旨、适用范围、合同的订立履行变更终止等程序、消费者和经营者的权利与义务，对执业医师的执业资格、食品安全各环节的监督检查等。

第二节　健康管理人员的能力结构

一、健康管理人员的专业技能要求

健康管理人员是从事个体和群体在运动、营养和心理等方面健康的检测、分析、评估，以及健康咨询、指导和危险因素干预等工作的专业人员。因此，需要具备健康监测、健康风险评估与分析、健康指导、健康干预等技能。

1. 健康监测能力

健康管理过程中，对客户的健康指标和健康信息需要随时或定期监测，健康监测包括以下几个阶段。①健康需求分析：能够与个人或群体负责人沟通，明确健康需求。②信息收集：能够设计健康调查表或选用适宜的健康调查表，填写健康信息记录表，进行体格测量，识别不合逻辑的健康信息记录，使用常用健康信息记录表收集信息。③信息管理：能够录入信息，进行数据整理、分类和汇总，能够传递和接收健康信息，能够检索、查询、更新和调用信息，并保存健康信息。能够利用信息工具建立健康档案。④信息分析与利用：能够分析动态信息资料，以及撰写信息分析报告。⑤监测方案制订与实施：能够设计健康和疾病史采集方案、设计体检方案、制订动态健康指标监测方案、制订方案实施时间表、组织和实施监测方案，以及评估监测方案，并对方案的实施进行质量控制。

2. 健康风险评估和分析能力

包括风险识别、风险评估和风险分析 3 个阶段。①风险识别：能够识别相关健康危险因素，选择健康风险评价指标。②风险评估：能够使用选定的健康风险评估工具进行健康风险识别。③风险分析：能够评估个人所处的危险水平，根据识别的健康风险结果做出初步判断，撰写健康趋势分析报告。

3. 健康指导能力

包括健康咨询和健康教育。①健康咨询：能够采用电话、邮件或面对面交谈等方法进行随访，进行个性化健康咨询和指导。②健康教育：能够制订健康教育计划，进行个性化的健康教育，并按照不同需求对人群进行健康教育。

4. 健康危险因素干预能力

包括制订干预计划、实施干预计划并监控、进行干预效果评估。①制订干预计划：能够进行人群的健康需求评估，确定优先干预的健康问题和行为因素，确定干预的短期目标和长期目标。根据健康危险因素制订阶段性的健康干预计划，根据个人或人群的重点危险因素选择适当的干预手段、场所和干预策略。②实施干预计划并监控：能够依据制订的干预短期目标和长期目标，分阶段实施健康干预计划；能够制订实施时间表；对方案实施过程进行监控，实施方案过程中发现偏离目标后立即进行纠正。③进行干预效果评估：能够评估健康干预的过程、效应和结果。

二、健康管理人员的通用技能要求

1. 终身学习和自主学习能力

随着健康服务领域不断发展，新的知识和技能不断涌现，健康管理人员要保持对新知识的好奇心和学习的热情，通过参加培训、研讨会、学术会议等方式，跟踪领域最新进展，不断提升自己的专业素养。在未来发展中，个体是否具有竞争力和巨大潜力，从根本上讲，都取决于其是否具有终身学习的能力。而终身学习一般不在学校里进行，更多依靠自主学习。终身学习和自主学习能力成为健康管理人员必备的基本素质。

2. 创新能力

创新是指以现有的思维模式提出有别于常规或常人思路的见解为导向，利用现有的知识和物质，在特定的环境中，本着理想化需要或为满足社会需求，而改进或创造新的事物（包括产品、方法、元素、路径、环境），并能获得一定有益效果的行为。在健康管理工作中，面对各种具体化的服务场景，需要在服务规范、指南或标准基础上创新，提出针对性、个体化的解决方案，需要健康管理人员具有创新意识、培养创新能力。

3. 信息管理能力

信息管理是人类为了有效地开发和利用信息资源，以现代信息技术为手段，对信息资源进行计划、组织、领导和控制的社会活动。简单地说，信息管理就是人对信息资源和信息活动的管理。健康管理过程中，需要收集客户的健康相关信息，需要对客户的健康档案进行分析和管理，对管理过程中产生的健康相关数据进行分析，要求健康管理人员具有健康大数据分析能力。只有做到及时、准确的健康信息管理，才能更好地提供健康管理服务。

4. 组织和管理能力

组织管理能力是健康管理人员在健康管理过程中需要具备的工作能力，健康管理人员需要组织规划和管理项目，为客户提供全面的健康管理服务。比如，对社区群体开展健康促进项目活动，需要制定组织架构，对活动做好组织规划，对项目的进度进行管理等。

5. 团队协作能力

健康服务与管理需要跨学科的合作，要学会与不同领域的人合作，如医生、护士、社工、行政人员等。要具备良好的沟通技巧和团队协作能力，以便有效地与他人合作，提供高质量的健康服务。

第三节　健康管理人员的职业素质

健康管理人员是负责为个体或群体提供全面、专业的健康管理服务的职业人员，除了应具备专业知识和技能外，还需要具备一定的职业素养。

一、健康管理人员的职业道德

我国健康管理师职业标准中明确规定了健康管理人员需具备的职业道德标准。健康管理人员的服务对象是个人或团体客户，服务的内容是健康相关服务，因此，在从业过程中要严格执行健康服务业人员基本的职业道德。

（1）健康管理人员要尊重服务对象，不得在性别、年龄、职业、民族、国籍、宗教信仰、价值观等方面歧视个体或群体。

（2）健康管理人员要遵循以人为本、以健康为中心的原则，以生活方式疾病为管理重点，加强对慢性非传染性疾病的预防与控制。

（3）服务对象应该平等享有健康保健服务，平等使用卫生资源。健康管理的最终目标是提高全民健康水平，健康管理人员服务的对象不应只是"高端"人群。

（4）健康管理人员在对个体或群体进行健康管理工作时，应与个体或群体对工作的重点进行讨论并达成一致意见，必要时（如采用某些干预措施时）应与个体或群体签订书面协议。

（5）公开收费标准，让服务对象心中有数，在知情、同意的基础上接受方便、经济、综合、有效的健康管理服务。让健康管理"花钱少，获益大"。

（6）健康管理人员应始终严格遵守保密原则，具体措施如下：

①有责任向个人或群体说明健康管理工作的相关保密原则，以及应用这一原则时的限度。凡是不利于其身心健康的或有可能对其产生不良影响的事情，都应保守秘密。

②在健康管理工作中，一旦发现个人或群体有危害自身或他人的情况，必须采取必要的措施，防止意外事件发生（必要时应通知有关部门或家属），应将有关保密信息的暴露程度限制在最低范围之内。

③健康管理工作中的有关信息，包括个案记录、检查资料、信件、录音、录像和其他资料，均属专业信息，应在严格保密的情况下进行保存，不得泄露。正确对待性传播疾病等涉及个人性道德、性行为方面隐私的患者。

④健康管理人员只有在个体同意的情况下才能对工作或危险因素干预过程进行录音、录像。在因专业需要进行案例讨论，或者采用案例进行教学、科研、写作等工作时，应隐去可能会据此辨认出个体的有关信息。

二、健康管理人员的人文素养

（1）个人形象与礼仪

工作期间，必须按规定统一岗位着装，禁止外着休闲或花色艳装上岗。衣帽整洁简约，佩戴工作标志，注意工作场所的仪容仪表。举止稳重、端庄、得体，具备良好的心态、体态、形态。

（2）接待礼仪

在服务客户过程中，应该注意电话礼仪，要文明用语、态度和谐、言简意赅。接待到访客户时，要姿势端正、和蔼自然、语言亲切、举止文雅大方、微笑服务；客户有疑问时，应该耐心细致解释。接待老年客户时，应该注意到老年人视、听、嗅、触觉功能的减退，可能造成不同程度的交流障碍，要尽量耐心、通过多种交流方式交流。

（3）丰富的社会知识

科学合理地增加人文科学知识的学习，如参加伦理学、社会学、心理学、人际学等相关内容的课程讲座，通过多层次、多角度、多形式了解人文知识，提升人文素养，丰富知识内涵，开拓人文视野，在服务中融入对客户更多的人文关怀，以人为本。

参考文献

[1]郭清.健康服务与管理导论[M].北京：人民卫生出版社，2020.

[2]马兴铭，李玲.健康服务与管理导论[M].成都：西南交通大学出版社，2021.

[3]沙莎，叶培结，万弋琳.健康服务与管理导论[M].北京：北京师范大学出版社，2019.

[4]姚峥嵘.健康服务与管理专业导论[M].南京：东南大学出版社，2021.

第九章　健康管理与健康产业

健康产业是以满足人们对健康的需求为目的的生产活动集合，是一个涵盖多个领域的综合性产业，其核心在于提供与健康有直接或间接联系的产品及服务，以维护人们的身心健康。健康产业既包括诸如医疗服务、健康管理、养老服务等健康服务业，又包括生物医药研发生产、医疗器械装备制造等健康制造业，还包括中草药材种植等健康农业，涵盖了三大产业。健康管理是一种以促进个体和人群健康为目的，开展健康监测、健康评估、健康干预与指导、健康教育等的综合性管理活动，是健康产业中健康服务业的重要领域之一。

第一节　健康产业概述

一、健康产业的概念、内涵及相关概念

（一）健康产业的概念

据《健康产业统计分类（2019）》对健康产业的界定，健康产业是指"以医疗卫生和生物技术、生命科学为基础，以维护、改善和促进人民群众健康为目的，为社会公众提供与健康直接或密切相关的产品（货物和服务）的生产活动集合"。按照《国民经济行业分类》（GB/T 4754—2017）标准，健康产业范围包括 13 个大类。健康产业涉及领域多，产业边界较为模糊，因此尚未对其有明确统一的定义，出现了"健康产业""大健康产业"等混用的情形。

广义的健康产业即大健康产业，涵盖了健康相关的产业体系，包括三大产业（第一产业、第二产业、第三产业）的很多产业活动，是具有跨行业、跨领域属性的新兴产业集群，除大众熟知的健康服务业（医疗服务、健康管理与促进服务、健康保险金融服务等）之外，还包括健康农业生产、医药与医疗仪器设备制造等。狭义的健康产业主要是指医疗性和非医疗性健康服务，如医疗产业、医药产业及健康管理服务等。

国际上对健康产业概念与范围的阐述，是伴随健康概念的演变、医学模式的转变等而变化的。范月蕾等（2017）认为，国际上关于健康产业定义的主流观点来源于美国经济学家保罗·皮尔兹在《新保健革命》（2005）一书中提出的"保健产业"概念。为区别于旨在向患病人群提供产品和服务的传统医疗卫生业，保罗·皮尔兹将保

健产业定义为事前向健康人群提供旨在维护健康的产品与服务相关的产业。张毓辉等（2017）梳理健康产业概念界定，概括为以下几种。一是目前国际上常用的狭义健康产业（Healthcare Industry）概念，是指经济体系中向患者提供预防、治疗、康复等服务的部门的总和，对应于我国的医疗卫生服务业。二是健康保健产业。例如，美国经济学家保罗·皮尔泽在《财富第五波》中所指针对非患病人群提供保健产品和服务活动的经济领域，其外延不包括医疗卫生服务活动。三是综合上述两种范围的广义健康产业，是指所有投资于改善、增进人群身体健康的相关产业，包括保健产业和医疗产业。可见，国际上对健康产业概念的界定也存在广义与狭义之分，狭义上包含面向患者或非患者的健康产品与服务供给，广义上包含面向全人群的健康产品与服务供给，其中，健康服务业是核心。

从产业体系角度看，健康产业横跨三大产业，将与健康密切相关的健康服务业、健康产品相关制造产业涵盖在内，同时还涉及种植、养殖等中医药材相关的农业相关领域。目前，国内还没有较为清晰、公认的健康产业口径与范围。在三大产业中，健康服务业是直接面向健康需求提供服务的产业，也是健康产业发展的原动力所在。《国务院关于促进健康服务业发展的若干意见》对健康服务业进行了界定，指出健康服务业以维护和促进人民群众身心健康为目标，主要包括医疗服务、健康管理与促进、健康保险及相关服务，覆盖面广，产业链长。

（二）健康产业的内涵与外延

从产业的服务对象上看，健康产业源于社会对健康需要的满足，健康需求来源于全人群，既包括常见的疾病人群，又包括健康人群、亚健康人群。针对疾病人群的健康需求，其主要体现在以疾病治疗为主要目的的相关产品和服务对应产业上，即传统的医药产业和医疗产业。例如，医疗机构为病人提供的诊断、治疗等服务，生物医药产业以药品、医疗器械为主的医疗产品研发、生产和销售等。针对健康人群、亚健康人群的健康需求，其主要体现在健康状态维护、亚健康状态改变等相关的产品和服务对应产业上，如健康管理、中医养生、休闲健身等。

从产业内容上看，健康产业的内容主要包括健康产品的研发制造和应用、健康服务两部分。例如，在健康产品研发、制造、应用等方面，其包括药品、保健品、中药材、医疗器械、医用材料、化妆品、食品饮品、设备等的研发制造和应用；在健康服务供给上，常见的有医疗服务、健康管理、休闲健身、营养保健、康复护理、健康咨询服务等领域的服务。此外，近年来在大健康产业概念兴起的环境下，健康科技与信息服务，提供心理健康、社会适应良好和道德健康的支撑产品和服务，包括健康地产、文化、旅游、休闲等各方面，也属于产业范畴，如图9-1所示。

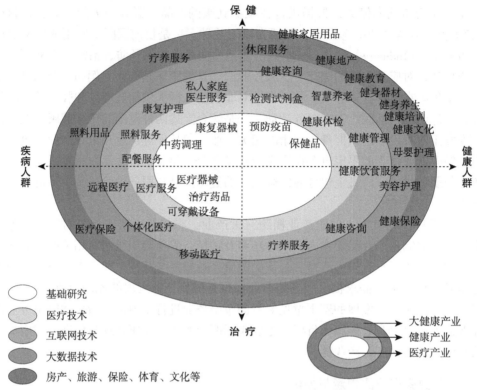

图 9-1　大健康产业涉足的主要领域

［资料来源：范月蕾，毛开云，陈大明，等.我国大健康产业的发展现状及推进建议 [J].竞争情报，2017，13（3）：4-12］

（三）健康产业的相关概念

健康产业易与健康事业、健康服务业、医疗卫生服务业等相关概念混淆。

1. 健康事业

健康事业主要从政府角度阐述健康发展问题，通常指政府提供的健康公共物品、健康公共服务的范畴，是服务于国民基本医疗健康的公共事业。健康产业则从市场学角度发展，是对健康需求、满足健康需求的产品与服务供给等市场供需关系及相关活动的总称。两者的侧重点不同，但同时又有紧密联系，共同组成了国家的健康保障体系。

2. 健康服务业

2014 年 4 月，国家统计局发布《健康服务业分类（试行）》，将健康服务业定义为"以维护和促进人类身心健康为目标的各种服务活动"，并以《国民经济行业分类》（GB/T 4754—2017）标准为基础，将健康服务业划分为医疗卫生服务、健康管理与促进服务、健康保险和保障服务，以及其他与健康相关的服务。

健康服务业是按照产业体系对健康产业分类之后对应于服务业的称谓，因此，健康服务业是健康产业的组成部分。若按照服务性质粗分，健康服务业可以分为医疗卫生服务业和健康相关服务业两大类，其中，医疗卫生服务业重点针对疾病人群提供诊断、治疗等医疗服务；健康相关服务业则重点针对非疾病人群提供健康管理与促进服务、健康保险和保障服务、体育健身服务、营养及体育运动咨询服务，以及其他相关服务，如医学研发、知识产权服务、健康相关知识和技能教育培训服务、健康出版服务等。

3. 医疗卫生服务业

医疗卫生服务业是健康服务业的重要组成部分，重点为疾病人群提供医疗诊断、治疗等医学相关服务。基于医疗卫生知识和技术，医疗卫生服务以维护与促进身体健康或预防健康状况恶化为主要目的。张毓辉等（2017）将常见的医疗卫生服务类别梳理并举例如下：

（1）治疗服务。包括以减轻疾病或损伤症状、减轻疾病或损伤的严重性，或者阻止威胁生命或正常功能的疾病或损伤恶化和并发症发生为首要目标的服务。

（2）康复服务。是为伤残人士或可能伤残的人士提供服务的整体性战略，旨在实现和维持其最佳的功能、适宜的生活质量，使其更好地融入社区和社会。

（3）长期护理（卫生）服务。包括一系列旨在减轻需要长期照护的患者的疼痛和苦楚、减少健康状况恶化的医疗和个人服务。

（4）辅助性服务。指的是服务于疾病的治疗和预防的辅助性服务。

（5）药品、医疗用品零售。主要指通过零售渠道购买的药品或医疗用品。

（6）预防服务。包括基于健康促进和健康管理策略，通过控制某些中间决定因素提高人们健康水平的过程。

（7）卫生行政和筹资管理。此类服务包括指导和支持卫生系统功能，维持和增加卫生系统效率，提高卫生系统公平性的服务活动。

二、健康产业分类

健康产业涉及医疗卫生服务、生物医药产品、保健用品、营养食品、医疗器械、休闲健身、健康管理、健康咨询、医疗旅游等多个与人类健康紧密相关的生产和服务领域。对健康产业的分类较多，常见的方法有：

一是按三次产业的标准划分，其分为第一产业中的种植业、第二产业中的制造业与第三产业中的服务业。其中健康种植业包括动植物中药材种植、养殖和采集；健康制造业包括药品、保健品、医疗器械、健康食品等；健康服务业是指医疗服务、健康管理、休闲健身、健康咨询等。

二是按健康状态改变的过程从健康产业链的角度划分，将健康产业划分为事前、事中和事后产业，认为健康产业是一条包含事前预防疾病、维持健康、促进健康，事中疾病诊断治疗、健康修复，事后健康护理与康复等内容的完整产业链。

三是从健康产业发展的不同目的出发，其分为以预防疾病、维持健康为目标，以治疗疾病、恢复健康为目标，以实现更高层次的健康促进为目标，以促进健康的公平性和可及性为目标，以促进健康产业发展为目标5个方面。

三、健康产业特点

（一）高技术性

高技术性表现在多个方面，例如，生物医药产品、高端医疗服务等均是依托信息技术、生命科学、材料科学等发展起来的最新技术，属于典型的技术密集领域，医学技术水平往往代表了世界最先进的生产力水平。新质生产力推动健康产业发展在生物医药、医学装备、医学影像诊断等众多领域都有显著体现。

（二）高产业融合性

健康产业涉及的众多领域都处于产业链的顶层。例如，高端医疗装备制造相关的制造业，融合了先进制造业与现代服务业；健康服务业作为处于产业价值链高端的服务业，位于服务业金字塔的顶层，融合了信息服务、高端医疗、健康金融等产业。

（三）高效益性

健康产业面向全人群，面向"生、老、病、死"的全生命周期过程，为人们提供预防、诊断、治疗、康复、保健等产品与技术手段，不仅直接关系到人民健康水平，还关系到社会稳定与经济发展。健康产业具有高效益性，不仅具有促进经济发展的经济功能，还具有促进人民健康水平的社会效益。

（四）市场环境特殊性

健康产业的产品市场受到人群疾病谱、文化与生活习惯、医疗卫生制度的影响，市场环境变化对产业发展影响较大。例如，医药产品属于被动消费，由人群的疾病或不良健康状况决定；健康管理往往由消费者主动选择；保健品消费则介于被动与主动选择之间。

第二节　健康制造业与健康服务业

为加快推动健康产业发展，科学界定健康产业的统计范围，准确反映健康产业发展状况，依据《"健康中国2030"规划纲要》等有关健康产业发展要求，以《国民经济行业分类》（GB/T 4754—2017）为基础，国家统计局制定了《健康产业统计分类（2019）》，该分类将健康产业范围确定为医疗卫生服务，健康事务、健康环境管理与科研技术服务，健康人才教育与健康知识普及，健康促进服务，健康保障与金融服务，智慧健康技术服务，药品及其他健康产品流通服务，其他与健康相关服务，医药制造，医疗仪器设备及器械制造，健康用品、器材与智能设备制造，医疗卫生机构设施建设，中药材种植、养殖和采集等 13 个大类。这 13 个大类中，健康制造业和健康服务业是核心组成部分，其中健康制造业包括 3 个大类，相应的 25 个中类、26 个小类，健康服务业包括 8 个大类，以及相应的 28 个中类、61 个小类。

一、健康制造业的范围

健康制造业包括医药制造，医疗仪器设备及器械制造，健康用品、器材与智能设备制造 3 个大类。

1. 医药制造

医药制造包括 8 个中类，分别是化学药品原料药制造、化学药品制剂制造、中药饮片加工、中成药生产、生物药品制品制造、卫生材料及医药用品制造、药用辅料及包装材料制造和制药设备制造。

（1）化学药品原料药制造指供进一步加工化学药品制剂所需的原料药生产活动。

（2）化学药品制剂制造指直接用于人体疾病防治、诊断的化学药品制剂的制造。

（3）中药饮片加工指对采集的天然或人工种植、养殖的动物、植物和矿物的药材部位进行加工、炮制，使其符合中药处方调剂或中成药生产使用的活动。

（4）中成药生产指以中药材为原料，在中医药理论指导下，为了预防及治疗疾病的需要，按规定的处方和制剂工艺将其加工制成一定剂型的中药制品的生产活动。

（5）生物药品制品制造指利用生物技术生产生物化学药品、基因工程药物和疫苗制剂的生产活动。

（6）卫生材料及医药用品制造指卫生材料、外科敷料及其他内、外科用医药制品的制造。

（7）药用辅料及包装材料制造指药品用辅料和包装材料等制造。

（8）制药设备制造指口腔清洁用品、化学原料和药剂、中药饮片及中成药专用生产设备制造。

2. 医疗仪器设备及器械制造

医疗仪器设备及器械制造包括 8 个中类，分别是医疗诊断、监护及治疗设备制造，口腔科用设备及器具制造，医疗实验室及医用消毒设备和器具制造，医疗、外科用器械制造，机械治疗及病房护理设备制造，康复辅具制造，眼镜制造，以及其他医疗设备及器械制造。

（1）医疗诊断、监护及治疗设备制造指用于内科、外科、眼科、妇产科、中医等医疗专用诊断、监护、治疗等方面的设备制造。

（2）口腔科用设备及器具制造指用于口腔治疗、修补设备及器械的制造。

（3）医疗实验室及医用消毒设备和器具制造指医疗实验室或医疗用消毒、灭菌设备及器具的制造。

（4）医疗、外科用器械制造指各种手术室、急救室、诊疗室等医疗专用手术器械、医疗诊断用品和医疗用具的制造，不包括兽医用手术器材、医疗诊断用品和医疗用具的制造。

（5）机械治疗及病房护理设备制造指各种治疗设备、病房护理及康复专用设备的制造。

（6）康复辅具制造指假肢、矫形器、轮椅和助行器、助听器和人工耳蜗等产品和零部件的制造，以及智能仿生假肢、远程康复系统、虚拟现实康复训练设备等其他康复类产品的制造。

（7）眼镜制造指以促进健康为目的的眼镜成镜、眼镜框架和零配件、眼镜镜片、角膜接触镜（隐形眼镜）及护理产品的制造。

（8）其他医疗设备及器械制造指外科、牙科等医疗专用家具器械的制造，以及其他未列明的医疗设备及器械的制造，不包括兽医用家具器械的制造。

3. 健康用品、器材与智能设备制造

健康用品、器材与智能设备制造包括9个中类，分别是营养、保健品和医学护肤品制造，健身用品与器材制造，家用美容、保健护理电器具制造，医用橡胶制品制造，医疗卫生用玻璃仪器制造，口腔清洁用品制造，医学生产用信息化学品制造，环境处理专用药剂材料和设备制造，以及健康智能设备制造。

（1）营养、保健品和医学护肤品制造指营养品、保健品的制造及医学护肤品的制造。

（2）健身用品与器材制造指包括以健身为目的的球类、专项运动器材及配件、健身器材、运动防护用具及其他体育用品制造，武术、散打器械和用品制造，运动枪械及其用弹制造，不包括竞技体育部分。

（3）家用美容、保健护理电器具制造指养生桑拿蒸汽机、养生美体美容仪、养生理疗枕、养生塑身机、养生制氧机、运动恢复用电动按摩器等家用美容、保健护理电器具的制造。

（4）医用橡胶制品制造指医用橡胶制品的制造活动，包括医用橡胶手套、医疗用橡胶制衣用品、输血胶管、插管及类似医疗用胶管、洗肠用灌肠器及胶球、冰袋、氧气袋及类似医疗用袋等的制造。

（5）医疗卫生用玻璃仪器制造指医疗卫生用各种玻璃仪器和玻璃器皿以及玻璃管的制造。

（6）口腔清洁用品制造指用于口腔或牙齿清洁卫生制品的生产活动。

（7）医学生产用信息化学品制造指医学和其他生产用感光材料、冲洗套药等化学制剂制造。

（8）环境处理专用药剂材料和设备制造指对水污染、空气污染、固体废物、土壤污染等污染物处理所专用的化学药剂及材料的制造，净水设备系统和空气净化器制造。

（9）健康智能设备制造指由用户穿戴和控制，并且自然、持续地运行和交互的具有健康监测、评估等健康功能和目的的个人移动计算设备产品，和从事医疗或辅助医疗工作的医疗机器人或其他智能养生医疗设备的制造。

二、健康服务业的范围

健康服务业包括医疗卫生服务，健康事务、健康环境管理与科研技术服务，健康人才教育与健康知识普及，健康促进服务，健康保障与金融服务，智慧健康技术服务，药品及其他健康产品流通服务和其他与健康相关服务8个大类。

1. 医疗卫生服务

医疗卫生服务包括4个中类，分别是治疗服务，康复、护理服务，独立医疗辅助性服务，公共卫生服务。

（1）治疗服务指以减轻疾病或损伤的症状和严重程度，阻止威胁生命或正常功能为首要目标的门诊、住院等治疗服务。

（2）康复、护理服务指为伤残人士或可能伤残人士提供的以达到、恢复或维持最佳的身体、感官、智力、心理和社会功能水平的康复服务，以及为需长期照护患者提供的以减轻疼痛、减少健康状况恶化的专业化护理服务。

（3）独立医疗辅助性服务指由独立设置机构提供的检测和诊断相关的服务，包括独立的医学实验室、病理诊断中心、医学影像诊断中心、血液透析中心及安宁疗护中心提供的服务，以及患者转运服务等。

（4）公共卫生服务指以防止和减少损伤、疾病及其后遗症和并发症的数量或严重程度，提高人们健康水平为目的的预防保健、健康咨询和家庭医生等服务及重大传染病防控、出入境健康体检和预防接种服务、国际旅行健康咨询服务、卫生处理服务。

2. 健康事务、健康环境管理与科研技术服务

健康事务、健康环境管理与科研技术服务包括3个中类，分别是政府、社会组织和园区健康管理服务，健康环境管理服务，健康科学研究和技术服务。

（1）政府、社会组织和园区健康管理服务包括3个小类，分别是政府健康事务管理服务、社会组织健康服务和健康产业园区管理服务。

（2）健康环境管理服务包括3个小类，分别是健康环境保护与污染治理活动、健康环境监测评估和检查、健康环境公共设施管理。

（3）健康科学研究和技术服务包括3个小类，分别是医学研发服务、科技推广和应用服务、健康产品质检技术服务。

3. 健康人才教育与健康知识普及

健康人才教育与健康知识普及包括2个中类，分别是健康人才教育培训、健康知识普及。

（1）健康人才教育培训包括2个小类，分别是医学教育和健康职业技能培训。

（2）健康知识普及包括7个小类，分别是新闻广播电视健康知识普及、互联网健康知识普及、出版物健康知识普及、会展健康知识普及、学校健康知识普及、健康内容制作服务和其他健康知识普及。

4. 健康促进服务

健康促进服务包括5个中类，分别是体育运动服务、健康旅游服务、养生保健服

务、母婴健康照料服务、健康养老与长期养护服务。

（1）体育运动服务包括5个小类，分别是体育服务、群众体育活动、其他体育健身休闲活动、体育健康服务和体育运动培训。

（2）健康旅游服务指依托旅游资源、休闲疗养机构等，面向游客开展的健康和旅游融合服务，包括以体育运动为目的的旅游景区服务及露营地等管理服务，为社会各界提供健康疗养或医疗旅游的旅行社及相关服务，如向顾客提供咨询、旅游计划和建议、日程安排等服务，不包括以医疗机构、康复护理机构、疗养院为主要载体开展的医疗康复服务部分。

（3）养生保健服务指以保养、调养、颐养生命为目的的保健服务和休闲养生活动，包括保健减肥服务、保健按摩服务、足疗服务、汗蒸服务、其他健康保健服务。

（4）母婴健康照料服务指主要面向孕产妇、新生儿等的相关健康照料服务，包括月子服务中心等。

（5）健康养老与长期养护服务指各级政府、企业和社会力量兴办的主要面向老年人、残疾人及疾病终末期患者提供的以健康为目的的长期照料、养护、关爱等服务。

5. 健康保障与金融服务

健康保障与金融服务包括3个中类，分别是健康保险服务、健康保障服务、健康基金和投资管理服务。

（1）健康保险服务包括商业健康保险服务和其他健康保险服务。商业健康保险服务指以健康原因导致损失为给付保险金条件的人身保险，包括疾病保险、医疗保险、失能收入损失保险和护理保险，以及具有医疗费用补偿责任的意外伤害保险。其他健康保险服务指健康保险中介服务、健康保险监管服务及健康保障委托管理服务等与健康相关或密切相关的保险活动。

（2）健康保障服务指基本医疗保障服务、城乡居民大病保险服务、补充医疗保障服务、工伤和生育保险服务等，不包括法治保障服务。

（3）健康基金和投资管理服务指为各健康活动提供支持的健康基金（含健康产业投资基金）管理服务、健康投资与资产管理、产权交易服务。

6. 智慧健康技术服务

智慧健康技术服务包括4个中类，分别是互联网＋健康服务平台、健康大数据与云计算服务、物联网健康技术服务、其他智慧健康技术服务。

（1）互联网＋健康服务平台指专门为居民健康生活服务提供第三方服务平台的互联网活动，包括互联网健康服务和产品销售平台、互联网健康旅游出行服务平台等；不包括互联网法律咨询平台服务。

（2）健康大数据与云计算服务指健康数据处理与存储、大数据处理、云存储、云计算、云加工等服务。

（3）物联网健康技术服务指面向健康行业所开展的物联网咨询、设计、建设、维护、管理等服务。

（4）其他智慧健康技术服务指其他与健康相关的应用软件开发与经营，基础环境、网络、软硬件等运行维护，健康信息技术咨询等服务。

7. 药品及其他健康产品流通服务

药品及其他健康产品流通服务包括 4 个中类，分别是药品及其他健康产品批发，药品及其他健康产品零售，健康设备和用品租赁服务，药品及其他健康产品仓储、配送。

（1）药品及其他健康产品批发包括 8 个小类，分别是西药批发、中药批发、医疗用品及器材批发、营养和保健品批发、医学护肤品批发、健康出版物批发、其他健康产品批发和药品及其他健康产品互联网批发。

（2）药品及其他健康产品零售包括 9 个小类，分别是西药零售、中药零售、医疗用品及器材零售、营养和保健品零售、医学护肤品零售、健康出版物零售、其他健康产品零售、药品及其他健康产品综合零售和药品及其他健康产品互联网零售。

（3）健康设备和用品租赁服务指医疗设备、休闲娱乐用品设备、体育健身设备及器材（不包括竞技体育部分）租赁和出租服务活动。

（4）药品及其他健康产品仓储、配送指药品、医疗用品及器材、营养和保健品、医学护肤品、健身产品（不包括竞技体育部分）等健康相关产品的仓储和配送服务活动。

8. 其他与健康相关服务

其他与健康相关服务包括 3 个中类，分别是健康法律服务、医疗仪器设备及器械专业修理服务、其他未列明与健康相关服务。

（1）健康法律服务指在医疗卫生、食品、药品、环境、体育等健康领域的法律服务，包括律师及相关法律服务、互联网法律咨询平台服务等。

（2）医疗仪器设备及器械专业修理服务指对医疗仪器设备及器械的专业修理服务。

（3）其他未列明与健康相关服务指为各健康活动提供支持的市场调查、健康产品和服务策划、制作的有偿宣传活动，健康工程管理与勘察设计服务，医疗卫生机构等健康场所、用品、器具及设备的清洁服务，健康投资咨询服务。

三、健康服务业的三大支柱

国务院发布的《国务院关于促进健康服务业发展的若干意见》（国发 40 号文）从官方层面界定了健康服务业的基本概念及范畴，指出健康服务业主要包括医疗服务、健康管理与促进、健康保险及相关服务。这也清晰地界定了健康服务业的行业内涵，即医疗服务、健康管理与促进、健康保险是健康服务业的核心内容，也是其三大行业支柱，而其他相关服务则是健康服务业的重要支撑。

1. 医疗服务

医疗服务是健康服务业最为核心的内容，主要包括医院提供的各类医疗服务，基层医疗卫生机构提供的社区卫生服务、门诊服务，专业公共卫生机构提供的疾病预防、专业疾病防治及其他专业公共卫生服务等。现阶段，医疗服务主要由政府主导的各类医疗机构提供，在健康服务业中占据绝对比重。

2. 健康管理与促进

健康管理与促进包含的服务内容庞杂，既包括各类社会组织提供的健康护理、精神康复、健康保健等服务，也包括体育健身服务、各类健康咨询与教育服务，还包括各类健康科学研究与技术服务、健康出版服务、政府与社会组织健康服务等。这些服务与医疗服务形成有效的相互支撑，共同促进健康。

3. 健康保险

健康保险是医疗与健康服务购买的重要支付手段，既包括商业健康保险在内的各类保险服务，也包括以疾病支付为基础的基本医疗保障服务。在我国的健康服务业中，政府主导的社会健康保险即基本医疗保险占据主导地位，商业健康保险的发展尚处于初步阶段。我国商业健康保险并没有充分发挥市场主导作用，目前仍以传统商业医疗保险为主要形式。

第三节　健康管理服务

一、健康管理服务概念

健康管理是对个体或群体的健康进行全面监测、分析和评估，提供健康咨询和指导，并对健康危险因素进行干预、管理的全过程，其核心是对健康危险因素的管理。健康管理是一个健康服务概念，也是一个从理念、技术到产业创新的三维复合概念，刘艳飞等（2016）对其做了较为全面的诠释，包括：

（1）理念层面

健康管理源于对健康的理解、对维护健康的模式认识的反思，本质上是一个关于如何认识健康、维持人类健康的生活理念。从中国古代中医治未病的思想，到工业化社会环境产生污染、健康状况下降时利用药物和手术治疗的健康干预，再到从"以疾病治疗为基础"的现代医学模式转变为"以健康为中心"的现代健康管理理念，都是理念层面对健康管理及其发展的诠释。

从理念层面看，对健康与健康管理的认知决定了人类对待健康的行为。例如，①健康不是生活的目的，而是生活的资源。对个人的健康资源进行科学管理，可以最大限度地发挥健康资源作用；②健康管理不是"病中干预"，而是对"病前预防、病中治疗、病后康复"生活方式的全面管理；③健康管理不是疾病治疗，而是遏制医疗费用、提升健康水平、提高医疗服务体验三重目标的统一。

（2）技术层面

利用技术手段实现健康管理理念，是达到健康维护目标的重要策略。因此，健康管理又具有技术层面的内涵，表现为健康管理以相应技术为手段，具有一定的工具性内涵。例如，①利用制度工具帮助实现健康资源管控目标。医保机构、医疗机构、患者和其他利益相关方之间形成的一系列用于控制医疗费用、提高医疗服务质量的契约安排和管理手段。②利用管理方法和工具实现对健康状态的管理。健康管理是不断运行的循环，即对健康危险因素的检查监测（发现健康问题）→评价（认识健康问题）→干预（解决健康问题）→再监测→再评价→再干预的往复循环。其中，核心技术是健康风险评估、疾病预测。对服务对象按照健康风险等级进行分层管理，提供差异化的健康服务策略。

由此可见，健康管理就是用科学手段对人类健康实施科学管理，包括健康信息管理、健康评价和健康改善，也包括对应的付费机制，以及在这个过程中所采取的各种工具、技术、措施和制度安排总体。

（3）业态创新

健康管理服务以满足人们健康需求为导向，当健康管理与科技、服务手段相结合，并与消费者健康相关现实需求和潜在需求有机对接，创新健康服务业新业态，形成服务供给产业链条时，将释放出巨大的经济能量。健康管理服务的产业化过程，既是为社会创造新价值的过程，又是形成新市场、新业态的创新过程。

因此，基于全程干预的健康理念，围绕健康管理手段与生物医学技术、信息化管理技术、大数据利用等的应用创新，在个性化健康检测评估、咨询服务、调理康复、保障促进、健康保险等领域实现的商业模式、业态创新统称为健康管理服务业。

二、健康管理服务与医疗服务的联系与区别

健康管理服务、医疗服务都是健康服务业的重要组成部分。医疗服务致力于治疗已经存在的疾病，传统医学属于这个范畴，也称为医疗产业。健康管理服务则是主动维持健康的方法，即提高生活质量，改善健康状况，使人处于越来越好的最佳健康水平。对于健康管理服务业和医疗服务业，刘艳飞等（2016）认为两者在服务对象、需求和供给等方面存在诸多区别，如表9-1所示。

表9-1 健康管理服务业与医疗服务业的区别

比较对象		医疗服务业	健康管理服务业
服务对象	服务群体	病人，已经生病	健康和亚健康等全部人群
	服务客体	以疾病为中心	以病人健康连续体为中心； 不包括具体诊疗过程
需求特征	服务需求	不规则，不确定； 高风险；被动消费	有路可循，可复制，可重复使用； 效果不确定：主动消费
	服务期望	对医生道德约束更严格，存在集体导向	没有道德要求的集体导向 公共健康管理是一种价值品

比较对象		医疗服务业	健康管理服务业
需求特征	价格弹性	刚性需求； 缺乏价格弹性	非刚性需求； 需求具有价格弹性
	收入弹性	刚性需求 缺乏收入弹性	非刚性需求； 需求具有收入弹性
供给特征	不完全性	发病、治疗效果不确定； 信息不对称	保健预防效果不确定：健康信息监测降低信息不完全性
	供给条件	受执业许可行业准入限制	受职业许可行业准入限制

资料来源：刘艳飞.健康管理：概念、产业边界及发展动力 [J].中国卫生事业管理，2016（9）：644-647.

（1）服务对象区别

医疗服务业主要为已出现疾病症状的群体提供诊疗服务，以疾病为中心整合医疗卫生资源，提供相应的服务包。健康管理服务业面向所有人群，并以健康与亚健康人群、慢性病患者、老年群体为重点服务对象，服务客体为以消费者为中心的健康连续体，而不包括诊疗的具体过程。

（2）需求区别

由于疾病发生的不确定性，消费者医疗服务需求亦呈现不规则、不确定性特点，消费者对医疗服务的需求是一种被动、应对式消费。而健康管理是一种主动的健康维持和促进模式，随着健康预防和健康风险预测等技术的进步，健康管理服务一方面有路可循；另一方面服务模式和服务标准可复制、可重复性提高，为健康管理服务规模化提供了前提。医疗服务需求是基于个体发生疾病的需求，是一种刚性的需求。健康管理服务是一种非必需的服务，可纳入更多附加值，对消费者的支付能力提出了更高的要求。

（3）供给区别

医疗服务存在发病的不确定性和治疗效果的不确定性，同时医生和病人之间存在信息不对称，医疗服务市场的供给是不完全的。健康管理服务的保健预防效果同样存在不确定性，因此基于基因等生物医疗技术，以及健康信息的监测、收集、评估，提高疾病预测、个人化治疗方案等健康干预效果的确定性，是健康管理服务业的重要前提，也是健康管理服务的价值所在。从一定程度上讲，健康管理服务正是对医疗服务行业不完全信息的一种弥补。

医疗服务受到执业许可的行业准入限制，行医执照排除了其他人参与任何行医行动；健康管理服务因较少涉及具体的诊疗过程，对从业人员医学相关专业技术水平的要求低于医疗服务行业，准入门槛低于医疗服务业。

因此，健康管理服务在对健康信息的监测、评估和利用中，对医疗保健市场中的信息不对称性、不确定性进行消解。健康管理服务需求和服务更容易形成标准化产品，从而存在规模化生产的可能。

三、健康管理服务与健康保险的联系

美国商业健康保险公司的大量实践表明，健康管理通过有效利用资源实现健康改善效果，能够遏制医疗费用增长，减少保险公司赔付支出。健康管理从一开始提出就根植于健康保险公司，两者之间有着密切联系。

1. 健康保险对健康管理服务的需求

一方面，健康保险需要健康管理服务来实现健康风险管理，降低健康风险发生率，如通过健康管理手段预防疾病发生、降低疾病发生率，实现减少保险赔付，以及通过提供健康指导与健康干预，解决参保人部分医疗保健需求等；另一方面，健康管理服务能够为保险公司的参保人提供专业性强的健康指导、预防保健、诊疗干预等服务，进而使得参保人获得更好的服务体验感，增加客户黏度。

2. 健康管理服务对健康保险的需求

健康管理服务提供的成本补偿，需要服务使用者支付。通过健康保险支付健康服务，能让参保人以更经济的成本获得更高质量的健康管理服务。现阶段，我国个体消费者支付健康管理服务的能力不足，健康保险公司是健康管理服务的重要购买者，健康保险公司对健康管理服务的购买能够有效推动健康管理服务业的发展。

参考文献

［1］武留信，曹霞，朱玲，等.中国健康服务业发展新趋势与新业态 [M]// 武留信.中国健康管理与健康产业发展报告 2019.北京：社会科学文献出版社，2019.

［2］武留信，朱玲，陈志恒，等.中国健康管理与健康产业新趋向、新挑战 [M]// 武留信，朱玲，陈志恒，等.中国健康管理与健康产业发展报告 2018.北京：社会科学文献出版社，2018.

［3］梁勇，张柠.国外医疗服务体系对完善我国分级诊疗体系的启示与借鉴 [J].中国医院，2015（8）：50-52.

［4］张毓辉，王秀峰，万泉，等.中国健康产业分类与核算体系研究 [J].中国卫生经济，2017，36（4）：4.

［5］范月蕾，毛开云，陈大明，等.我国大健康产业的发展现状及推进建议 [J].竞争情报，2017，13（3）：412.

［6］何静，郑晓光，李杰，等.健康产业界定及其投入产出表编制方法研究 [J].新疆社会科学，2016（2）：39-44.

［7］朱士俊，我国健康产业发展现状及对策分析 [J].医学教育管理，2016，2（1）：391-394.

［8］王培玉，刘爱萍.健康管理学与健康管理师 [J].北京大学学报（医学版），2015，45（3）：347-351.

［9］刘艳飞.健康管理：概念、产业边界及发展动力 [J].中国卫生事业管理，2016（9）：5.

第十章 健康管理与卫生事业管理

卫生事业管理是用管理科学的理论和方法来探索如何通过最佳卫生服务把卫生资源和科学技术进行合理分配并及时提供给全体居民，最大限度地保障人民健康的一门应用学科。它是公共管理领域的一个重要分支，囊括了医学、管理学、社会学等领域的专业知识。卫生事业管理通过对卫生资源要素的科学管理，可以大大提高健康管理的水平。健康管理在实践过程中的发展，又可以为卫生事业管理水平的提升与研究内涵拓展提供丰富素材、不竭动力和广阔空间。

第一节 卫生事业管理概述

一、卫生事业管理的概念与内涵

在我国，卫生事业是一项具有福利性质和公益性的社会事业。卫生事业管理是公共管理领域的一个重要分支，它属于交叉学科，是在医学、社区、卫生机构，以及社会的研究管理中融入医学、管理学及社会科学。随着社会经济的发展和时代变化，尤其是信息技术和新业态的不断涌现，卫生事业管理的内涵也在不断地演变，过去的主要研究领域、关注的热点重点问题，也会随着时间的推移逐步改变。

卫生事业管理是政府根据卫生事业的规律和特点，以保障和增进人民健康为目的，通过合理配置卫生资源将最佳卫生服务提供给全体居民，对卫生组织体系、系统活动和社会措施等进行计划、组织和控制的过程。它涉及多个方面，包括但不限于卫生政策制定与实施、卫生资源管理与配置、卫生服务规划与设计、卫生机构监督与管理、公共卫生应急与防控、卫生信息管理与利用、卫生事业发展与改革，以及卫生质量管理与评估等。

卫生事业管理是确保一个国家或地区卫生系统正常运行的重要环节。卫生事业管理的主要目标是最大限度地发挥卫生资源的作用，保持整个卫生系统的高质量和高效率，保持社会各阶层在卫生筹资和健康状况上的公平性，其最终目的是最大限度地保持和促进人民的健康。

（一）卫生事业管理的主体

卫生事业管理的主体是政府，具体是由政府的卫生行政部门及相关部门（如发展和改革部门、医疗保障部门等）负责管理。政府通过制定、实施卫生规划和卫生政策法规，运用财政经费投入、价格调整、税收政策等经济手段来对卫生组织及其活动进行调节与控制，塑造和优化卫生服务体系。

随着我国社会主义市场经济的发展与不断完善，社会资本通过开设社会办医疗机构等方式不断进入卫生服务领域，通过提供差异化的卫生服务来满足居民群众多元化、多层次的卫生需求。社会办医疗机构在降低服务成本、提高卫生服务效率和服务质量、优化卫生资源配置等方面，发挥着越来越大的作用，已成为我国卫生服务体系的重要组成部分。

除了政府和举办社会办医疗机构的企业组织外，在实际中还存在以各种非营利组织为主要形式的卫生服务组织。这些非政府组织具有非营利和公益性质，同时具有高效率的治理结构和灵活的运行机制，在动员和激励公民参与社会服务方面发挥着独特的作用，也是卫生服务提供和参与卫生事业管理的重要力量。

（二）卫生事业管理的过程

卫生事业管理的基本过程是计划、组织、领导和控制。

1. 计划

计划是卫生事业管理的首要职能，卫生事业管理通过适宜的卫生规划明确发展目标，选择适当的行为规范和措施，规定合理的卫生资源投入，保证卫生工作沿着正确的轨道前进。卫生规划工作包括规划编制、规划实施和规划评价等阶段，科学的规划编制方法、步骤及工作程序，是卫生事业管理的基本方式。

2. 组织

组织是指安排工作及实现组织目标，包括设置必要的组织机构，确定各种职能机构的职责范围，合理地选择和配备人员，规定各级管理者的权力和责任，制定各项规章制度等。简而言之，组织职能包括两方面：一是组织结构设计、运作和整合；二是人力资源管理。在组织结构设计中，要处理好管理层次和管理宽度的关系，确定组织横向和纵向的沟通与协作机制。卫生组织是指以促进、恢复和维护人群健康为基本目的的所有机构和团体，包括卫生行政组织、卫生服务组织和与卫生直接相关的第三方组织。卫生组织体系是一定区域内多个相关组织的集合体，卫生组织工作涉及卫生组织体系的设置与管理体制、组织的变革与发展等内容，是卫生事业管理的主要手段。

3. 领导

领导是在一定的群体或组织内，领导者为了实现组织预定的目标，运用其法定权力和自身影响力，采用一定方法和手段，率领、引导、指挥、协调和控制被领导者并共同作用于客观对象的活动和过程。领导职能主要具有指挥作用、协调作用、激励作用、凝聚作用。领导者的影响力产生于领导者的权威，即职权和威信。由职权因素构成的影响力，具有强迫性、不可抗拒性，它通过管理者所掌握的权力来改变下属的心理或行为。威信带来的影响力建立在信服和敬佩的基础上。它通过潜移默化的自然过程变为他人的内驱力，并在行为上表现为自愿和主动。威信的基础是个人专长和个人品质，也就是领导者的能力和魅力。

4. 控制

控制是组织在动态变化的环境中进行检查、监督、纠偏等管理活动，贯穿卫生事业管理的全过程。没有控制，最终目标的实现便无法保证。卫生事业管理中的控制职能表现在许多方面，如卫生系统的绩效评价，通过一定的程序和方法，依据相应的标准，对卫生系统的业绩进行客观、公正和准确的综合评判，摸清现状、发现问题，继而采取应对策略和措施，推动卫生系统绩效持续改进和提高。

上述 4 个职能是相辅相成、相互影响、相互作用的，计划、组织、领导和控制呈现出一个循环闭环的状态。计划是第一个环节，是管理的前提；组织是管理活动开展的基础和保证；领导是管理活动开展的手段；控制起着承上启下的作用。

二、卫生事业管理的作用与价值

随着社会经济的发展和人民群众健康意识的提高，人民群众对卫生服务的需求也越来越多，对卫生事业的发展也越来越关注。相应的，卫生事业和卫生事业管理的地位也越来越高，作用和价值也越来越凸显。主要体现在：

1. 保护公众健康和提升公众健康水平

健康是促进人的全面发展的必然要求，是经济社会发展的基础条件，是民族昌盛和国家富强的重要标志，也是广大人民群众的共同追求。卫生事业管理的首要目标是保护公众健康和提升公众健康水平，卫生事业管理发挥着维护人民健康的重要使命。通过制定和实施相关政策和措施，可以预防和控制传染病的传播，减少疾病的发病率和死亡率，保障人民的生命安全和身体健康。

2. 促进社会稳定与经济发展

卫生事业管理对社会稳定和经济发展具有重要影响。保障公众健康可以减少疾病对社会的影响，维护社会稳定。同时，人是生产力中最活跃的因素，健康的人力资源是经济发展的重要基础，卫生事业承载着保持和提高人力资源质量和数量的重要使命，对保持和促进生产力的发展起到决定性的作用。通过卫生事业管理，可以提高劳动力的健康水平，提高劳动生产力，促进经济发展。

3. 推动医学科技创新发展

卫生事业管理可以促进卫生资源的合理配置和利用，加强人才队伍建设，推动医学科技创新发展。通过对卫生服务体系的管理和改革，可以提高卫生服务的质量和效率。通过推动医疗技术的创新和应用，可以满足人民群众的多层次的卫生服务需求。

4. 卫生事业管理是落实健康中国战略的重要抓手

党的二十大报告提出，要把人民健康放在优先发展的战略地位，加快推进健康中国建设。经济社会发展为提高人民健康水平提供了物质条件，人民的健康水平反过来也影响着经济社会发展。高水平的卫生事业管理，可以建立经济社会发展与人民健康之间的良性互动关系，可以全方位、全周期保障人民健康，从而为落实健康中国战略、加快实现中国式现代化打下坚实基础。

5. 卫生事业管理是讲好中国故事的一扇窗户

卫生事业管理需要国际合作与交流,绝不能闭门造车、故步自封。在全球化已成为现实的今天,人口流动与迁移也成为常态。通过与其他国家和国际组织的合作,既可以共同应对全球性的卫生挑战,分享经验和资源,提高卫生事业管理的水平和效果,也可以通过卫生事业管理的成效,讲好中国卫生的故事,展现我国改革开放的成绩与进步。

三、卫生事业管理的发展趋势

伴随健康中国战略的实施和大健康产业的兴起,国内许多医学类院校也都设置了卫生事业管理相关的专业,卫生事业管理已经吸引了大批青年才俊,实践工作的持续深化和研究工作不断系统化,也给从事卫生事业管理的专业人才带来了较好的就业前景和发展机遇。卫生事业管理的发展与卫生事业发展改革工作是紧密联系的,经过多年的实践、探索,卫生事业管理在理论、方法、手段等方面都取得了长足的进步,也取得了较好的成效。随着时代发展和医药卫生体制改革工作的深入推进,特别是现代科技的发展、新业态的涌现,卫生事业管理工作发生了巨大的变化。

1. 强调预防为主

随着人们健康意识的提高,卫生事业管理越来越注重预防为主的原则。通过加强健康教育、宣传和普及科学健康知识,提倡健康生活方式,预防疾病的发生和传播。

2. 强化数字化和信息化管理

卫生事业管理越来越依赖于信息技术的支持。通过建立和完善电子健康档案、远程医疗、数据分析等系统,实现医疗信息的共享和管理,提高医疗服务的效率和质量。

3. 推动综合性卫生服务

卫生事业管理不再局限于传统的医疗服务,而是向综合性卫生服务的方向发展。综合性卫生服务包括健康促进、疾病预防、医疗治疗、康复护理等多个方面,通过整合资源和服务,提供全方位的卫生保健。

4. 强调公共卫生和应急管理

公共卫生和应急管理成为卫生事业管理的重要组成部分。通过建立健全的公共卫生体系,加强疫情监测和应对能力,提高应急管理的水平,有效应对突发公共卫生事件和灾害。

第二节　健康管理与卫生事业管理概述

一、卫生事业管理的研究对象

卫生事业管理的研究对象既包括"静态的"卫生组织体系，也包括"动态的"卫生系统活动和社会卫生措施。卫生组织体系主要是指卫生机构及相关机构、卫生人员及相关人员。鉴于上述机构和人员构成是提供卫生产品或服务的主体，卫生组织体系一般又被称为卫生服务体系。

1. 卫生服务机构及相关机构

卫生服务机构及相关机构是卫生事业管理的核心对象，包括各级各类卫生服务的提供机构、卫生行政机构、医疗保险管理经办机构等。通过研究卫生服务机构的管理模式、组织结构、运营机制等，旨在提高卫生服务的效率和质量。

2. 卫生人员

卫生人员是卫生事业管理的重要组成部分。研究卫生人员的培训、执业管理、绩效评价等，可以提高卫生人员的专业水平和工作质量。

3. 卫生政策和法规

卫生政策和法规是卫生事业管理的指导和支撑。研究卫生政策和法规的制定、实施和评估，可以推动卫生事业的发展和改善。

4. 卫生信息系统

卫生信息系统是卫生事业管理的重要工具。研究卫生信息系统的建设和应用，可以提高卫生信息的管理和共享，促进卫生事业的信息化发展。

5. 卫生服务利用者

卫生服务利用者是卫生事业管理的重要对象。研究卫生服务利用者的需求、满意度和健康行为等，可以提供有针对性和个性化的卫生服务。

6. 卫生资源和财务管理

卫生资源和财务管理是卫生事业管理的重要内容。研究卫生资源的配置和利用、财务管理的效益和可持续性等，可以提高卫生资源的有效利用和管理。

二、卫生事业管理的基本内容

1. 卫生政策与卫生发展规划的制定与实施

卫生政策与卫生发展规划的制定与实施，是卫生事业管理的关键部分，也是确保整个卫生服务体系高质量、高效率和可持续发展的关键。它涉及对国家或地区的卫生问题进行深入研究，对卫生服务体系、需求的现状进行评估，并根据评估结果制定出针对这些问题的策略和方针，包括服务的地点、内容、提供方式和规模等。政策的实施则需要对这些政策进行解读和传播，确保各级卫生机构、医务人员及社会公众理解并按照政策执行。

2. 卫生资源管理与配置

卫生资源的管理和配置主要包括对人力、财力、物资、空间和时间等资源的合理分配，以满足各类卫生服务需求。这对提高卫生服务系统的效率和质量至关重要。

3. 卫生机构监督与管理

对卫生机构的监督和管理是确保卫生服务质量、遵守法规和提高效率的重要环节。这包括对机构的资质、服务质量、运营效率和合规性的监督和管理。

4. 公共卫生应急与防控

公共卫生应急与防控是应对突发事件和公共卫生威胁的关键职能。这涉及对突发事件的快速响应，以及有效防控策略的制定和实施。

5. 卫生信息管理与利用

卫生信息是决策的重要依据。卫生信息的管理和利用包括收集、存储、分析和传播卫生信息，以支持决策制定、服务质量改进和公共卫生监测。

6. 卫生事业发展与改革

随着社会经济和科技的发展，卫生事业也在不断地发展和改革。这包括对现有体系的评估，以及根据评估结果进行必要的改革和发展，以适应新的社会需求和挑战。

7. 卫生质量管理与评估

卫生质量是衡量卫生服务效果的重要指标。卫生质量的管理和评估包括制定质量标准，以及定期对服务质量进行评估，发现问题并及时改进。

8. 基本医疗保障制度的改革与发展

党和政府一直以来高度重视医疗保障制度建设，形成了以基本医疗保障为主体，商业健康保险为补充，以及其他多种兜底救助形式的多层次、宽领域、全民覆盖的医疗保障体系，初步实现了人人享有基本医疗保障。在卫生事业管理中，关于基本医疗保障的管理主要涉及卫生筹资、支付制度等领域。

总的来说，卫生事业管理是一个复杂而重要的领域，它涉及的领域广阔，需要多学科的知识和技能。良好的卫生事业管理能够提高卫生服务的效率和质量，保障公众的健康安全，促进社会的稳定和发展。

三、卫生事业管理的基本理论与研究方法

（一）卫生事业管理的基本理论

卫生事业管理是管理学等学科的基本理论在卫生领域的应用，是系统研究卫生事业运行过程的普遍规律、基本原理和一般方法的科学。管理的计划、组织、领导、控制等职能，是卫生事业管理的基本组成部分；管理学的系统原理、人本原理、动态原理及效益原理，是卫生事业管理的理论依据。近年来，新公共管理等理论的发展对卫生事业管理产生了重要影响，为提高卫生事业管理绩效提供了新的思路。

（二）卫生事业管理的研究方法

卫生事业管理研究方法是指卫生事业管理者和研究者运用科学的思维，探索和解决卫生事业管理过程中所遇到问题的方法。卫生事业管理研究方法具有多学科综合的特点，其主要借助于社会学、管理学、经济学、统计学和医学研究的方法与技术，结合医疗卫生系统的特点与规律，形成从选题、设计到资料收集、资料分析的研究方法体系。

1. 调查研究法

通过问卷调查、访谈、观察等方式收集数据，了解卫生事业管理现状、问题及其影响因素。调查研究法可以定量研究或定性研究。

2. 实验研究法

在控制条件下，对卫生事业管理干预措施进行测试，以评估其效果。实验研究法需要在实验设计、实施和数据分析方面进行严谨的控制，以确保研究结果的可靠性。

3. 文献研究法

通过查阅相关文献，了解卫生事业管理相关领域的发展历程、现状和未来趋势。文献研究法可以帮助研究人员深入了解问题的历史背景和前人研究成果，为深入研究提供参考。

4. 数量研究法

利用统计学和数据分析技术，对收集到的数据进行分析，以揭示其内在规律和趋势。数量研究法可以帮助研究人员了解卫生事业管理问题的定量关系，为决策提供数据支持。

5. 案例研究法

对特定的卫生事业管理案例进行深入剖析，以了解其背景、原因、过程和结果。案例研究法可以帮助研究人员了解实际问题的发展过程和影响因素，为制定相应的管理举措提供参考。

6. 逻辑推理法

通过对已有知识的归纳和演绎，推导出新的结论或发现新的规律。逻辑推理法可以帮助研究人员在已知的事实和规律基础上，探索卫生事业管理的新领域和新研究方向。

7. 系统分析法

将卫生事业管理作为一个整体系统进行分析，以了解其各组成部分之间的关系和作用。系统分析法可以帮助研究人员全面了解卫生事业管理的内部结构和运行机制，为优化管理策略提供启发或参考。

8. 政策分析法

对卫生事业相关政策进行分析，以评估其合理性和有效性。政策分析法可以帮助研究人员了解政策对卫生事业发展的影响，为后续的政策优化完善提供有价值的建议。

这些研究方法在卫生事业管理中具有广泛的应用价值，可以为决策者和管理者提供有价值的参考建议，推动卫生事业的持续发展和进步。但在具体的应用过程中，需要根据研究目的、研究对象和研究条件进行选择和组合，确保研究结果的科学性、严谨性、可靠性和准确性。同时，还应关注各种方法的优缺点和适用范围，以便在研究中充分发挥其效用。

四、卫生事业管理与健康管理的区别与联系

卫生事业管理与健康管理是两个相互关联但又有一定差异的概念。卫生事业管理主要关注卫生服务的组织和运营，包括卫生机构的管理、卫生人员的培训和执业管理等。而健康管理则更广泛地涵盖了卫生事业管理之外的领域，包括预防保健、健康教育、疾病管理、慢性病管理等。具体来说，它们在目标、范围、实施主题、方法和关注点等方面存在差异，主要如下：

1. 目标不同

卫生事业管理主要是以提高卫生服务质量和管理效率，保障公众的健康需求得到满足为目标，注重的是卫生组织和机构的管理和运营。而健康管理则是以维护和促进个人或群体的健康为目标，注重的是对个体或群体的健康状况进行全面管理和干预，旨在促进人们的健康行为、预防疾病的发生和控制慢性病的进展。

2. 范围不同

卫生事业管理涉及的范围较广，包括卫生服务规划、卫生资源配置、卫生机构管理、卫生政策制定与实施等，着重于卫生服务的提供和卫生资源的配置。而健康管理则更侧重于个体或群体的健康状况管理，包括健康筛查、健康档案建立、健康干预、健康咨询等，涉及个人、家庭、社区，以及整个健康系统的管理。

3. 实施主体不同

卫生事业管理一般由政府卫生部门和医疗机构等卫生组织负责实施，而健康管理则可以由医疗机构、健康管理公司、保险公司等机构负责实施。

4. 方法不同

卫生事业管理主要采用卫生政策分析、卫生服务需求评估、卫生服务质量评价等方法，注重的是宏观管理和政策层面。而健康管理则主要是采用健康筛查、健康档案建立、个体化健康干预等方法，注重的是个体或微观层面。

5. 关注点不同

卫生事业管理更关注整个卫生系统的规划、发展和管理，而健康管理则更关注个体或群体的健康状况，以及如何通过个体化的管理和干预来维护和促进健康。

尽管卫生事业管理和健康管理存在一些差异，但他们之间也有紧密的联系。卫生事业管理中需要考虑如何提供有效的健康管理服务，而健康管理中也需要考虑如何在政策和机构层面进行合作和获得更多支持。同时，随着健康管理的不断发展，它也逐渐被纳入卫生事业管理体系中，成为提高卫生服务质量和管理效率的重要手段之一。例如，卫生事业管理和健康管理都关注人们的健康，追求提供更好的健康服务和管理模式，提高公众的健康水平；都强调预防为主的原则，通过加强健康教育、疾病预防控制等，降

低疾病的发生和传播风险；都在积极借助云计算、健康大数据等现代信息技术手段来提高卫生服务的效率和质量。总的来说，卫生事业管理和健康管理在目标、范围、实施主体等方面存在一些差异，但都是以人民群众的健康为中心，追求提供高质量的健康服务和促进健康的管理模式。两者相辅相成，共同推动着卫生事业的发展和公众健康的改善。

参考文献

［1］郭清.健康管理学[M].北京：人民卫生出版社，2015.

［2］曾渝，土中男.社区健康服务与管理[M].北京：人民卫生出版社，2022.

［3］梁万年.卫生事业管理学[M].北京：人民卫生出版社，2021.

［4］刘树琪.健康服务与管理[M].北京：人民卫生出版社，2015.

［5］冯占春，吕军.管理学基础[M].北京：人民卫生出版社，2015.

［6］张鹭鹭，王羽.医院管理学[M].北京：人民卫生出版社，2013.

［7］李鲁.社会医学[M].北京：人民卫生出版社，2012.

［8］梁勇，张柠.国外医疗服务体系对完善我国分级诊疗体系的启示与借鉴[J].中国医院，2015（8）：50–52.

［9］李滔，王秀峰，赵坤.英国卫生体制对我国医改的启示[J].中国全科医学，2015（34）：4157–4161.

［10］王长青.卫生管理学[M].北京：中国中医药出版社，2017.

［11］武留信，曾强.中华健康管理学[M].北京：人民卫生出版社，2016.

［12］卢祖洵，姜润生.社会医学[M].北京：人民卫生出版社，2013.

［13］李鲁，郭岩.卫生事业管理[M].第2版.北京：中国人民大学出版社，2012.

第十一章　健康管理与社区卫生服务

社区卫生服务与健康管理密不可分，社区卫生服务是我国医疗卫生服务体系的网底，主要提供以基本医疗服务、疾病预防和健康维护为核心内容的健康服务，在提高居民健康公平性、健康服务可及性及促进全面健康覆盖等方面具有重要作用。健康管理的实施与推进，需要恰当的载体与有效的抓手。在健康中国深入推进的新时代，社区卫生服务的理念、内容、模式、范围等特征与健康管理的目标、特点和要求等高度契合，厘清社区卫生服务与健康管理的职责与关系非常重要。

第一节　社区卫生服务概述

一、社区卫生服务的概念与内涵

社区卫生服务通常是指在社区范围内，提供以基本医疗服务、疾病预防和健康维护为核心内容的健康服务，并对社区全体居民进行健康管理的连续性过程。社区卫生服务的作用主要在于提高居民健康的公平性、保障社区的健康环境及居民的个人健康、提高健康服务的可及性及促进全面健康覆盖的实现等方面。

社区卫生服务强调以"人"为中心的服务理念。一方面，注重社区居民在获得健康服务过程中的"感受或体验"；另一方面，社区卫生服务的服务内容、服务模式和管理方法应围绕社区居民全生命周期的健康服务需求而开展，同时注重其个性化的健康服务需求。

社区卫生服务注重为居民提供综合性和接续性的健康服务。社区卫生服务作为我国医疗卫生服务体系的网底，从社区卫生服务的服务范围上看，它提供的卫生服务涵盖了健康促进、预防干预、疾病诊断治疗、慢性病的长期居家护理及相关社会服务等。另外，社区卫生服务不仅局限于解决患者就医时的健康问题，而且还应该解决其面临的健康风险或提供后续的随访和跟踪服务。

社区卫生服务需要社区居民的参与和自我管理。随着社会经济的发展，以及社区居民健康意识的不断提高，越来越多的社区居民更加关注健康服务的公平性和透明性，对于关乎其生命健康的决策，要求行使自己的话语权并参与其中。另外，提高患者的自我管理能力和主动性，增加患者的依从性，也可以获得更佳满意的健康效果。

二、社区卫生服务的主要服务模式

社区卫生服务在实践过程中结合自身的功能定位和社区卫生服务的特点，逐渐探索形成了适合社区特点的服务模式，如家庭医生签约服务模式、分级诊疗模式、社区医养结合服务模式等。

（一）家庭医生签约服务模式

家庭医生签约服务是基层医疗卫生机构综合改革和全科医生制度建设的重要途径。国外许多发达国家，如英、美等国已经形成了较为成熟的全科医生服务模式。为贯彻落实《国务院关于建立全科医生制度的指导意见》（国发〔2011〕23号）和《国务院办公厅关于推进分级诊疗制度建设的指导意见》（国办发〔2015〕70号）要求，2016年5月25日，国务院医改办等7部门联合发布了《关于印发推进家庭医生签约服务指导意见的通知》（国医改办发〔2016〕1号，下称"通知"），要求加快推进家庭医生签约服务。除基本医疗和公共卫生，通知提出"家庭医生团队可提供约定的健康管理服务，签约服务费由医保基金、基本公共卫生服务经费和签约居民付费等分担"。要求重点在签约服务的方式、内容、收付费、考核、激励机制等方面实现突破，优先覆盖老年人、孕产妇、儿童、残疾人等人群，以及高血压、糖尿病、结核病等慢性疾病和严重精神障碍患者等。

为进一步提升家庭医生签约服务规范化管理水平，促进家庭医生签约服务提质增效，国家卫生健康委员会和国家中医药管理局于2018年9月29日联合发布《关于规范家庭医生签约服务管理的指导意见》，对家庭医生签约服务的内涵做了更加明确清晰的界定。

1. 家庭医生

现阶段家庭医生主要包括基层医疗卫生机构注册全科医生（含助理全科医生和中医类别全科医生），具备能力的乡镇卫生院医师、乡村医生和中医类别医师；执业注册为全科医学专业或经全科医生相关培训合格、选择基层医疗卫生机构开展多点执业的在岗临床医师；经全科医生相关培训合格的中级以上职称退休临床医师。原则上每名家庭医生签约人数不超过2000人。

2. 家庭医生签约服务机构

家庭医生签约服务主要由各类基层医疗卫生机构提供，包括社区卫生服务中心（站）、乡镇卫生院、村卫生室等，鼓励社会办基层医疗机构结合实际开展适宜的签约服务。承担签约服务的医疗机构应当依法取得《医疗机构执业许可证》，并配置与签约服务相适应的人员及设施设备。

3. 家庭医生签约服务形式

原则上以团队服务形式开展家庭医生签约服务，每个团队至少配备1名家庭医生、1名护理人员，由家庭医生担任团队负责人。家庭医生团队可根据居民健康需求和签约服务内容选配成员，包括但不限于：公共卫生医师（含助理公共卫生医师）、专科医师、药师、健康管理师、中医保健调理师、心理治疗师或心理咨询师、康复治疗师、团队助理、计生专干、社工、义工等。开展家庭医生签约服务的机构要建立健全家庭医生团队管理制度，明确团队工作流程、岗位职责、考核办法、绩效分配办法等。团队负责人负责本团队成员的任务分配、管理和考核。

4. 家庭医生签约服务对象

当前，家庭医生签约服务重点人群包括：老年人、孕产妇、儿童、残疾人、贫困人口、计划生育特殊家庭成员，以及高血压、糖尿病、结核病和严重精神障碍患者等。签约居民可自愿选择家庭医生团队签约，并对协议签订时提供的证件、资料的合法性和真实性负责。签约居民须履行签约服务协议中约定的各项义务，并按照约定支付相应的签约服务费。原则上每位居民在签约周期内自愿选择 1 个家庭医生团队签约。协议签订前，家庭医生应当充分告知签约居民约定的服务内容、方式、标准、期限和权利义务等信息；协议有效期原则上为 1 年；协议内容应当包括居民基本信息，家庭医生服务团队和所在机构基本信息、服务内容、方式、期限、费用，双方的责任、权利、义务及协议的解约和续约情况等。签约团队需在签约期满前向签约居民告知续约事宜。服务期满后需续约、解约或更换家庭医生团队的，应当重新办理相应手续。基层医疗卫生机构对持有《母子健康手册》的孕产妇及儿童，在充分告知的基础上，视同与其签订家庭医生服务协议。

5. 家庭医生签约服务内容

家庭医生团队在医疗机构执业登记和工作职责范围内应当根据签约居民的健康需求，依法、依约为其提供基础性和个性化签约服务。基础性签约服务包括基本医疗服务和基本公共卫生服务。个性化签约服务是在基础性签约服务的内容之外，根据居民差异化的健康需求制订针对性的服务内容。家庭医生团队应当结合自身服务能力及医疗卫生资源配置情况，为签约居民提供以下服务：①基本医疗服务。涵盖常见病和多发病的中西医诊治、合理用药、就医指导等。②公共卫生服务。涵盖国家基本公共卫生服务项目和地方政府规定的其他公共卫生服务。③健康管理服务。对签约居民开展健康状况评估，在评估的基础上制订健康管理计划，包括健康管理周期、健康指导内容、健康管理计划成效评估等，并在管理周期内依照计划开展健康指导服务等。④健康教育与咨询服务。根据签约居民的健康需求、季节特点、疾病流行情况等，通过门诊服务、出诊服务、网络互动平台等途径，采取面对面、社交软件、电话等方式提供个性化健康教育和健康咨询等。⑤优先预约服务。通过互联网信息平台预约、现场预约、社交软件预约等方式，家庭医生团队优先为签约居民提供本机构的专科科室预约、定期家庭医生门诊预约、预防接种及其他健康服务的预约服务等。⑥优先转诊服务。家庭医生团队要对接二级及以上医疗机构相关转诊负责人员，为签约居民开通绿色转诊通道，提供预留号源、床位等资源，优先为签约居民提供转诊服务。⑦出诊服务。针对行动不便、符合条件且有需求的签约居民，家庭医生团队在条件允许的情况下，可通过出诊、巡诊等方式在服务对象居住场所按规范提供可及的治疗、康复、护理、安宁疗护、健康指导及家庭病床等服务。⑧药品配送与用药指导服务。有条件的地区，可为有实际需求的签约居民配送医嘱内药品，并给予用药指导服务。⑨长期处方服务。⑩中医药"治未病"服务。根据签约居民的健康需求，在中医医师的指导下，提供中医健康教育、健康评估、健康干预等中医药"治未病"服务。

（二）分级诊疗模式

简单来说，分级诊疗是指按照疾病的轻重缓急及治疗的难易程度进行分级，不同级别的医疗机构承担不同疾病的治疗，逐步实现从全科到专业化的诊疗过程。限于我国目前基层优质医疗资源紧缺且发展不平衡，社区首诊制度刚性不足、绝大部分地区仍然是患者自由就医，双向转诊、上下联动的就诊秩序尚未建立，信息系统尚未充分实现互联互通、实时共享等原因，造成了医疗机构的功能定位不能完全落实，出现了"大医院人满为患、基层医疗卫生服务机构门可罗雀"的局面，因此迫切需要加快构建分级诊疗模式。

1. 分级诊疗制度的目标

依据《国务院办公厅关于推进分级诊疗制度建设的指导意见》（国办发〔2015〕70号），到2020年，分级诊疗服务能力全面提升，保障机制逐步健全，布局合理、规模适当、层级优化、职责明晰、功能完善、富有效率的医疗服务体系基本构建完成，基层首诊、双向转诊、急慢分治、上下联动的分级诊疗模式逐步形成，基本建立符合国情的分级诊疗制度。概括言之，分级诊疗制度的目标主要有：

（1）基层首诊

坚持群众自愿、政策引导，鼓励并逐步规范常见病、多发病患者首先到基层医疗卫生机构就诊，对于超出基层医疗卫生机构功能定位和服务能力的疾病，由基层医疗卫生机构为患者提供转诊服务。由于服务能力不同，基层医疗卫生机构能够服务的常见病、多发病各有不同。

（2）双向转诊

坚持科学就医、方便群众、提高效率，完善双向转诊程序，建立健全转诊指导目录，重点畅通慢性期、恢复期患者向下转诊渠道，逐步实现不同级别、不同类别医疗机构之间的有序转诊。

（3）急慢分治

明确和落实各级各类医疗机构急慢病诊疗服务功能，完善治疗—康复—长期护理服务链，为患者提供科学、适宜、连续性的诊疗服务。急危重症患者可以直接到二级以上医院就诊。

（4）上下联动

引导不同级别、不同类别医疗机构建立目标明确、权责清晰的分工协作机制，以促进优质医疗资源下沉为重点，推动医疗资源合理配置和纵向流动。

2. 基层医疗卫生服务机构在分级诊疗中的定位

基层医疗卫生服务机构在分级诊疗中扮演着"守门人"的重要作用。基层医疗卫生服务机构和康复医院、护理院等的功能定位非常明确，即为诊断明确、病情稳定的慢性病患者、康复期患者、老年病患者等提供治疗、康复、护理服务。

3. 基层医疗卫生服务机构实现分级诊疗目标的条件

分级诊疗制度的构建，必须依托信息化手段和区域医疗资源共享，在持续深化医保支付制度改革（如慢性病患者按人头打包付费、差异化支付政策、连续计算起付线）的基础上，加强基层医疗卫生人才队伍建设和提高基层医疗卫生服务能力。

（1）大力提高基层医疗卫生服务能力

通过政府举办或购买服务等方式，科学布局基层医疗卫生机构，合理划分服务区域，加强标准化建设，实现城乡居民全覆盖。通过组建医疗联合体、对口支援、医师多点执业等方式，鼓励城市二级以上医院医师到基层医疗卫生机构多点执业，或者定期出诊、巡诊，提高基层服务能力。合理确定基层医疗卫生机构配备使用药品品种和数量，加强二级以上医院与基层医疗卫生机构用药衔接，满足患者需求。强化乡镇卫生院基本医疗服务功能，提升急诊抢救、二级以下常规手术、正常分娩、高危孕产妇筛查、儿科等医疗服务能力。大力推进社会办医，简化个体行医准入审批程序，鼓励符合条件的医师开办个体诊所，就地就近为基层群众服务。提升基层医疗卫生机构中医药服务能力和医疗康复服务能力，加强中医药特色诊疗区建设，推广中医药综合服务模式，充分发挥中医药在常见病、多发病和慢性病防治中的作用。要充分发挥少数民族医药在服务各族群众中的特殊作用。整合二级以上医院现有的检查检验、消毒供应中心等资源，向基层医疗卫生机构和慢性病医疗机构开放。充分利用现代信息技术优势，提升远程医疗服务能力，利用信息化手段促进医疗资源纵向流动，提高优质医疗资源可及性和医疗服务整体效率，鼓励二、三级医院向基层医疗卫生机构提供远程会诊、远程病理诊断、远程影像诊断、远程心电图诊断、远程培训等服务，积极探索"基层检查、上级诊断"的有效模式。

（2）加强基层医疗卫生人才队伍建设

通过基层在岗医师转岗培训、全科医生定向培养、提升基层在岗医师学历层次等方式，多渠道培养全科医生，提升基层医疗卫生人才的服务能级。加强全科医生规范化培养基地建设和管理，规范培养内容和方法，提高全科医生的基本医疗和公共卫生服务能力，发挥全科医生的居民健康"守门人"作用。建立全科医生激励机制，在绩效工资分配、岗位设置、教育培训等方面向全科医生倾斜。加强康复治疗师、护理人员等专业人员培养，满足人民群众多层次、多样化健康服务需求。

（3）建立健全基层分级诊疗保障机制

①建立基层签约服务制度。通过政策引导，推进居民或家庭自愿与签约医生团队签订服务协议，探索个体诊所开展签约服务。根据服务半径和服务人口，合理划分签约医生团队责任区域，实行网格化管理。签约医生团队负责提供约定的基本医疗、公共卫生和健康管理服务。②推进医保支付制度改革。按照分级诊疗工作要求，及时调整完善医保政策。探索基层医疗卫生机构慢性病患者按人头打包付费。完善不同级别医疗机构的医保差异化支付政策，对符合规定的转诊住院患者可以连续计算起付线，促进患者有序流动。将符合条件的基层医疗卫生机构和慢性病医疗机构按规定纳入基本医疗保险定

点范围。③建立完善利益分配机制。通过改革医保支付方式、加强费用控制等举措，引导二级以上医院向下转诊诊断明确、病情稳定的慢性病患者，主动承担疑难复杂疾病患者的诊疗服务。完善基层医疗卫生机构绩效工资分配机制，向签约服务的医务人员倾斜。④构建医疗卫生机构分工协作机制。以提升基层医疗卫生服务能力为导向，以业务、技术、管理、资产等为纽带，探索建立包括医疗联合体、对口支援在内的多种分工协作模式，完善管理运行机制。上级医院对转诊患者提供优先接诊、优先检查、优先住院等服务。鼓励上级医院出具药物治疗方案，在下级医院或基层医疗卫生机构实施治疗。基层医疗卫生机构可以与二级以上医院、慢性病医疗机构等协同，为慢性病、老年病等患者提供老年护理、家庭护理、社区护理、互助护理、家庭病床、医疗康复等服务。

（三）社区医养结合服务模式

人口老龄化是当前一个重要的社会问题。老年人是慢性非传染性疾病的主要患者，因而除了养老问题外，医疗护理尤为重要。养老服务至少应包括四个方面：生活照料、医疗护理、精神慰藉和社会参与。目前养老方式主要包括家庭养老、机构养老和社区养老等。家庭养老模式是我国传统的模式，社区养老是指政府和社会力量依托社区，为居家的老年人提供生活照料、家政服务、康复护理和精神慰藉等方面服务的一种服务形式，是家庭养老和机构养老的有机结合。

1. 医养结合的内涵

医养结合是指面向全体老年人提供集合生活照料、精神慰藉、文化娱乐等养老服务，以及具备一定专业水平的健康检查、医疗保健、疾病诊治、临终关怀等的医疗照护服务为一体的新型养老服务模式，是"整合照料"（Integrated Care）的子概念。这种模式将养老和医疗放在老年人照料中同等突出、重要的位置，可以满足老年人对于医疗和养老服务的多元化、多层次需求。大力推行医养结合模式，有利于节省医疗费用、合理有效配置社会卫生资源、提供就业机会，增加居家、社区养老服务业的收入。

2. 医养结合的服务对象及内容

普通的社区养老机构服务对象主要为活力老人、无疾病的半失能老人和生活仍能自理但患有慢性病的普通老人。这些机构的服务以生活照料为主，依托社区卫生服务中心（站、分中心）提供健康管理、疾病预防保健、康复等医疗卫生服务，同时与二级医院以上的医疗机构建立双向转诊关系，患者急性病和慢性病急性发作能及时得到救治，并在基本治愈后转至医养结合的养老机构，以确保能够享受整体性照料与医护服务。专业性强、中长期的医疗护理的服务对象主要为恶性疾病复发与癌症晚期等状态下的失能老人，主要涉及照料、精神慰藉等常规性服务，同时提供康复保健、临终关怀等医疗服务。一般而言，医养结合的综合养老型服务可以依据需要，分类设置照料区、慢性病区、失能护理区、康复区、临终关怀区等区域，依据服务需求评估体系，分类吸纳不同健康类型的老人，形成整合照料服务供给网络。

3. 医养结合的方式

《中华人民共和国老年人权益保障法》《关于加快发展养老服务业的若干意见》《关于促进健康服务业发展的若干意见》《关于加快推进健康与养老服务工程建设的通知》和《关于鼓励民间资本参与养老服务业发展的实施意见》等文件的印发和实施，为社区医养结合的推进奠定了坚实的政策基础。欲将社区卫生服务中心的医疗资源、养老资源和生活服务中心的设施资源有机结合，实现社区养老资源利用效益最大化，可在社区卫生服务中心建立老年人特护区，设置相对独立的功能区域，包括疾病治疗区、康复护理区、健康宣教区、文化休闲区、生活服务区等。强化机构互动，由社区内医疗机构为养老机构提供专业医疗服务，如采取社区卫生服务中心医生上门问诊的服务方式，医生定期巡视养老机构，一旦有老年人患病，随叫随到，及时治疗。社区卫生服务机构为老年人提供日常护理、慢性病管理、康复、健康教育和咨询、中医养生保健等服务。

第二节　社区卫生服务的任务与职责

一、社区卫生服务的主要任务

社区卫生服务是一种全面的、综合性的卫生服务，旨在满足社区居民的基本健康需求，提高社区居民的健康水平，促进社区居民的身心健康，成为社区居民的健康"守门人"。其主要任务与职责包括：

1. 健康教育宣传

健康教育宣传是社区卫生服务的一项重要任务。通过定期或不定期地开展健康讲座、健康咨询等活动，向社区居民传授健康知识和技能，帮助他们养成健康的生活方式，提高社区居民的健康意识、健康素养和健康水平。

2. 社区预防保健

社区卫生服务的预防保健工作包括为社区居民提供疫苗接种、健康检查、预防性医疗等服务，预防常见病和多发病，并控制其发病率，保护社区居民的健康。

3. 社区医疗服务

社区卫生服务提供基本的医疗服务，包括门诊、急诊、住院、手术等服务，这些医疗服务主要针对的是社区居民的一般性医疗需求，以及突发的、严重的健康问题。

4. 慢性病管理

社区卫生服务通过定期随访、健康指导等方式，为慢性病患者提供连续的、全面的医疗照顾，控制慢性病的病情发展，提高慢性病患者的生活质量。

5. 计划生育技术指导

社区卫生服务提供的计划生育技术指导，主要包括避孕、节育、生殖健康等方面的咨询和指导，通过这些服务，帮助社区居民合理安排家庭计划、促进生殖健康和优生优育。

6. 家庭访视和家庭护理

社区卫生服务通过家庭访视和家庭护理服务，为有需要的社区居民提供及时的、全面的医疗照顾、康复护理等，服务的对象主要有老年人、残疾人、慢性病患者等。

7. 心理卫生咨询与治疗

社区卫生服务为有心理问题的社区居民提供心理卫生咨询和治疗服务，包括心理咨询、心理治疗等，旨在为社区居民维持心理健康、缓解心理压力、改善心理健康状况提供及时的帮助和支持。

8. 康复训练和康复指导

社区卫生服务为有身体残疾或功能障碍的社区居民提供康复训练和康复指导服务，包括物理治疗、职业疗法等，旨在帮助患者恢复身体功能和提高生活质量。

9. 社区急救和转诊服务

社区卫生服务还承担了当社区居民遇到突发的、严重的健康问题时而需要的医疗救治服务，包括急诊治疗、转诊服务等，确保患者得到及时的、高质量的医疗救治。

10. 健康档案管理

健康档案管理是社区卫生服务的重点工作之一，也是社区医务人员开展健康管理工作的重要抓手之一。通过为社区居民建立健康档案，记录他们的健康信息和接受的医疗卫生服务记录，可以为患者提供连续的、全面的医疗照顾和健康管理，提高医疗质量和效率。

二、社区卫生服务的功能定位

根据《城市社区卫生服务机构管理办法（试行）》，社区卫生服务职能包括提供公共卫生服务和基本医疗服务。社区卫生服务中心服务能力评价指南（2019 年版）指出："社区卫生服务中心是公益性、综合性的基层医疗卫生机构，承担着常见病和多发病诊疗、基本公共卫生服务和健康管理等功能任务，是城乡医疗卫生服务体系的基础。"

社区卫生服务是我国卫生服务工作的重要组成部分，是实现人人享有初级卫生保健目标的基础环节。就其服务功能来说，社区卫生服务是以居民健康为中心，提供包括健康教育、预防、保健、康复计划、生育技术服务和一般常见病、多发病及诊断明确的慢性病的诊疗服务，以及基本公共卫生服务。就服务对象而言，它不分年龄、性别和疾患类型；就服务层面而言，它涉及生理、心理、社会各个方面；就服务范围而言，它覆盖个人、家庭和社区；就服务手段而言，主要采用适宜技术，充分调动社区资源，利用一切对服务对象有利的方式与工具；就服务时间而言，包括了人生的各个阶段，涵盖了人的全生命周期，从产前咨询开始，经过孕产期、新生儿期、婴幼儿期、少儿期、青春期、中年期、老年期直至濒死期；就疾病发生发展的过程而言，覆盖健康—疾病—康复的各个阶段。社区卫生服务对其服务对象提供不间断的一、二、三级预防保健，从健康促进、危险因素的监控，到疾病的早、中晚期的长期管理。

三、社区卫生服务的工作方式

结合社区卫生服务的内容及基层医疗卫生服务机构的功能定位，社区卫生服务的工作方式主要有以下几种：

1. 门急诊服务

基层医疗卫生机构以社区、家庭和居民为服务对象，提供一般常见病、多发病的诊治和慢性病管理，鼓励并逐步规范一般常见病、多发病和慢性病患者首先到基层医疗卫生机构就诊。

2. 住院服务

基层住院服务重点向社区护理、康复方向发展，有条件的可设置安宁疗护、老年养护病床，为二级以上医院下转患者提供必要的诊疗条件。

3. 家庭医生签约服务

合理组建家庭医生签约服务团队，明确划分家庭医生服务责任，明确签约服务包含的内容（包含中医药服务），签订签约服务协议，按照协议提供服务。通过重点人群签约服务覆盖率和签约居民续约率评价家庭医生签约服务的质量。限制每个签约服务的人口数量，每个家庭医生团队都应有能够提供中医药服务的医师，以需求为导向，针对不同人群提供相应的个性化服务。

4. 转诊服务

转诊服务是指在接诊患者过程中，发现患者有转诊指征的，可将患者转诊至二、三级医疗机构专科或专家处就诊。诊疗完毕或病情稳定后，由二、三级医疗机构将患者转回基层医疗卫生机构，接受延续性治疗或健康管理服务。

5. 远程医疗服务

远程医疗服务是优化医疗资源配置、促进优质医疗资源下沉、提高医疗服务质量和水平、建立分级诊疗制度和缓解群众看病就医难问题的重要手段。具体而言，开展远程医疗服务需要建立远程医疗协作网络，配备远程医疗的设施设备，有专（兼）职人员负责，不断完善和及时改进设施设备、信息技术，维护好通信网络和诊疗装置。

6. 出诊服务

包括主动出诊服务和被动出诊服务。主动出诊服务一般是根据预防保健工作、随访工作或保健合同要求进行出诊，如产后访视。被动出诊服务是应居民的要求上门，如出诊提供家庭病床和家庭护理。

第三节　社区卫生服务中的健康管理

随着社会的发展和人们对健康的重视，健康服务与管理在社区卫生服务中发挥着越来越重要的作用，应用的领域和涉及的工作面也很多。2009 年《中共中央　国务院关于深化医药卫生体制改革的意见》明确提出"促进城乡居民逐步享有均等化的基本公共卫生服务"。国家财政投入不断增大，先后制定了《国家基本公共卫生服务规范（2009年版）》《国家基本公共卫生服务规范（2011年版）》《国家基本公共卫生服务规范（2017年版）》，服务内容由第一版的 10 个类别扩大到第三版的 12 项，这 12 项包括居民健康档案管理、健康教育、预防接种、0～6 岁儿童健康管理、孕产妇健康管理、老年人健康管理、慢性病患者健康管理（包括高血压患者健康管理和 2 型糖尿病患者健康管理）、严重精神障碍患者管理、肺结核患者健康管理、中医药健康管理、传染病及突发公共卫生事件报告和处理、卫生计生监督协管。其中涉及健康管理的工作内容主要包括以下几点：

1. 健康档案管理

服务对象为辖区内常住居民（居住半年以上的户籍及非户籍居民），以 0～6 岁儿童、孕产妇、老年人、慢性病患者、严重精神障碍患者和肺结核患者等人群为重点。居民健康档案内容包括个人基本信息、健康体检、重点人群健康管理记录和其他医疗卫生服务记录。管理内容包括居民健康档案的建立、使用、终止和保存。健康管理工作人员可以协助社区完成居民健康档案的建立、信息录入、信息更新等工作。

2. 健康教育

内容包括：①宣传普及《中国公民健康素养——基本知识与技能（2015 年版）》。配合有关部门开展公民健康素养促进行动。②对青少年、妇女、老年人、残疾人、0～6岁儿童家长等人群进行健康教育。③开展合理膳食、控制体重、适当运动、心理平衡、改善睡眠、限盐、控烟、限酒、科学就医、合理用药、戒毒等健康生活方式和可干预危险因素的健康教育。④开展心脑血管、呼吸系统、内分泌系统、肿瘤、精神疾病等重点慢性非传染性疾病和结核病、肝炎、艾滋病等重点传染性疾病的健康教育。⑤开展食品卫生、职业卫生、放射卫生、环境卫生、饮水卫生、学校卫生和计划生育等公共卫生问题的健康教育。⑥开展突发公共卫生事件应急处理、防灾减灾、家庭急救等健康教育。⑦宣传普及医疗卫生法律法规及相关政策。结合健康管理的功能定位和社区卫生服务的工作任务，健康管理工作人员可以进行健康宣教资料的开发、健康教育活动的组织与实施、健康教育活动的评价等。

3. 特殊人群健康管理

（1）0～6 岁儿童健康管理

主要包括新生儿家庭访视、新生儿满月健康管理、婴幼儿健康管理、学龄前儿童健康管理和健康问题处理。健康管理工作人员可结合服务对象的阶段性特点，针对常见的频发健康问题进行针对性地健康宣教和个性化指导。

（2）孕产妇健康管理

主要包括孕早、中、晚期管理，产后访视，以及产后 42 天健康检查等。健康管理工作的主要职责是对孕产妇进行孕期保健指导、告知督促做产前筛查和产前诊断、评估孕妇整体状况、产褥期保健指导和相关问题处理、新生儿保健指导和相关问题处理等。

（3）老年人健康管理

结合社区卫生服务的职责定位和服务功能，健康管理工作人员主要是为 65 岁及以上常住居民每年提供 1 次健康管理服务，包括生活方式和健康状况评估、体格检查、辅助检查和健康指导等。通过筛查发现存在的健康危险因素，进行有针对性的健康教育，有效预防意外风险发生。

4. 慢性病健康管理

高血压等慢性病患者健康管理：健康管理的工作职责主要是为 35 岁及以上常住居民中原发性高血压患者等慢性病患者提供包括筛查、随访评估、分类干预和健康体检，如为服务对象每年免费测量若干次血压、血糖，根据测量结果评估其是否存在危急情况、临床症状等；评估患者的生活方式，包括吸烟、饮酒、运动、摄盐情况等，然后针对高危人群和非高危人群进行分类干预和指导。

5. 严重精神障碍患者

健康管理工作的主要职责是为精神分裂症、分裂情感性障碍、偏执性精神病、双相情感障碍、癫痫所致精神障碍、精神发育迟滞伴发精神障碍等在家居住的严重精神障碍患者提供患者信息管理、随访评估、分类干预和健康体检，如对患者进行危险性评估、指导合理用药、指导患者和家属如何配合治疗、提供有针对性的康复指导等。

6. 肺结核患者健康管理

健康管理的主要工作职责是开展肺结核患者的筛查、推介转诊、入户随访、督导服药等，如检查患者是否有危急情况、是否有其他伴发疾病，评估患者生活方式和服药情况，告知接受管理的患者按时取药、服药、复诊等事项，强化对患者的健康教育等工作。

7. 中医药健康服务

为老年人和 0 ~ 36 个月儿童开展中医药健康管理服务，对于前者主要是开展中医体质辨识、中医药保健指导等，对于后者主要是向家长提供儿童中医饮食调养、起居活动指导，在儿童不同月龄段分别为家长传授摩腹和捏脊、按揉迎香穴和足三里穴、按揉四神聪穴的方法等。

8. 传染病及突发公共卫生事件

健康管理工作人员主要是协助临床医生或公共卫生服务人员，对辖区内服务人口进行风险排查，收集并提供风险信息，参与风险评估，负责病人的医疗救治和管理，进行流行病学调查，开展健康生活方式指导和传染病预防的健康教育活动等。

参考文献

[1] 洪倩. 社区健康风险干预与管理 [M]. 北京：人民卫生出版社，2015.

[2] 郭清. 健康管理学 [M]. 北京：人民卫生出版社，2015.

[3] 曾渝，王中男. 社区健康服务与管理 [M]. 北京：人民卫生出版社，2022.

[4] 刘树琪. 健康服务与管理 [M]. 北京：人民卫生出版社，2015.

［5］张鹭鹭，王羽．医院管理学 [M]．北京：人民卫生出版社，2013．

［6］世界卫生组织．关于身体活动有益健康的全球倡议 [R]．日内瓦：世界卫生组织，2010．

［7］武留信，曾强．中华健康管理学 [M]．北京：人民卫生出版社，2016．

［8］孙长颢．营养与食品卫生学 [M]．第 8 版．北京：人民卫生出版社，2017．

［9］李春玉，姜丽萍．社区护理学 [M]．第 4 版．北京：人民卫生出版社，2017．

第十二章　健康管理与健康保险

健康保险是指在被保险人身体出现疾病时，由保险人向其支付保险金的人身保险，旨在为被保险人在患病或受伤时提供经济支持，减少因医疗费用而带来的经济压力。对于保险公司而言，健康管理有利于降低赔付率，提高经营效益；对于雇主而言，增加员工健康管理的投入反而能够降低企业的总体医疗成本；对于个人而言，健康管理与健康状况息息相关。在人口老龄化、医疗费用持续快速增长和疾病年轻化的大背景下，推动健康保险与健康管理融合发展是保险业回归保障本源的内在要求，能够实现保险公司、雇主、个人三方共赢，两者的融合发展已成为必然趋势。

第一节　健康保险概述

一、健康风险

（一）健康风险的概念及构成要素

1. 健康风险的概念

影响人类健康的因素是多方面的，包括自然的、社会的和人自身的一些因素，这些因素是引起人类健康状况呈现不确定性的原因和条件，构成健康风险因素。在人类生命过程中，经常会因自然、社会和人自身发展等诸多因素，引起人的身体疾病或伤残，以及心理疾病、道德不健康和适应社会能力差等情况的发生。这些影响因素总是处于不断变化发展中，从而使人类健康的不确定性更加复杂，人类面临的健康风险增加。在此，健康风险可以从狭义和广义两个层面来理解。狭义的健康风险，仅是指人的身体健康或健全程度的风险，即人的身体机能、组织器官等遭受疾病或意外伤害，导致的医疗费用增加、收入下降或中断等损失的不确定性。由于现代健康观除了身体健康外，还包含了心理健康、道德健康、社会适应良好等更丰富的内涵，与之相适应，健康风险就包括各个层面一切可能影响健康的因素，不仅包括遗传、职业、营养状况、卫生状况、医疗服务水平等个体和医疗因素，还与生活习惯、受教育程度、社会经济环境、家庭环境、社区发展、道德风俗等许多非个体、非医疗因素息息相关。所以，广义的健康风险是指人的身体健康或健全程度，以及心理健康、道德健康和社会适应能力等方面的不确定性。

从现代健康保险发展实践来看，健康保险所承保的主要是狭义的健康风险，即当被保险人因某种原因引发身体疾病或残疾，保险人负责赔偿医疗费或收入损失。而对于心理健康、道德健康及社会适应能力等方面的风险，健康保险并不予以承保。

2. 健康风险的构成要素

一般来说，风险是由风险因素、风险事故和风险损失三要素构成。健康风险则是由健康风险因素、健康风险事故、健康风险损失三个要素构成。

（1）健康风险因素

健康风险因素主要包括年龄、性别、职业、健康状况和居住环境等。具体可以分为三类：一是实质风险因素，是指引起或增加健康风险事故发生的机会或扩大损失程度的有形的物质性因素，如恶劣的居住环境、被污染的食物等。二是道德风险因素，是与人的道德品质有关的无形因素，指出于个人的恶意行为或不良企图，故意促使风险事故发生，以致形成损失结果或扩大损失程度的原因和条件，如带病投保、过度医疗等。对于道德风险因素引发的损失，保险公司通常不负责赔偿。三是心理风险因素，是与人的心理状态有关的无形因素，指由于人们思想上的麻痹大意、漠不关心等，以致增加风险事故发生机会或扩大损失程度的原因和条件，如参保后，人们不再积极锻炼身体和注意饮食卫生，减少了养生保健和健康预防等。相对于道德风险因素，心理风险因素强调的是人的过失、疏忽行为造成的身体健康和生命安全的损害。

（2）健康风险事故

是指引起医疗费用支出或收入损失的直接原因或外在原因，如疾病及火灾、爆炸、地震、车祸等意外伤害事故。

（3）健康风险损失

损失是非故意的、非计划的和非预期的经济价值的减少。损失可以分为直接损失与间接损失。在健康风险中，损失是指非故意的、非计划的和非预期的医疗费用、护理费用支出及收入的减少，即因疾病或意外伤害事故等健康风险事故直接造成的医疗费用开支或收入损失。

通常，风险因素是引发风险事故的隐患，是发生事故的可能性；而风险事故则使风险的可能性转化成了现实结果，并导致了损失，因此风险的要素之间具有递进式的因果关系。从逻辑上讲，三者之间的关系是风险因素→风险事故→损失的因果关系，即健康风险因素引起健康风险事故，进而导致了健康风险损失。

（二）健康风险的特征

健康风险具备一般风险所共有的客观性、危害性、不确定性、发展性等特征。同时，由于其作用对象及其表现形式的特殊性，健康风险还有其自身的特征。

1. 人身伤害性

健康风险的危害对象是人，健康风险发生后，首先会对人体健康造成伤害，导致病痛或伤残，可能造成暂时或永久性劳动能力的丧失，这会给人们的生活、工作带来困难、损失。所以健康风险给人们带来的不仅仅是经济上的损失，还有健康和生命的损害及心理的损伤，而这些是无法用金钱来衡量和弥补的。

2. 普遍频发性

健康风险是普遍存在的风险，而且发生频率极高。现代社会中，影响人体健康的因素越发复杂繁多，如各类自然灾害、意外事故、环境污染等都会危害人身健康。就健康风险中的疾病风险而言，对每个人或每个家庭都是无法回避的，其发生频率高于其他风险。

3. 复杂性

由于影响人体健康的因素多种多样、纷繁复杂，导致健康风险也具有了复杂性。就疾病风险而言，人类已知的疾病种类繁多，每一种疾病的根源可能不同，有的是细菌侵入，有的是病毒感染，有的是物理性创伤，且会因个体差异而症状各异。另外，还存在着一些未知疾病、潜在疾病及亚健康状态等，这使得疾病风险难以预测、分散和化解，防范疾病显得尤为困难。

4. 社会性

由于某些疾病具有传染性，这类风险不仅直接危害个人健康，而且会涉及整个地区乃至社会，从而使健康风险具有了社会性，如肺结核、非典型性肺炎、新型冠状病毒感染等。这些疾病一旦发生，若不进行有效预防、治疗和控制，很快会传染给他人甚至蔓延到整个地区乃至社会，给更多人的健康乃至生命造成严重危害。

（三）健康风险的分类

从风险引发的后果来看，健康风险可以分为疾病风险和残疾风险两类。

1. 疾病风险

疾病风险可以从狭义和广义两个角度理解。狭义的疾病风险是指个人由于人体器官或组织感染疾病或身体机能病变而导致的人身风险；广义的疾病风险除了疾病引起的风险外，还包括个人由于生育及意外伤害而引起器官或部分组织感染疾病的人身风险。

2. 残疾风险

残疾风险是由于疾病、意外伤害事故等导致人体肌体损伤、组织器官缺损、功能障碍或永久丧失功能等给个人和家庭带来损失的不确定性。从经济角度讲，残疾风险给个人和家庭所带来的问题可能比早逝风险或疾病风险更为严峻。因为如果一个人不幸死亡，其后果仅仅是家庭收入的减少或中断。但如果是残疾，则不仅家庭收入减少了，而且由于要承担残疾者的医疗费用、生活自理辅助设备的购置等，给个人和家庭造成的财务负担会更大。

二、健康保险

（一）健康保险的概念

对于健康保险的概念，目前国内外理论界和实务界还未形成统一的界定。2019 年 10 月中国银保监会发布的《健康保险管理办法》第二条规定，健康保险是指由保险公司对被保险人因健康原因或医疗行为的发生给付保险金的保险，主要包括医疗保险、疾病保险、失能收入损失保险、护理保险，以及医疗意外保险等。

本书将健康保险界定为：以人的身体为保险标的，由保险公司为被保险人因发生疾病或遭受意外伤害所产生的医疗费用或经济损失提供补偿的人身保险。

（二）对健康保险的理解

1. 健康保险的保险标的是人的身体

健康保险是为了解决健康风险带来的损失，而健康是针对人的身体而言的，因此健康保险的保险标的是人的身体。

2. 健康保险承保的事故包括疾病和意外伤害

疾病是由于人体内部的原因，造成身体或精神的痛苦或不健全。构成健康保险中"疾病"的条件有3个：第一，疾病必须是明显非外来原因造成的。疾病是由身体内在的生理原因所致，如果是外来的原因造成的病态可视为意外伤害。通常以是否是明显外来的原因所致，作为疾病和意外伤害的判断标准。第二，疾病必须是非先天性的原因造成的。由先天原因造成的身体缺陷或先天性疾病等，保险人不负责，保险人仅对被保险人的身体由健康状态转入病态而支付的医疗费或收入损失承担责任。第三，疾病必须是非长存的原因造成的。按照人的生命规律，机体衰老是个长期的、自然的过程，对每一个人来讲，衰老都是必然的。因此人到一定年龄以后出现的衰老现象，不属于健康保险的疾病范围。但在衰老的同时可能诱发的其他疾病是健康保险的保障范围。

意外伤害是在被保险人没有预见到或违背被保险人意愿的情况下，突然发生的外来致害物明显、剧烈地侵害被保险人身体的客观事实。意外伤害由意外和伤害两个必要条件构成，只有主观上的意外而无伤害的客观事实，不能构成意外伤害；反之，只有伤害的客观事实而无主观上的意外，也不能构成意外伤害。只有在意外情况下发生的伤害，才构成意外伤害。其中，意外是针对人们的主观状态而言，是指侵害的发生是人们事先没有预见到，或违背人们的主观意愿。伤害是指外来致害物使人的身体受到侵害的客观事实，由致害物、侵害对象和侵害事实3个要素构成，缺一不可。

3. 健康保险的保障项目包括医疗费用和收入损失

健康保险的保障项目包括两类：一是被保险人因疾病或意外事故引起的医疗费用支出，即通常所说的医疗保险或医疗费用保险；二是因疾病或意外事故导致的收入损失，这类保险被称为收入损失补偿保险。所以，健康保险并不是保证被保险人不生病、不受伤害，而是对被保险人因疾病或意外伤害等原因而支付的医疗费和护理费、暂时或永久不能工作而遭受的收入损失进行补偿。

（三）健康保险的特征

由于健康保险以人的身体为保险标的，因此一般认为健康保险属于人身保险。但人身保险还包括人寿保险和意外伤害保险，故健康保险的特征表现为其与人寿保险、意外伤害保险相比较而具有的特殊性。

1. 保险标的、保险事故具有特殊性

健康保险以人的身体为保险标的，以疾病（包括生育）或意外伤害引起的医疗费用和收入损失，以及由于疾病或生育导致的致残、失能或死亡为保险事故。而人寿保险则是以人的生命或寿命为保险标的，以死亡与生存为保险事故，当被保险人在保险期限内死亡或合同期满仍生存时，由保险人按合同约定金额给付死亡保险金或生存保险金。意外伤害保险虽然也以人的身体为保险标的，但以意外伤害事故导致被保险人死亡或伤残为保险事故。

2. 承保的风险具有变动性且难以测定

不论是疾病风险还是残疾风险都受很多因素的影响，且会随着内外部环境的变化而变化，要准确确定其发生的规律性是极其困难的。即使是同一种疾病，在不同地区、不同级别的医院就诊，选择不同的诊疗方法、不同的诊疗路径等，其花费也是不同的，有的相差甚远。同时，健康保险极易发生逆选择和道德风险。因此，为降低道德风险和逆选择，要求精算人员要依据以往疾病和意外伤害发生及赔款的统计资料进行风险评估及厘定费率，同时严把核保关和理赔关，以降低风险不确定性对保险经营的影响。而人寿保险的生命风险则具有相对稳定性，保险公司可以依据生命表所揭示的生命规律来科学、合理地厘定费率。

3. 健康保险承保标准复杂

由于健康保险承保事故的特殊性，其承保条件比人寿保险复杂和严格得多。被保险人的健康状况除了要根据其病历了解既往病史、现病史，还要了解家庭病史，并对其所从事的职业、居住的地理位置及生活方式进行评估。在健康保险的承保实务中，保险人按照风险程度将被保险人分为标准体和非标准体两类。对那些身体健康、符合承保条件的人们，按正常费率予以承保，称为标准体保险；对那些没有达到标准条款规定的身体健康要求的人们，可以通过提高费率或重新规定承保范围来予以承保，称为非标准体保险。在健康保险核保中，需要综合考虑被保险人的年龄、既往病史、现病史、家族病史、职业、居住环境及生活方式等多种因素。意外伤害保险的承保条件相对宽松，主要考虑被保险人的职业和工种等与可保风险有关的因素，不对被保险人进行体格检查，高龄者也可以投保。

4. 保险费率厘定方式复杂

健康保险通常是依据平均保额损失率来厘定保险费率，但同时要考虑疾病的发生率、疾病持续时间、残疾发生率、死亡率、续保率、附加费用、利率、保险公司展业方式、承保理赔管理、公司主要目标及道德风险、逆选择等因素对费率的影响。意外伤害保险费率厘定的依据主要是意外伤害事故的发生概率。

5. 健康保险多为短期保险

健康风险的变动大而且难以预测，加上我国健康保险起步晚，发展还不成熟，缺乏数据和经验，进行长期保险费率的厘定有一定难度，为有效控制风险，保证健康保险运营的稳定性，我国大多健康保险为短期保险。短期健康保险是指保险期间在一年及一年以下且不含有保证续保条款的健康保险。保证续保条款是指在前一保险期间届满后，投保人提出续保申请，保险公司必须按照约定费率和原条款继续承保的合同约定。除重大疾病保险、特殊疾病保险和长期护理保险外，绝大多数健康保险尤其是医疗费用保险的保险期限均为一年。意外伤害保险都是短期保险，保险期限为一年或更短。

6. 兼具补偿性和给付性

我国《健康保险管理办法》第五条规定，医疗保险按照保险金的给付性质分为费用补偿型医疗保险和定额给付型医疗保险。费用补偿型医疗保险是指根据被保险人实际发生的医疗、康复费用支出，按照约定的标准确定保险金数额的医疗保险，给付金额不得超过被保险人实际发生的医疗、康复费用金额；定额给付型医疗保险是指按照约定的数额给付保险金的医疗保险。健康保险虽然是以人的身体为保障对象，是人身保险的一种，但疾病保险以外的健康保险是以被保险人因疾病或意外事故所致的医疗费用支出和收入损失为保险责任，而医疗费用和收入损失都可以用货币衡量其大小，有确定的数额。因此，疾病保险以外的健康保险具有补偿性，是补偿性保险，保险人支付的保险金不能超过被保险人实际支付的医疗费用或实际收入损失。疾病保险具有给付性，当被保险人罹患合同约定的疾病时，保险人按合同约定金额给付保险金。意外伤害保险也是给付性保险，出险时由保险人按合同约定给付身故保险金或残疾保险金（残疾保险金根据合同约定的保险金额和被保险人的伤残程度来确定）。

7. 实行成本分摊

由于健康保险有风险大、不易控制和难以预测的特性，因此保险人对所承担的医疗保险金的给付责任往往带有很多限制或制约性条款，以使被保险人与保险人共同承担所发生的医疗费用支出，进行成本分摊。常用的方法是在合同中规定免赔额条款、比例给付条款和给付限额条款。

（四）健康保险的作用

健康保险作为一项经济制度，通过资金的筹集及风险分散，增强了投保人对健康风险的抵抗能力，提高了个体及社会对健康风险管理的效率。对于健康保险的作用，可以从宏观和微观两个方面进行把握。

1. 宏观层面

从宏观层面来看，健康保险的作用主要表现在维护社会稳定、促进经济发展、完善医疗保障体系3个方面，具体表现如下：

（1）维护社会稳定。当被保险人因各种健康风险而发生经济损失时，健康保险的实施能够帮助被保险人将损失的风险进行转嫁，得到相应的补偿，从而减轻被保险人及其家庭来自经济上的和精神上的压力，避免他们处于困境而铤而走险，真正起到社会稳定器的作用。

（2）促进经济发展。从资金运作角度看，医疗保障体系包括医疗保障资金的筹集、医疗服务的提供和医疗市场的监管。在整个体系运行过程中，医疗保障资金的筹集是关键环节。社会医疗保险的资金筹集主要来自个人、企业、政府3个方面。健康保险通过投保人自愿缴纳保费的形式筹集资金，建立保障资金，在按照承保合同为被保险人提供健康风险保障的同时，减轻了政府的负担，有效地缓解了财政压力，让更多的财政投入到经济建设当中，促进社会经济的快速发展。

（3）完善医疗保障体系。《中共中央　国务院关于深化医药卫生体制改革的意见》中强调，要积极发展商业健康保险，满足群众多样化的健康需求。同时，鼓励企业和个人通过参加商业保险及多种形式的补充保险解决基本医疗保障之外的需求。商业健康保险作为社会医疗保险的重要补充，能及时弥补社会医疗保险的保险缺口，为人们提供保障范围更广、产品更丰富、层次多样化的医疗保障，从体制层面完善我国多层次的医疗保障体系。

2. 微观层面

从微观层面来看，健康保险有利于减轻个人及家庭的负担，有利于企业人力资源的充分利用，促进企业的健康发展。

（1）减轻个人与家庭的负担。对于每一个人和每一个家庭来说，在人的一生当中，总会面临或大或小的健康风险，一旦遭遇疾病或意外伤害，依靠个人或家庭的经济实力通常难以支撑高额的医疗费用，还会面临收入的减少和中断。通过医疗保险和疾病保险对医疗费用、康复费用进行适当的分担，以及通过失能收入损失保险对失能收入损失进行补偿等方式，在经济上给予被保险人一定的支持，减少"因病返贫，因病致贫"现象，减轻个人与家庭的压力，使患病者能够得到及时的治疗，从而恢复身体健康，重返工作岗位。

（2）有利于企业人力资源的充分利用，促进企业的健康发展。人力资源是企业发展最活跃也是最重要的财富，对于企业而言，雇主通过团体健康保险的形式为单位员工投保。健康保险作为企业员工福利，可以帮助企业吸纳、留住优秀的人力资源，调动员工工作积极性，提高工作效率，为企业创造更多的利润和价值。

第二节　健康保险产品

按照我国《健康保险管理办法》第二条的规定，我国的健康保险主要包括医疗保险、疾病保险、失能收入损失保险、护理保险及相关的医疗意外保险等。

医疗保险，是指按保险合同约定为被保险人进行医疗、康复等费用支出提供保障的保险。

疾病保险，是指以保险合同约定的疾病的发生为给付保险金条件的保险。

失能收入损失保险，是指以保险合同约定的疾病或意外伤害导致工作能力丧失为给付保险金条件，为被保险人在一定时期内收入减少或中断提供保障的保险。

护理保险，是指以保险合同约定的日常生活能力障碍引发护理需要为给付保险金条件，为被保险人的护理支出提供保障的保险。

医疗意外保险，是指以保险合同约定的对不能归责于医疗机构、医护人员责任的医疗损害提供保障的保险。

一、医疗保险

（一）医疗保险的概念

医疗保险从社会属性上可以分为社会医疗保险和商业医疗保险。

1. 社会医疗保险

社会医疗保险是指一个国家或地区按照保险设定的原则，为解决居民基本医疗卫生问题而筹集、分配和使用医保基金的制度，它是社会保障制度体系的重要组成部分。中国的社会医疗保险制度目前已经基本实现全面覆盖。社会医疗保险可以满足国民的基本医疗服务需求，但随着医疗费用的逐年提升，社会医疗保险发挥保障作用的压力也日益增大。

2. 商业医疗保险

商业医疗保险是指以保险合同约定的医疗行为的发生为给付保险金条件，为被保险人接受诊疗期间的医疗费用支出提供保障的保险。商业医疗保险是相对于社会医疗保险而言的，是保险公司经营并以盈利为目的，向投保人收取保险费用，保险公司按照合同约定为被保险人因疾病或意外伤害产生医疗费用或收入损失提供保障的一类健康保险。商业医疗保险是社会医疗保险的有力补充，也是我国多层次医疗保障体系的重要组成部分，对于丰富和完善医疗保障体系，促进和谐社会的构建具有重要作用。

（二）医疗保险的特征

1. 保险期限短，保费与年龄正相关

商业医疗保险的保险期限一般较短，通常不超过一年。由于疾病种类的增多，以及医疗技术的不断进步，药品和就医服务的成本增加，再加上我国的商业医疗保险还处于起步阶段，可参考的数据和统计资料有限，保险精算人难以制定出长期适用的保险费率。保险费多数是在投保时一次缴纳，也有少数保单采用分期缴纳的方式。保险费的核定主要考虑被保险人的职业、性别、年龄和保险金等因素，理论上随着被保险人的年龄增长而价格上涨。

2. 遵循损失补偿原则

商业医疗保险与其他人身保险种类赔付方式不同，如重大疾病保险与人寿保险的赔付遵照定额给付原则，发生保险事故时，按照签订合同时约定的保险金额进行给付。而商业医疗保险遵循的是损失补偿原则，参保人患病后可享有到医院就医，享受医疗服务的待遇，其经济水平或社会地位这些因素不会对就医产生影响。但由于病种、病情的差异，每个患者所花费的金额是不同的，获得保险公司的补偿也不同。保险公司将按照合同约定，根据被保险人实际花费的医疗费用进行补偿，且补偿金额不得超过保险事故造成的实际损失。

3. 合同对被保险人健康风险控制严格

由于商业医疗保险的理赔频繁，且逆选择严重，承保风险相对较高，所以保险公司对被保险人的健康要求较高，"健康告知"条款要求严格，以此来筛选带病投保的全体，降低经营风险。同时，商业医疗保险还有免赔额条款和等待期条款的规定。免赔额条款的规定意味着被保险人需承担一部分的医疗费用，而规定免赔对于减少道德风险的发生有一定作用，同时也会减少保险公司的运营成本。目前，商业医疗保险基本都会设立等待期或观察期，由于保险公司或是保险产品不同，等待期的时间也会有所不同，一般是 30 天到 90 天，目的也是防止消费者带病投保，减少逆选择和道德风险，保护投保人和保险公司的利益。

4. 可设计有针对性的附加条款

针对一些特殊的疾病，需要一些特殊的治疗或药品，而这些药品或治疗不一定包含在保险责任范围内或费用非常昂贵，如需要血液透析的病人，需使用骁悉或升白药等价格昂贵且大部分不在医保目录范围内的药物，参保人员一旦需要使用会导致个人负担沉重。保险人可针对这些治疗项目和药品设计出相应的附加条款，使被保险人能以较低的费率最终获得较充分的保障。

5. 不保证续保

除税优健康险外，绝大多数医疗保险产品并不保证续保。由于被保险人年龄或身体状况的改变，同时还有医疗技术的进步导致医疗费用增加，保险公司会及时调整费率或续保条件，从而达到规避风险、提高盈利水平的目的。保险监管机构明确规定，保险公司开发的"短期健康险产品"应当在保险条款中明确表述为"非保证续保"条款，严禁以"保证续保"的概念对消费者进行误导宣传。

6. 无须指定受益人

医疗保险产品是为被保险人提供医疗费用的保险，基本以被保险人的存在为条件，受益人与被保险人一致，故无须指定受益人。

7. 一般只覆盖医疗支出的直接费用

对于类似误工费、营养费等间接医疗费用支出，保险公司一般不承担赔付责任。为明确保险公司的赔偿责任，通常会在保险合同中详细列明保险公司的保险责任和除外责任。保险合同的当事人可以采用附加条款的形式约定可以赔偿的间接费用。

8. 理赔程序相对复杂

由于医疗保险遵循"损失补偿原则"，所以合同中明确规定理赔时必须提供就医期间各项开支的原始发票或单据，保险公司需要对各项开支的真实性，以及是否符合赔偿条件进行审核。

二、疾病保险

（一）疾病保险的概念

疾病保险产品，是以保险期限内被保险人首次诊断出保险合同约定的疾病为保险金给付条件的健康保险产品。只要在保险期间，被保险人初次诊断出符合合同条款的疾病，无论被保险人是否选择就医，只需要向保险公司出具病情诊断书证实其确实患病，保险公司就给付约定的保险金额，属于定额给付型保险产品。

（二）疾病保险的特征

1. 按照性别设计疾病保险产品

由于基因组成与生理构造的不同，男女容易罹患的疾病种类不同，患相同疾病的概率也不尽相同，甚至男女生活习惯、工作种类不同，也会造成二者患病的差异。所以，保险实务中通常会按照被保险人的性别设计不同的险种，常见的是各种女性的重大疾病保险。

2. 疾病保险产品多为长期保险，甚至为终身型

一方面，投保方购买疾病保险产品，目的就是在被保险人患病时能够获得更大的保障，不少疾病的发病率是随着年龄的增长而提高的，但是若被保险人购买的是短期疾病保险产品，续保时要承担更高额的保费，所以长期疾病保险产品是投保方最优的选择；另一方面，保险公司销售长期保险产品，能够保障其业务稳定性，有利于公司发展。

3. 保费豁免

疾病保险合同中通常设有保费豁免条款，即在保费缴纳的过程中，被保险人罹患合同约定的疾病时，不但可以获得约定的保险金，还可以不再缴纳剩余的保险费，即保费豁免。所以，投保人在购买疾病保险产品时，选择期缴保费的方式比较有利。

4. 理赔程序相对简便

购买疾病保险产品，保险金的给付与是否发生医疗行为、实际医疗费用的多少均无关系，即保险公司在理赔时只关注被保险人是否患病、所患疾病是否符合合同的约定，并不像医疗保险需要关注实际损失是多少，所以，疾病保险产品的理赔手续相对简便。

（三）重大疾病保险

疾病保险产品通常包括特种疾病保险（牙科、眼科、女性疾病等）、重大疾病保险和普通疾病保险。在我国的保险实务中，疾病保险主要是指重大疾病保险，简称"重疾险"。重大疾病保险，是指当被保险人在保险期间罹患保险合同约定的疾病，达到约定的疾病状态或实施了约定的手术时即付保险金的健康保险。"重大疾病"通常有3个特点：灾难性、复杂性、费用高。因此，重大疾病保险产品设计的目的包括：①被保险人在生存期间能有较多的现金完成疾病的康复治疗；②弥补被保险人因患有重大疾病而丧失工作能力造成的收入损失；③帮助被保险人在有生之年完成其未了的心愿。

2007 年 8 月，我国首部《重大疾病保险的疾病定义使用规范》正式实施，其中规定以重大疾病保险命名的产品必须涵盖以下六种核心疾病：恶性肿瘤、急性心肌梗死、脑中风后遗症、冠状动脉搭桥术（或称冠状动脉旁路移植术）、重大器官移植术或造血干细胞移植术、终末期肾病（或称慢性肾功能衰竭尿毒症期）。除这六种疾病外，还对其他 19 种疾病的定义和使用规范做了明确说明。2020 年中国保险行业协会和中国医师协会共同对这一规范进行了修订，在原 25 种疾病的基础上新增加了严重慢性呼吸衰竭、严重克罗恩病、严重溃疡性结肠炎 3 种重度疾病，同时对恶性肿瘤、急性心肌梗死、脑中风后遗症 3 种核心重疾病种进行了科学分级，增加了对应的轻度疾病的定义。除了六种核心疾病外，保险公司可以根据市场需求和自身承保能力，选择其他承保疾病。在保险实务中，为了吸引消费者，保险公司往往会扩大保障的疾病范围，很多保险产品保障的病种达到一百多种，保障范围的扩大意味着保费提高，所以消费者在购买重大疾病保险时应根据自身的实际情况和缴费能力选择适合自己的产品，不能盲目追求保障疾病的数量。

三、失能收入损失保险

（一）失能收入损失保险的概念

失能收入损失保险产品，是指当被保险人在保险合同有效期内因疾病或意外伤害导致残疾，丧失部分或全部工作能力而不能获得正常收入或正常收入减少时，为被保险人的收入损失提供经济补偿的健康保险产品。

失能即失去工作能力，无法获得正常收入，在具体的失能收入保险保单中又分为完全失能、部分失能。在保险实务中，各保险公司销售的失能收入损失保险的保障责任范围差异较大，主要是对完全失能的定义不同。通常失能的鉴定是在被保险人治疗结束后（若被保险人从患病或发生意外伤害事故之日起至第 180 日时治疗仍未结束，则按第 180 日时的身体状况进行鉴定），由有资质的医疗鉴定机构或司法鉴定机构进行鉴定。

在失能收入损失保险中规定的完全失能包括以下 4 种：

（1）任何职业完全失能

它也称绝对全残，是指被保险人因疾病或意外伤害不能从事其原来的工作或其他任何与其所受教育、培训和经验相当的职业。

（2）以往职业完全失能

它也称原职业全残、专业职业能力丧失，是指被保险人因疾病或意外伤害而不能完成其以往职业的基本工作时，即被视为完全失能。

（3）通用完全失能

将上述两种定义结合起来，通常约定一个期限（我国通常规定为 2 年），定为残疾初期，如果被保险人在残疾初期不能履行其以往职业的基本职责，则该被保险人即可被定义为完全失能，可领取失能保险金；该期限结束后，如果被保险人仍然不能完成与其所受教育、培训和经验相当的工作，仍可被认定为完全失能，继续领取失能保险金直至保险金给付期满。

（4）推定完全失能

在保单中规定，被保险人出现以下情形之一，即可被认定为完全失能，而不论其是否从事原职业或其他职业。这些情形包括：①双目永久完全失明；②两上肢腕关节以上或两下肢踝关节以上缺失；③一上肢腕关节以上及一下肢踝关节以上缺失；④一目永久完全失明及一上肢腕关节以上缺失；⑤一目永久完全失明及一下肢踝关节以上缺失；⑥四肢关节机能永久完全丧失；⑦咀嚼、吞咽机能永久完全丧失；⑧中枢神经系统机能或胸、腹部脏器机能极度障碍，导致终身不能从事任何工作，丧失生活自理能力。

（二）失能收入损失保险的特征

1. 根据被保险人的职业类别制定级别费率

职业是影响失能收入损失保险费率厘定的重要因素。失能收入损失保险产品费率通常按照被保险人的职业类别制定级别费率。职业风险越高，失能风险越高，费率也越高。对于重体力劳动者、高空作业人员等，由于其职业风险过高，被排除在失能收入损失保险之外。

2. 保险金支付低于实际收入损失

失能收入损失保险产品的保险金支付必须低于实际收入损失，且保险金的支付比例在保障被保险人失能后的生活的同时又不会过高，以防止被保险人夸大病情试图获得更高的失能保险金。同时，防止被保险人怠于主动寻求可以获得收入的工作返回工作岗位。

3. 保险金支付采用年金的方式

失能收入损失保险产品的保险金支付一般按月或按周进行，被保险人可选择。一方面，失能收入损失保险产品主要用于保障被保险人失能后的生活，若保险人一次性支付失能保险金，被保险人可能将此笔资金用于投资等非合理渠道；另一方面，若保险人一次性给付失能保险金，被保险人即使重返工作岗位，保险公司也不能拿回已赔付的保险金。这样，被保险人就有寻找索赔理由的动机，诱发道德风险。

4. 有保险金给付期限的设定

给付期限，是指失能收入损失保单支付保险金的最长时间。给付期限可以是短期，也可以是长期。短期补偿是为了补偿被保险人在身体恢复前不能工作的收入损失；长期补偿是为了补偿被保险人全部残疾而不能恢复工作的收入损失。一般而言，失能保险期间不论是生病致残还是受伤致残均相同，从 13 周、26 周、52 周，到 2 年、5 年或给付至 65 岁。如果全残始于 55 岁、60 岁或 65 岁，可提供终身给付。

四、长期护理保险

（一）长期护理保险的概念

长期护理保险产品是指对被保险人因年老、慢性或严重疾病、意外伤害等导致身体上的某些功能全部或部分丧失，生活无法自理，需要在家接受他人护理或在护理机构接受稳定护理时所支付的各种费用进行补偿的健康保险产品。长期护理通常周期较长，其保险期限一般可达半年、数年、十几年、几十年甚至终身，其目的在于尽可能维持和增进被保险人的身体机能，提高其生存质量，并不以完全康复为目的。

（二）长期护理保险的特征

1. 保障期限长

典型的长期护理保险产品，主要指负担老年人的专业护理、家庭护理及其他相关服务项目费用支付的健康保险产品。老年人失能需要护理的概率更高，相对于其他健康保险产品而言，长期护理保险产品更能满足被保险人年老后的长期看护需求，目前我国长期护理保险产品，大多保障到被保险人80岁以上，有的甚至保障终身。

2. 保险金给付方式多样，给付期限灵活

长期护理保险产品的给付形式多样，既有现金给付又有实物给付。给付期限又十分灵活，有一年、数年甚至终身等几种不同选择。同时，也规定有20天、30天、60天、90天等多种免责期。

3. 有保费豁免功能

长期护理保险产品的保费通常为平准式，但也有每年或每一期间固定上调保费者，其年缴保费因投保年龄、等待期、保险金额和其他条件的不同而有较大区别。长期护理保险产品一般都有保费豁免功能，在缴费期间，被保险人一经确定需要"长期护理"，保险公司将豁免以后各期保险费。

4. 长期护理保险产品通常保证续保

长期护理保险保单可以保证对被保险人续保到一个特定年龄，如79岁，有的甚至保证对被保险人终身续保。保险人可以在保单更新时提高保险费率，但不得针对具体某个人，必须一视同仁对待同样风险的所有被保险人。

第三节　健康管理在健康保险中的应用

一、保险公司开展健康管理的内容

按照《中国银保监会办公厅关于规范保险公司健康管理服务的通知》（银保监办

发〔2020〕83号）（简称《通知》）的规定，保险公司提供的健康管理服务包括健康体检、健康咨询、健康促进、疾病预防、慢病管理、就医服务和康复护理七大类服务分类体系。

《保险业健康管理标准体系建设指南》根据《保险机构健康管理服务指引 第2部分：服务内容》（T/IAC CHAA 39.2—2020）和《通知》对保险机构开展健康管理的服务进行了细化，并从服务内容、要求、形式等方面逐个制定每一类服务的规范和标准，包括十三类服务分类，分别对应归属于《通知》中的七大类健康管理服务。其中，"健康和疾病筛查服务"属于七大类服务的"健康体检"；"专家咨询服务"属于七大类服务的"健康咨询"；"健康教育服务""运动管理服务""营养饮食管理服务""健康方式养成管理服务"属于七大类服务的"健康促进"；"重病早查方案服务""健康和疾病风险评估服务""健康指标和监测服务"属于七大类服务的"疾病预防"；"医嘱管理服务""健康教练服务"属于七大类服务的"慢病管理"；"就医支持服务"属于七大类服务的"就医服务"；"康复护理服务"属于七大类服务的"康复护理"。

1. 健康和疾病筛查服务

将亚健康状态保险客户、罹患病症的客户从保险的客户中挑选出来，将其作为健康管理服务的对象和标的。

健康和疾病筛查服务可包括的健康管理应用项目有：基因检测、筛查体检、普通健康体检、体检报告解读、居家检测、海外体检等项目。

2. 健康和疾病风险评估服务

根据获取的风险病症客户的疾病和健康信息，对客户进一步发展成为重病的风险进行评估，确认客户在短期、中期或长期发展转化成重病的可能性大小，并以此作为制订健康管理服务方案和措施的依据。

健康和疾病风险评估服务可包括的健康管理应用项目有：健康评估（健康评测）、疾病（单病种）风险评估、护理评估、环境健康测评等项目。

3. 健康教育服务

向客户提供和其病症相关的知识和信息，使客户了解其所患疾病的健康风险，以及和其病症相关的不良生活习惯等防治常识，从而达到预防疾病发生和发展、减少医疗费用支出的目的。

健康教育服务可包括的健康管理应用项目有：普及健康教育、健康资讯和视频、健康线上课程、健康线下讲座等项目。

4. 重病早查方案服务

向客户提供和其重病前症相适应的体检项目和复查方案，使客户了解针对性的检查内容和时间间隔，及时得知病情的进展情况。

重病早查方案服务可包括的健康管理应用项目有：疾病早防、重疾专项检查、检查报告解读、检查异常诊疗建议等项目。

5. 运动管理服务

向客户提供和其病症相适应的运动方法和方案，避免不良运动带来的健康风险和危险，使运动成为其健康的促进因素。

运动管理服务可包括的健康管理应用项目有：运动管理、运动处方、专病运动管理等项目。

6. 营养饮食管理服务

向客户提供和其病症相适应的营养饮食方案，使客户了解不良营养饮食的健康风险，形成健康的营养饮食习惯。

营养饮食管理服务可包括的健康管理应用项目有：营养饮食管理、营养方案（处方）、专病饮食管理、减重饮食管理等项目。

7. 医嘱管理服务

向客户提供适合其病症治疗的医嘱管理工具和方案，帮助客户很好地执行医嘱，达到良好的治疗效果。

医嘱管理服务可包括的健康管理应用项目有：医嘱管理、药品服务、器械服务、来电关怀、用药提醒等项目。

8. 健康方式养成管理服务

为客户戒除不良嗜好、维持身心健康和良好生活习惯等提供科学方案、建议、支持，帮助客户保持信心，持之以恒地戒除有害健康的不良嗜好。

健康方式养成管理服务可包括的健康管理应用项目有：活力计划（Vitality）、不良习惯（烟、酒）戒除、健康维护、养生保健、男性保健、女性健康、妇儿保健、中医养生调理、老年健康、儿童健康等项目。

9. 健康教练服务

通过定制的健康管理训练课程，使客户掌握自我健康管理的方式和方法，有效管理其健康行为。

健康教练服务可包括的健康管理应用项目有：健康指导、妊娠管理、就医指导、家庭医生、心理指导、专病健康教练等项目。

10. 专家咨询服务

由医学专业的人员，向客户提供和其病症相关的问题、疑问等的解答，增加客户对其病症的了解，并采取积极有效的措施防治其疾病。

专家咨询服务可包括的健康管理应用项目有：健康咨询、心理咨询、第二医学意见、在线（远程）问诊、专家咨询、电话医生、就医咨询、中医药服务、医保咨询等项目。

11. 医疗支持服务

向客户提供就医就诊方面的建议、意见和相关支持，使客户能及时得到适合的医生、医院和医疗服务，并使其获得有效治疗。

医疗支持服务可包括的健康管理应用项目有：接种疫苗、远程医疗（会诊）、健康医疗干预、紧急就医协助、绿色通道（就诊预约）、专家预约、多学科会诊、陪诊服务、手术住院安排、住院探视、住院陪护、全球紧急救援、海外就医、齿科服务、眼科服务、影像服务、病理服务、保险直付、住院垫付、医疗管家、上门医疗、专家复诊、线上门诊等项目。

12. 健康指标和监测服务

向客户提供健康指标和监测及穿戴设备的使用建议，或者提供相关配套服务，记录客户健康指标的变化情况，及时掌握其病情的进展情况，并采取应对措施。

健康指标和监测服务可包括的健康管理应用项目有：电子健康档案管理、健康穿戴、穿戴设备、医疗档案、医疗数据、仪器检测等项目。

13. 康复护理服务

在客户罹患重大疾病的过程中或康复阶段，综合地应用医学、社会、教育等措施，帮助患者身体机能恢复正常，维持正常生活，为客户所患疾病的康复提供康复护理方案服务、康复护理支持服务。

康复护理服务可包括的健康管理应用项目有：失能护理、康复建议、老年护理、居家护理、日间照护、康复管理等项目。

二、国外健康保险与健康管理融合发展主要模式

20 世纪 60—70 年代，美国保险业最早提出"健康管理"的概念，90 年代，英国、德国、日本等国家逐步建立了不同形式的健康管理组织，形成了各具特色的发展模式。

1. 以英国为代表的"政府医疗保障＋商业保险"合作模式

英国是典型的实行全民医疗保险模式的国家，采用以政府为主导的国民健康服务体系（NHS）。但在运行几十年后，该体系也出现了就医等待时间过长、医院工作效率低下、缺乏绩效激励机制等问题。因此，英国政府开始探索 NHS 的商业化经营模式，即引入有资质的商业保险公司参与管理 NHS，提供就医协调、医疗审查等服务。截至 2018 年，英国有三分之一的商业健康保险公司具备 NHS 服务管理资格，该模式实现了社保和商保的有效融合，促进了医疗服务质量和效率的双重提升。

2. 以美国、南非为代表的"商业健康保险＋健康管理"经营模式

联合健康集团是美国最大的商业健康险公司，2022 年公司营业收入 2875 亿美元，在《财富》世界 500 强中位列第 11 名。该公司旗下分健康保险业务（United Healthcare）和健康管理业务（Optum）两大板块。健康保险业务又可细分为企业和个人业务、老年人业务、政府医疗补助业务和国际业务；健康管理业务则主要由健康管理、健康信息技术服务、药品服务管理三大业务线构成。健康保险为健康管理提供了稳定的客户群体，健康管理通过自身的技术优势及医疗资源，降低赔付率，增加健康保险业务的核心竞争力，二者互为促进，充分发挥协同效应和规模效应。目前两大板块营收差距不断缩小，健康管理业务撑起了公司未来发展的半壁江山。

Discovery 保险公司是南非最大的商业保险公司，其 1997 年开创的 Vitality 健康管理计划已输出至全球 20 多个主要国家，是国际上公认的经科学验证的健康计划。从内容上看，Vitality 计划由三个计划组成，分别对应客户的身体健康管理、合法驾驶和良好的财务规划。购买该公司健康险的客户即可选择成为 Vitality 健康会员，一方面，会

员可以评估个人风险因素，以折扣价格访问 Discovery 的医疗与健康服务网络，获取相关服务；另一方面，会员可以通过参与健康生活方式或购买健康食品等积累分数，分数对应青铜、白金、黄金、钻石四个健康等级，不同层次的健康评级享受不同程度的奖励与折扣。通过 Vitality 健康管理计划，Discovery 保险公司将健康保险与客户的健康生活挂钩，有效提升了客户的健康水平，降低了公司的赔付支出，是健康保险与健康管理服务成功融合的典范。

三、我国商业健康保险公司的健康管理探索

我国商业健康保险开展健康管理尚处于起步阶段，受自身和外部诸多因素的影响，发展也存在诸多问题，特别是我国商业健康保险自身的规模较小，赔付支出占医疗机构收入的比例较低，尚不具备较强的支付优势，对医疗机构的影响力或控制力较小。选取人保健康、泰康保险和平安保险三家公司作为代表，分析其探索开展健康管理的现状。

（一）人保健康的探索

人保健康在行业内率先提出了"健康保障 + 健康管理"的经营理念，致力于在提供健康保险保障的同时，通过开展健康管理提高参保人的健康水平，以实现不得病、少得病的目的。

1. 打造自身健康管理能力

按照"健康保障 + 健康管理"的经营理念，人保健康加大在健康管理方面的能力建设。首先在服务项目上不断拓展，实现健康档案、健康风险评估、慢病管理、体检服务、体检报告解读、健康咨询、电话医生等多个服务项目的落地实施。其次在服务载体上不断丰富，先后打造线上、线下多个服务平台，线下平台有在多地建设的健康管理中心、与医院合作搭建的商保中心；线上平台有服务专线、"PICC 人保健康"APP 等。同时打造了一支健康管理团队，在最前端引导、帮助客户使用诸多健康管理服务和健康管理平台。

2. 在保险产品中嵌入健康管理服务

打造健康管理服务能力的目的，除了可以作为标准化的产品对外销售外，更多的是要服务于保险保障主业，通过客户健康水平的提升，提高保险产品的"死差益"。目前，在多种类型的保险产品中，人保健康将自身的健康管理服务项目嵌入其中。例如，在某团体医疗保险产品中，保险责任涵盖医疗费用保障和健康管理支出，并打造了一套完整的企业客户健康管理服务方案，向企业客户灌输通过健康管理服务提高员工健康水平，以提高工作效率和降低医疗支出的管理式医疗理念，引导企业客户转变投保观念，改变行业团体医疗保险单纯报销式的传统经营方式。

（二）泰康保险的探索

1. 自建或参控股医疗机构

保险公司通过股权交易，实现对医疗机构的控股或参股，可以控制医疗机构的服务行为。泰康保险一直致力于医养结合，目前已投资建设多个养老社区，并在养老社区内建设康复医院，在养老社区所在的或临近的城市参控股综合医院。客户在购买其人寿保险或养老年金产品后可入住养老社区，小病就医或康复护理可在社区内的康复医院进行，急病重症可转诊到其参控股的综合医院，医疗保险可通过投保健康保险产品进行保障。

2. 提升健康管理服务能力

从 2008 年起泰康保险开始拓展健康管理服务，2015 年 8 月成立了专业健康管理子公司，专注于为客户提供健康管理服务，并与保险子公司合作开发保险保障和健康管理深度结合的保险产品。目前，泰康保险的健康管理服务范围已涵盖健康体检订制、基因检测、健康咨询、个人健康档案管理、健康教育、就诊绿色通道、齿科服务、私人医生、海外就医、国际救援、国际转诊等服务。

3. 开发嵌入健康管理的保险产品

一种是将健康管理和健康保障深度融合的慢病管理产品。例如，糖尿病保险产品，泰康保险为参保人提供糖尿病健康管理服务，通过医疗级血糖仪检测设备、手机移动端血糖管理软件随时检测病人血糖波动，进行药物干预、饮食干预，并提供 7×24 小时糖尿病电话私人医生服务，以及糖尿病患者并发症专家快速就诊通道，协助客户做好慢病管理，从而改善客户健康水平，有效延缓病程，降低严重并发症的发生率，即降低保险产品的赔付概率。

另一种是按人头付费和分级诊疗的儿童医疗保险产品。该产品是由泰康保险与具有线下诊所资源的第三方机构合作开发，按人头与约定诊所结算费用，产品全额保障客户在约定诊所就诊产生的医疗费用。若客户确实需要到医院就医，须经约定诊所同意转诊，才能继续保障客户在转诊医院的门诊和住院费用。

（三）平安保险的探索

平安集团提出以建成"国际领先的个人金融生活服务提供商"为目标，聚焦"大金融资产"和"大医疗健康"两大产业，并逐渐展开大医疗健康产业布局。

1. 自建高端医疗网络，提供高端医疗保险产品

平安保险旗下的专业健康险公司，一直以高端医疗产品为主，为配合高端医疗产品的经营，平安集团自建了以国内公立医院特需医疗部、国际医疗部，以及私立医院和海外医院为主的高端医疗资源网络，可以实现对医疗机构的一定控制。

2. 建设"线上 + 线下"的医疗健康服务资源

平安集团搭建了线上的"平安好医生"服务平台，并正在进行线下"平安万家诊所"的铺设。

"平安好医生"是一个移动健康医疗平台，主要为客户提供在线健康咨询、预约挂号、慢病管理、体检或药品的在线购买等服务。与其他移动医疗平台不同的是，平安集团自己雇用了全职医生，可以为线上客户提供更加具有价值的在线家庭医生服务。

"平安万家诊所"一开始采取自建的方式，但因投入高、周期长、风险大，而后转为采取自建、合资、认证加盟相结合的方式，并以认证加盟为主。通过制定认证标准、提供信息系统、组织药品集中采购等方式，为加盟诊所赋能，同时也加强管理。通过广布全国的平安诊所，平安保险可以为平安的医疗险客户提供基层医疗服务甚至提供家庭医生式服务，成为客户的健康"守门人"，有利于提升客户健康水平，引导甚至约束客户的就医行为。

3. 与医院试点深度合作，探索管理式医疗

目前，借助在当地的影响力，平安保险在总部所在地深圳市，与南方医科大学深圳医院签署合作协议，探索管理式医疗。合作内容包括针对不同的医疗费用，尝试不同的结算模式，包括按人头包干、按病种付费等，共同控制不合理的医疗支出；双方实现系统对接、医疗费用实时结算，并让客户通过互联网进行挂号预约、线上问诊、健康管理和康复管理等；由医院和保险公司共同推进数据采集和分析，探索建立医疗风险管控体系。

参考文献

［1］辛丹.健康保险与健康管理 [M].北京：中国财政经济出版社，2018.

［2］卓志.健康保险学 [M].北京：中国财政经济出版社，2017.

［3］胡期丽，刘维蓉，田辉.健康保险学 [M].成都：西南交通大学出版社，2023.

［4］朱铭来，陈雅诗.健康保险与健康管理融合共赢之路 [J].中国保险，2023，（3）：24–27.

［5］中国保险行业协会，中国健康管理协会.保险业健康管理标准体系建设指南 [R].2021.

［6］中国保险行业协会，中国健康管理协会.保险机构健康管理服务指引第 2 部分：服务内容 [R].2020.

第十三章　健康管理与健康体检

健康体检作为健康管理的重要组成部分，与健康管理之间存在着密切的联系。通过健康体检，可以对个体的健康状况进行全面的评估，及时发现潜在的疾病或疾病征兆，为制订个性化的干预计划提供依据。同时，健康体检也是对生活方式的提醒，能够帮助个体建立健康的生活方式，预防疾病的发生。因此，在健康管理中，健康体检具有至关重要的作用。本章节将详细介绍健康体检的概念、内涵、意义，以及与健康管理的关系，帮助读者更好地理解健康体检在健康管理中的重要性和作用。

第一节　健康体检概述

一、健康体检的概念与内涵

（一）健康体检的概念

健康体检（Health Examination），也叫预防保健性体检，是依据现代健康新概念与现代医学模式，通过医学手段和方法对受检者进行身心整体检查，了解受检者整体健康状况、早期发现疾病线索和健康隐患的诊疗行为；是用于个体和群体健康状况评价与疾病风险预测、预警及早期筛查的一种医学行为、方法与过程；是以健康为中心的身心整体医学检查。

（二）健康体检与诊疗性体检的区别

健康体检与诊疗性体检在方法上有很多共同之处，但是在服务对象、指导思想、体检项目等方面又有很多不同，健康体检有别于诊疗性体检（Diagnostic Examination）。

诊疗性体检是以临床疾病诊治为目的、针对症状或疾病及其相关因素的诊察行为与过程，主要通过临床医学手段和方法对受检者的躯体生理等进行检查，以确诊或排除疾病。健康体检是指客户在"身体健康"时，主动到医院或专业体检中心对整个身心进行的医学检查。目前，具备成熟理论体系支撑的健康体检内涵包括躯体生理健康体检（即传统的辨病体检）、心理健康体检与中医健康体检。

两者具体有以下不同点：

（1）理论体系不同

健康体检依据的是健康管理学理论体系，而诊疗性体检依据的是临床医学理论体系。

（2）体检目的不同

健康体检的主要目的是通过检查发现是否有潜在的疾病，以便及时采取预防和治疗措施，并通过健康分级评估、疾病风险评估，开展健康教育、健康促进与疾病风险干预等，为健康管理提供科学依据；诊疗性体检的目的是根据患者的病痛症状，通过体检发现其原因和病痛部位，明确诊断，为临床治疗提供依据。

（3）方法体系不同

健康体检主要依靠健康管理学相关检测手段，主要有健康问卷、心理体检、中医体检、生活方式评估等，主要目的是实现健康分级评估、亚健康评估、疾病风险评估预警、疾病早期筛查。诊疗性体检主要依靠临床检测手段，主要是体格检查、临床检验、影像学检查等，主要目的是做出正确的疾病诊断。

（4）指导思想不同

健康体检的指导思想是"健康促进""预防为主""治未病"；诊疗性体检的指导思想是"治病救人""救死扶伤"。

（5）服务对象不同

健康体检的服务对象是主动防病查体的"客户"；诊疗性体检的服务对象是因疾病或伤痛而就医的"患者"。

（6）围绕中心不同

健康体检是以"健康"为中心的体检过程；诊疗性体检是以"疾病"为中心的体检过程。

（7）体检项目不同

健康体检的项目与诊疗体检项目有所区别，健康体检项目除了一般的医疗项目外，还加入了问卷调查、心理检测、体能测试、基因检测等项目，且项目设计具有针对性和个体化。例如，国家有关部门颁布的《国家学生体质健康标准》《中国成年人体质测定标准》是健康体检评定体质的标准；根据健康新概念、现代医学模式及健康管理学理论，心理健康体检与中医体质辨识属于健康体检的常规项目，这些项目在诊疗性体检中还未列入必检项目。

（8）体检场地不同

健康体检机构具有独立空间，实行医检分离，甚至设计男女不同性别体检线；而诊疗性体检依托临床辅助检查科室，完成全项检查，可能会与患者交叉，增加感染机会。

（9）体检结果不同

健康体检的结果是健康评估报告，并出具健康管理方案，通过健康管理来促进健康、预防疾病。而诊疗性体检的结果是疾病诊断，为临床诊疗提供依据，通过临床治疗来消除病痛和症状。

（三）健康体检的意义

在医学上，把疾病的发生过程分为潜伏期、临床前期、临床期、残障／恢复期和死亡5个时期。通过健康体检，可以达到以下目的。

（1）早期发现潜在患者或高危人群

健康体检是一种有效的预防和早期发现疾病潜在患者的方式。通过全面的身体检查，可以发现许多潜在的疾病或疾病征兆，这些疾病可能在早期是无症状的，但通过体检可以被及时发现。

（2）制订干预计划

通过体检发现疾病的前期征兆，健康管理人员或医务人员可以根据体检结果制订个性化的治疗或干预计划。

（3）监测疾病进展

对于已经患病的人，定期的体检可以监测疾病的进展情况。通过比较定期的检查结果，可以评估治疗或其他干预效果，及时调整治疗或干预方案，并预防疾病的进一步恶化。此外，定期的体检也能帮助患者更好地了解自己的健康状况，从而提高自我健康管理和保健意识。

（4）促进形成健康生活方式

健康体检不仅是对身体的检查，也是对生活方式的提醒。体检过程中，健康管理人员可以根据检查结果和被检者的身体状况，给出健康生活的建议，如均衡饮食、适量运动、保持良好的作息等。这些建议有助于被检者形成更健康的生活方式，从而改善生活质量。

（5）提高生活质量

通过早期发现和早期干预，可以有效提高被检者的生活质量。如果疾病在早期就被发现并得到有效的处理，被检者的身体状况将得到改善，可以更长时间地保持健康的生活状态。

二、健康体检的应用

随着社会经济发展与生活水平的提高，人们的健康意识逐渐增强，健康观念从看病转向保健、从治病转向防病，健康体检逐渐成为预防保健的主要方式，也是我国贯彻"预防为主"卫生工作方针的重要措施。对健康人群开展健康检查是卫生事业未来重要的发展方向，是各级政府与组织的重要社会责任，也是各级各类医疗卫生单位未来重要业务工作之一。具体而言，健康体检主要有以下方面的应用：

①招生、招工、招干、征兵体检，是及时发现升学、就业、入伍医学禁忌证的一项必不可缺的重要工作，是保障新生、新工、新兵体格素质，培养合格人才的重要手段。

②对学生、战士、企事业单位职工和社会人群定期进行健康体检，可以早期发现

和早期诊断多发病、职业病、传染病、地方病，为早发现、早治疗、早预防提供科学依据，从而达到有病早治、无病早防的目的。

③对出国、入境、食品和公共场所从业人员进行健康体检，及时发现他们中的传染病，是控制传染源、切断传染途径的重要措施，从而使社会人群免受传染，也能保证受检者的健康。

④开展婚前健康体检，在婚前发现配偶双方中的遗传病、性病、传染病及其他暂缓或宜终身放弃结婚的疾病，是保证婚后家庭幸福、婚姻美满，减少和预防后代遗传病的发生，提高人口素质的重要手段。

⑤对职工工伤和职业病进行诊断和劳动力鉴定，体现了国家和企事业单位对职工因工致残的关心，同时也是抚恤伤病人员的医学依据，关系到因公致伤残者的切身利益。因此，做好对职工工伤和职业病致残程度鉴定，使其献身有心、致残有靠，对稳定社会安定团结、调动广大职工的劳动积极性更具有积极意义。

⑥通过普通人群健康体检，可了解一个单位或一个地区人群健康状况及各种疾病的发生情况，这是衡量人群健康水平和卫生保健措施的主要指标，为制定防治措施和卫生政策提供重要依据。

⑦健康体检也是一种重要的医学科研方法，可以发现许多疾病的发病及流行规律，有助于开展流行病学调查。

⑧健康体检获得的大量体检数据，可为国家制定体检标准提供依据，为医学人口学、环境学、社会学等学科提供人群健康数据。

三、健康管理与健康体检的关系

（一）健康体检是健康管理的重要内涵和基础

健康体检是健康管理信息采集的主要途径之一。通过健康体检采集的健康信息包括一般资料（如性别、年龄、民族、职业、婚姻状况、文化程度、联系方式等）、健康史内容（如现病史、既往史、家族史、用药史、预防接种史、生长发育史、生育史等），以及体格检查、实验室检查、仪器设备检查、健康问卷调查、心理测评、中医体质辨识、体适能检测等内容。科学、准确、个体化的健康体检是保证健康管理顺利实施的前提和基本手段。

（二）健康体检为健康管理提供科学依据

根据健康体检所收集的健康信息，健康管理师利用健康风险评估工具对受检者的整体健康状况进行综合评价，通过对相关危险因素的系统分析，对其未来一定时间内罹患某些慢性非传染性疾病的危险性进行定性或定量评估，为后续制订个体化健康管理计划奠定基础。

（三）健康管理指导与规范健康体检行为

健康管理理念与思想需要贯彻到健康体检的全过程。健康体检前，应通过问卷调查和交流等方式，系统采集受检者一般资料和健康史内容，在对其健康状况进行客观评价的基础上，结合其个人健康体检需求、支付意愿等，为其制订个体化健康体检方案，从而达到通过健康体检及时发现健康问题及潜在健康危险因素的目的。

为确保健康体检结果能真实、准确地反映受检者的健康状况，尽量降低各种因素对体检结果的影响，受检者在进行体检前应给予相应的健康管理与检前指导，提醒受检者体检前各检查项目注意事项及体检中配合要点，保证体检结果的真实可靠。体检前指导实质上属于健康教育内涵，也是健康管理的一部分。

（四）健康管理与健康体检相互促进、互为一体

健康管理是一个系统化工程，从信息采集、体检、分析、预测、评估、干预、落实、跟踪、总结每个细节的连贯性来看，任何环节不能缺少，才能达到健康管理的目的。健康管理不是在进行完信息采集—健康评估—健康教育—健康促进等环节后便完成了它的使命，它是一个循环往复、螺旋式上升的连续动态管理过程。健康体检与健康管理相互交替、相互推动，健康体检数据的动态变化牵动着健康干预计划的变化，同时，健康体检信息指标也是健康管理效果评估的重要指标；健康管理又反过来指导健康体检的计划及项目，从而周而复始，不断完善健康管理，实现健康管理效益最大化。

第二节　健康体检管理

一、健康体检机构及组织管理

（一）健康体检机构的分类

健康体检机构按机构类别可分为：二级、三级医院内设立的健康体检科；一级医院门诊内部设立的健康体检部门；独立的专业化体检机构。

医院附设体检中心的优点是检出疾病可立即安排进一步专业检查与确诊，甚至安排及时住院治疗，缺点是医护人员大部分为医院其他科室人员兼职，并不固定，检查仪器、设备与临床患者难以完全分开，部分检查区域与患者公用。目前，大多数大型医院都已经建立独立的健康体检中心，拥有体检专职人员，配备体检专用检查仪器及设备，实现了医检分离。独立的专业化体检机构是指单独设立的专门从事健康体检的相关机构，在服务与规模上具有优势。

（二）健康体检机构的组织架构

按照健康体检机构的规模和组织架构体系可以分为小型体检机构、中型体检机构和大型体检机构。

1. 小型体检机构

科室设置符合卫健委关于体检架构中科室类别、人员资质、职称和数量的规定，满足健康体检基本需求，对体检表格进行管理。

科室主要包括临床体检科、辅诊检查科、护理科和后勤财务科等。临床体检科设有内科、外科、眼科、耳鼻喉科、口腔科、妇科、总检和评估科等。辅诊检查科有放射科、检验科、超声科和心电图室等。护理科能开展前台、预约、仪器设备操作、导检和报告打印等工作。后勤财务科承担财务管理、库房管理、采购和保洁等任务。

2. 中型体检机构

除符合卫健委关于体检架构中科室类别、人员资质、职称和数量的规定，满足健康体检基本需求外，增加健康管理、客服和营销等三类工作；开展健康档案建立及风险评估。

在小型体检机构的基础上，临床体检科应增设中医科和皮肤科；辅诊检查科增设脑血流图、动脉硬化和骨密度检查功能；护理科增加客户服务与管理工作；后勤财务科增加餐饮服务。健康管理科的职责有总检、建立和维护健康档案、健康咨询、健康随访和指导等。

3. 大型体检机构

除符合卫健委关于体检架构中科室类别、人员资质、职称和数量的规定，以及客服、营销工作外，要满足健康档案、健康评估、预警分层、风险和慢性病干预等健康管理基本需求，拓展保健、康复、追踪、专家会诊等高端服务。

大型体检机构有职能和业务两大部门。职能部门包括医务部、客服部、营销部和总务部。业务部门包括体检部、健康管理部和医疗项目部。

（三）健康体检机构场所要求

①独立的体检空间和受检者通道，建筑总面积不小于 600 ㎡，独立的检查室使用面积不小于 6 m²，并配有洗手池。特殊科室符合相关规定，专用通道宽度不小于 2 ~ 2.5 m。

②场所设置体现"一站式"服务流程，并设候检区、体检区、就餐区和健康教育区，要求区域布局合理、环境整洁、通风良好、流程合理。

③保证采血室光线充足，应在采血前后做好通风和物体表面的清洁消毒，环境卫生达到相关规定中对环境的要求。

④严格按照相关规定配备污水、污物、医疗垃圾处理及急救设施。

（四）健康体检机构设备要求

①健康体检基本设备，包括各科检查设施，如检查床、血压计、听诊器、身高体重机、叩诊锤、心电图机、超声检查仪等，医用诊断 X 射线机，检验科相关检验设备等，另外还有一次性医疗用品、急救设备、紫外线灯、个人安全防护设备等。

②健康体检需要的其他设备，包括打印机、传真机、计算机等办公设备，以及根据健康体检需要配备的其他相关设备及信息网络相关设备。

③健康体检需要强制检定的设备，包括身高体重机、血压计、心电图机、超声检查仪、医用诊断 X 射线机等设备。

（五）健康体检机构人员要求

1. 医师

①从事健康体检的医师应具有《医师执业证书》，按照《医师执业证书》注册的执业类别、执业范围、执业地点执业，参加执业医师定期考核，并考核合格；

②每个体检专业科室至少配备 1 名相对固定的中级以上专业技术职务任职资格的执业医师从事健康体检工作；

③从事放射科检查的医师应持有《放射工作人员证》，从事彩色多普勒超声诊断的医师应持有《大型医用设备上岗合格证》；

④至少配备 2 名外科或内科副主任医师及以上专业技术职务任职资格的执业医师，并经过卫生行政部门指定的机构培训考核合格，取得《健康体检主检医师证书》，健康体检主检医师取得证书后需每 2 年培训 1 次。

2. 护士

①从事健康体检的护士应当具有《护士执业证书》，按照《护士执业证书》注册的执业地点执业，并按规定定期参加护士注册和继续医学教育；

②至少配备 10 名注册护士。

3. 其他卫生技术人员

①从事健康体检的医技人员应当具有专业技术职务任职资格及相关岗位的任职资格，按规定必须持有相关上岗合格证的岗位，必须持证上岗；

②从事艾滋病检测筛查的检验技师应持有《艾滋病检测培训合格证》；

③具有能够满足健康体检需要的其他卫生技术人员。

二、健康体检质量控制与管理

（一）健康体检质量控制概念

质量控制是质量管理的一部分，致力于满足质量要求，或者说是为达到质量要求所采取的作业技术和活动。健康体检质量（The Quality of Health Examination）控制涉及3 方面的内容：一是来自医疗卫生管理部门对医疗服务相关的法律、法规及对健康体检服务制定的各项规定；二是来自卫生监督部门的执法监管及社会、行业的监督；三是医疗机构本身或体检机构自身对体检质量的控制和管理。

体检质量控制的根本在于体检质量本身，而体检质量的基础在于依法执业。健康体检服务是医疗行为，按照医疗机构进行医政管理，因此所有适用于医疗机构的法律、法规、规范性文件、国家标准和行业标准都适用于健康体检服务，只有不涉及，没有不适用。

（1）关于医务人员

在健康体检医疗服务中，医师与护士等医务人员需具备相应的执业资质和专业能力。

（2）关于医学检验

体检机构应当按照《医疗机构临床实验室管理办法》的有关规定开展健康体检实验室检查并出具检验报告。加强医学检验科管理，建立待检样本、检验设备管理和定期校准制度。

（3）关于医疗设备

在健康体检机构使用的医疗设备和器械应符合国家有关规定，并依法索证、建立年检台账和档案管理制度。不得使用未经国家批准或已明确废止和淘汰的医疗技术用于健康体检。

（4）关于外出健康体检

体检机构外出开展健康体检活动，应于组织外出前至少20个工作日，向核发其《医疗机构执业许可证》的卫生行政部门办理备案手续。备案内容包括体检时间、地点、受检人数、体检项目、人员资质、设备状况和工作流程。体检机构须在核发其《医疗机构执业许可证》的卫生行政部门管辖区域范围内开展外出健康体检。在开展外出健康体检前，应与委托单位签订《健康体检委托协议书》，确定双方的法律责任。外出健康体检的场所，应当符合《健康体检管理暂行规定》的具体要求。凡需采集血液、体液标本的房间应达到《医院消毒卫生标准》规定的Ⅲ类卫生环境。体检机构应当按照《健康体检项目目录》开展外出健康体检。外出健康体检进行医学影像学检查和实验室检测，必须保证检查质量并满足放射防护和生物安全的管理要求。

（二）健康体检质量控制实施

1. 健康体检质量管理的组织

体检机构应该将体检质量放在首要位置，机构法人为第一责任人，应建立健全健康体检的各级质量管理组织，明确并设专人负责健康体检的质量管理工作。组织实施医疗安全管理，确保健康体检质量控制并持续改进。建立健康体检风险预警机制、医疗纠纷及不良事件可追溯制度。

体检机构应当按照原卫生部《医院投诉管理办法（试行）》中的规定，及时受理、妥善处置健康体检工作中的医疗投诉。设立健康体检医院感染管理组织，由专兼职人员负责健康体检中的医院感染工作。对健康体检中使用的医疗设备进行保养、维修和更新管理，确保医疗设备齐备、完好，检验试剂及急救药品应当在有效期内。

体检机构还应建立健全健康体检管理的核心制度，该制度需包括：

①健康体检工作岗位和职责；

②健康体检操作信息查对制度；

③健康体检科室间会诊制度；

④健康体检疑难报告讨论制度；

⑤健康体检检验"危急值"报告制度；

⑥健康体检高危异常检查结果登记告知制度；

⑦健康体检信息资料管理制度；

⑧健康体检医疗纠纷处理制度；

⑨健康体检医疗安全责任追究制度；

⑩健康体检质量控制定期评估制度等。

2. 健康体检质量控制的实施

严格按照医学诊疗技术规范开展健康体检工作：制定《健康体检科室技术操作规范》，根据健康体检工作量的需要，合理配置人力资源，提高服务能力，保证每个受检者在检查科室合理的检查时间。加强医护人员的"三基三严"业务培训，提高其专业技能水平。加强医务人员的医疗卫生管理法律法规培训，提高其依法执业的意识。定期检查、考核医疗卫生管理法律、法规、规章制度和临床医疗护理常规，以及岗位职责的执行情况。

从事健康体检的医师应运用规范的检查方法及操作技术进行专业的检查，如实记录检查结果并签名。遇有重大阳性体征，应当及时通知受检者并进行登记、随访。对体检的检查结果要实事求是，不得弄虚作假。

体检机构应依法尊重受检者的知情同意权和隐私权，自觉维护受检者的合法权益，按有关规定履行对受检者相应的告知义务。需要委托其他医疗机构进行的医学检验或其他检查项目，应在健康体检前告知受检者，征得受检者同意后方可开展委托工作。告知内容应包括：受托方的机构名称、需要受托方完成的检查项目等相关事项。做妇科检查或采用阴式方法做超声波检查前，应当告知受检者无性生活史者免做。做放射线检查前应当明确告知受检者放射线有害健康，对孕妇、计划孕育者及未成年人等特殊人群应尽量避免进行放射线照射。对其他特殊健康检查项目，必须告知受检者注意事项并履行告知义务。

体检机构的保护性要求：健康体检检查室非单人间时，应当设有遮挡设施。放射线检查，应当为受检者提供更衣服务设施。男性医务人员为女性受检者进行检查时，应当有女性医务人员或家属在场。未经受检者本人同意，机构不得擅自散布、泄露受检者个人的体检信息。

医学检验科室应按照《医疗机构临床实验室管理办法》的有关规定开展健康体检实验室检测并出具检验报告。还应参加室间质量评价活动，做好室内质量控制工作，有室内质量评价记录。加强医学检验科生物安全管理，建立相关危险因素控制预案和管理制度。

体检机构的医学影像学检查，应严格执行有关诊疗技术规范并出具医学影像学检查报告。放射工作场所应符合国家规定的标准，须经过专业机构的现场审核并达到合格。做好设备的日常稳定性检测，按照有关规定进行年度检测并取得合格证书。建立设备档案及管理制度。还应做好受检者的放射防护，确保辐射安全。应当完整保存受检者相关放射影像学资料（包括数字化资料）。

在感染控制方面，应按照《医院感染管理规范》的规定，做好本机构感染防控的管理。

3. 健康体检报告的要求

（1）健康体检报告的基本内容

医疗机构名称和健康体检项目名称。受检者个人基本信息，包括姓名、性别、年龄、身份证号、婚姻状况、工作单位、联系电话等。受检者体检基本信息要准确、完整，应包括体检号、体检时间和在本医疗机构体检次数。体检的各项检查结果，包括物理诊断、影像学检查、医学检验等。体检综合结论及指导建议。

（2）健康体检报告的检查记录应符合临床诊疗规范

健康体检报告和检查记录应当包含病史（既往病史、主要家族史）、生活方式、专业描述、诊断建议及医师签名，并按照相关医疗文书书写规范要求书写，规范使用中文医学术语。物理诊断结果包括内科、外科、眼科、耳鼻咽喉科、口腔科、妇科等专业科室的检查结果。各科室体格检查记录要标准规范。

（3）影像学检查结果

包括超声、放射、心电图等检查结果。检查结果包括各项检验、细胞学检查结果，记录要求包含实测值、单位、参考范围、异常数值重点标示和检验操作及审核人员双签字（检验项目采用外送委托和（或）非常规检验方法时，应注明检验机构、检验方法和试剂名称）。

（4）健康体检报告中的体检结论填写要求

体检项目中的异常检查结果应当体现在健康体检结论中。体检中如怀疑占位及恶性病变可能时，应当给予明确提示，并给出需要专科进一步检查或诊治的建议。体检结果符合疾病诊断的，应当结合病史等相关资料做出疾病诊断。结果已明确诊断的疾病，应结合受检者目前治疗情况对疾病的控制做出初步评价，并提出专科诊治的建议。受检者的生活方式对疾病发展和预后有较大影响的，应当有针对性地提出改善生活方式的指导性建议，健康指导建议要通俗易懂。健康体检结果中的异常阳性指标不能明确诊断的，应当在健康体检结论中体现，并提出需要进一步检查、复查的建议。健康体检结论的排列顺序应当合理，突出急重症和恶性疾病。体检结论必须有主检医师签名。

（5）健康体检报告的保护性送达要求

健康体检报告须按单人份密封包装，并明确标有"受检者本人拆阅"字样。健康体检报告包装、存档和发放管理须符合有关规定。在健康体检报告的制作、包装、存档和发放等过程中，要强化保护受检者"隐私权"的法律意识。健康体检信息保存期限应参照医疗机构门诊病历要求管理。

第三节　健康体检中的健康管理服务

健康体检的服务流程主要包括预约、咨询、体检、导检、总检、健康评估和预警分层、健康随访和指导、检后就医、客户服务与管理等。以体检实施为参照事件，可以把上述流程分为三个阶段，即检前、检中和检后。检前包括预约和咨询；检中包括体检、导检和总检；检后包括健康评估和预警分层、健康随访和指导、检后就医、客户服务与管理等。健康服务与管理贯穿体检前、中、后全过程。一次体检结束并非体检中心与受检查者关系的终结。做好客户的健康服务与管理是为了维系客户满意度，进而拓展市场、保留客户、提高效益。

作为健康体检机构的健康管理师，需要掌握的知识和具备的技能有：

①熟悉健康体检工作流程；

②检前，能开展个人问卷调查、会制订个性化体检套餐、会制订体检预约方案；

③检中，能规范管理体检客户信息、能规范陪同体检；

④检后，能规范进行健康风险评估、能正确解读健康风险评估报告、能规范开展健康随访、能规范开展健康指导、能规范开展客户服务与管理。

一、健康体检前的健康管理服务

客户体检前期的健康管理服务主要有制订健康体检套餐、预约安排健康体检和建立健康档案。

（一）制订健康体检套餐

制订体检计划，要根据客户的实际情况制订适合不同行业、年龄、性别的体检项目套餐。随着健康事业的发展，如今体检项目已多达几百种，每一位走进专业体检中心的人都会碰到这样的问题：我该查哪些项目？体检项目的选择就像到餐厅吃饭，体检套餐是体检中心精心配好的桌席。

1. 健康体检的诊疗科目要求

①健康体检中心应根据原卫生部《健康体检基本项目目录》，制定本单位《健康体检项目目录》，并向有关部门备案；

②制定体检项目时需根据本机构专业技术条件和医疗服务水平制定《健康体检项目目录》，确保医疗服务的安全；

③超声诊断、医学检验科、心电图诊断所含项目应当满足原卫生部《健康体检基本项目目录》的要求。

2. 健康体检的项目

要全面评价个体的健康状况，需要做四方面检查，即常规检查（躯体检查）、中医体检、心理体检和体适能检查。

（1）常规检查（躯体检查）

常规检查包括一般检查、物理检查、实验室检查、仪器检查等。检查项目可分为必查项目、选择项目和"深度体检"项目（高端体检项目）三类。

1）必查项目

其包括各科物理体检和三大常规、粪便隐血、胸部 X 射线、心电图、腹部 B 超、血液生化指标、乙肝病毒携带情况检查等，具体包括：身高、体重、血压、体质指数的测量；既往史、家族史、生活方式的问诊和问卷调查；内科、外科、眼科、耳鼻咽喉科、妇科等物理检查；血常规、尿常规、粪便隐血、血液生化、乙肝五项等实验室检查；超声检查、心电图检查、胸部 X 射线检查等仪器检查。根据体检目的不同，必查项目又分为基本项目和专用体检项目两类。基本项目适用于任何人，而专用体检项目因年龄、性别和疾病风险不同而各异。

2）选择项目

其包括动态血压、动态心电图、脑电图、睡眠监测、糖耐量、骨密度、血液黏度、性激素、过敏源、免疫球蛋白、肿瘤肝糖原、内窥镜检查等。

3）"深度体检"项目（高端体检项目）

其包括 CT 冠脉造影，胶囊胃镜，全身磁共振检查，单项、多项或全项基因检测。

（2）中医体检

中医体检包括体质判定和中医四诊。

1）体质判定

中医把体质分为平和质、气虚质、阳虚质、阴虚质、痰湿质、湿热质、气郁质、血瘀质、特禀质 9 种。每种体质分别从总体特征、形态特征、常见表现、心理特征、发病倾向、对外界环境适应能力等六大方面进行判定。平和质为正常体质，其余 8 种体质为偏颇体质。

2）中医四诊

中医四诊法是指望、闻、问、切四种诊察疾病的方法，古称"诊法"，即看病时利用望、闻、问、切四诊方法，了解患者的现状和病史，探索发病的病因和病机，掌握证候特点，进行综合分析，从而判断疾病的性质、病位所在和邪正虚实、病情顺逆等变化。

中医体检正是在中医整体观念的指导下，借助望、闻、问、切四诊，全面了解客户的身体状况，最后得出辨证结论的过程。

（3）心理体检

心理体检就是依据心理学理论，使用一定的操作程序，通过分析受检者的行为或受检者对问题的回答情况，对受检者的心理特点做出推论和数量化分析的一种科学手段。

心理体检最主要的工具是专业权威的心理测评问卷，常用的有心理特质测试问卷、心理状态测试问卷、心理过程测试问卷和心理应激测试问卷等。

常用的心理测试仪器有亮点闪烁仪、视觉反应时测试仪、动作稳定器、眼动仪、测谎仪、生物反馈仪、精神压力分析仪、沙盘、量子亚健康检测仪、注意力集中能力测定仪、学习迁移测试仪等。

需要注意的是，由于心理测试自身的局限性，其测试数据只能作为一种临床诊断的参考标准，不可盲目依靠数据下诊断。

（4）体适能检查

世界卫生组织对体适能的定义为：在应付工作之余，身体不会感觉到过度疲劳，还有余力去进行休闲活动及应付突发事件，可以进一步理解为身体适应生活、运动与环境的综合能力。

1）体适能测试的指标

一是身体形态，包括身高、坐高、体重、胸围、腰围、臀围、皮褶厚度等身体成分测试；二是身体机能，包括脉搏、血压、肺活量等有关心肺的机能测试；三是身体体能，包括肌力、肌耐力、肌肉爆发性、敏捷性、柔软度、协调性、速度等测试。

2）主要测试设备

人体成分分析仪和骨密度仪等身体形态测试设备；功率自行车、肺功能测试仪、医用跑台、台阶测试仪等身体机能测试设备；握力测试仪、电子坐位体前屈测试仪、纵跳仪、闭眼单脚站立仪、反应时测试仪等身体体能测试设备。各年龄段的体适能测试项目略有差异。

3. 健康体检套餐设计原则

健康体检是一门科学，哪些人群该查哪些项目，不同的年龄段和生命周期重点查什么项目，是有一定讲究的。体检时，什么检查都做，虽然也是一种方式，但这是不科学的，一是没有多少人能负担得起，二是没有必要。

健康体检套餐项目常规内容主要包括五大部分。①个人健康信息问卷，包括个人一般情况、既往史、家族史、健康状况、生活方式评估等；②一般的体格检查，包括内科、外科、妇科、耳鼻咽喉科、眼科、口腔科等科室的专科检查；③化验检查，包括血、尿、便常规及血糖、血脂、肝功能、肾功能、乙肝五项、肿瘤标志物等；④仪器检查，包括心电图、X线、B超等仪器检查；⑤其他检查，包括心理健康体检（SCL-90等）、中医健康体检（体质辨识）等。

作为体检机构的健康管理师，为客户量身定制体检套餐是必备的职业技能之一。只有充分了解健康体检项目、客户状况和需求，掌握工作原则，才能科学制订健康体检套餐。一套合理的体检套餐，以能够实现真实反映客户身体状况为目的。健康体检一般应根据年龄、性别、职业、个人既往的健康状况、家族遗传病史、生活方式、体检目的等综合因素考虑，决定选择较适合客户体检项目的菜单。

4. 制订健康体检套餐的工作流程

（1）第一步：通过问卷调查，收集健康信息。

1）调查问卷的内容

调查问卷内容包括个人基本信息和生活方式信息。个人基本信息包括识别身份、婚姻状况、职业、药物过敏史、既往史、家族史和遗传病史等。生活方式信息包括吸烟、饮酒、膳食和身体活动等情况。

2）健康信息的收集

按照选定的健康调查表（健康信息记录表），逐项询问客户相关的信息。这些资料是客户健康档案的重要组成部分，是检后进行健康风险评估的重要依据。

①收集资料前的准备：熟悉所要使用的健康信息记录表的每一项内容。

②签署知情同意书：知情同意书由被调查对象自主、自愿签署，不得诱导和胁迫。

③开始调查：以面对面直接询问的方式进行调查。按问卷各项目的顺序逐一询问和记录。

④记录表的核查：完成询问后初步核对所调查的结果，看是否有漏问、漏填的项目，以及填写项目是否正确等，若发现问题应及时改正。

⑤结束调查，致谢：填写调查日期、调查人员签名和联系电话等。

⑥资料的保存：当日收集的调查表做好当日记录后上交管理者或保存在规定的地方。

（2）第二步：依据原则，制订个性化健康体检套餐。

套餐制订的一个大原则，是在有限的预算内，将检查的项目涉及身体的各个部位，做到真正全面的健康早期筛查。另外，需要了解针对各部分的情况，相对应的检查项目有哪些，或者说某个情况会造成哪些相对应的疾病（比较高发的）。

如果碰到预算并不是太高的，在300元左右的，在套餐的制订上，侧重点又会不同。如果不能所有项目都检查到，那么需要结合当前的健康数据，判断哪些健康问题相对来说是需要着重检查的。

此外，还有一些单位的特殊工种有存在危险因素的职业病，那么针对这一类人群，就应该制订更加有目的性的套餐。

（二）预约安排健康体检

为了让客户得到细致、温馨、优质的服务，保证整个服务过程畅通、快捷，客户消费之前必须提前进行服务预约。

1. 健康体检预约方式

①客服预约。直接拨打体检中心客服热线进行预约。

②网页预约。用账号和密码登录即可进行预约。

③APP预约。进入某APP体检预约入口用账号和密码登录即可进行预约。

④微信公众号预约。添加"某医院或体检中心公众号"，在"预约挂号"功能模块进行自助预约。

⑤专人预约。通过短信、电话、微信预约。

2. 健康体检预约时间

要根据体检中心近期工作量和接受能力的具体情况，规定预约时间。普通个体客户、高级贵宾、团体客户接受的服务内容不同，预约时间长短也要区别对待。

3. 体检预约注意事项

①在客户服务项目预约成功之后，体检中心必须以短信的形式温馨告知客户预约

成功。在客户到达体检中心前一天再次用电话、邮件或短信确认行程安排、医疗体检注意事项及其他服务温馨提示。

②无论以何种方式接收到体检预约信息，预约工作人员必须在第一个工作日内按照健康体检套餐与相关部门及科室协调好接待工作，包括用车、住宿、旅游安排和服务项目相关科室准备等，确定客户行程安排。

③在客户到达前一个工作日通知相关部门做好接待准备，以"贵宾接待通知表"和"团体客户接待通知表"形式通知各相关部门及科室，必要时与部门及科室负责人再次电话联系，确保接待工作顺利完成。

（三）建立健康档案

健康档案是记录每个人从出生到死亡的所有生命体征的变化，以及自身所从事过的与健康相关的一些行为与事件的档案。它包括健康状况、既往病史、诊治情况、家族病史、历次体检结果、预防接种史、生活习惯、行为方式、心理状态等。体检机构客户的健康档案包括首次咨询记录、健康信息调查问卷、体检预约安排、体检报告单、检后随访记录单、检后服务单等。

健康档案是客户健康信息的全记录，帮助客户系统、完整地了解自己不同生命阶段的健康状况及接受医疗卫生机构的健康咨询和指导情况，提高客户自我预防保健意识和主动识别健康危险因素的能力。持续积累、动态更新的健康档案有助于卫生服务提供者系统地掌握服务对象的健康状况，及时发现重要疾病或健康问题、筛选高危人群并实施有针对性的防治措施，从而达到预防疾病和促进健康的目的。

（四）检前注意事项

应在健康体检前提前告知受检者时间、陪伴、饮食、活动、用药、着装等方面注意事项。例如，提前向受检者告知体检的时间及注意事项，避免其精神过度紧张。对行动不便的老人、残疾人，某些特殊检查（如无痛胃、肠镜检查），以及精神敏感紧张人员，应告知受检者由家属等人陪伴体检，以免发生意外。体检时带上既往就诊或体检资料，指导此次健康体检项目选择，以及完善健康管理档案。在检前三五天饮食宜清淡，不要吃过多油腻、不易消化的食物，勿食猪肝、猪血等含血性的食物，不饮酒。体检前一天应告知受检者注意休息，避免剧烈的运动和情绪激动，保证充足睡眠，以免影响体检结果。告知受检者检查当天着轻便服装，勿穿有金属扣子的衣裤，勿携带贵重饰品，勿戴隐形眼镜。女性请勿化妆，勿穿连衣裙、连裤袜。对于既往有慢性疾病需服药者，可继续按规律服用，不可擅自停药。对于已婚的育龄期女性来说，体检前必须确定是否怀孕。女性在月经期不宜做妇科检查及尿检。未婚女性不宜做妇科检查。有抽血及肝、胆 B 超项目检查者，须空腹进行。进行膀胱、前列腺、子宫附件 B 超检查时，请勿排尿。

二、健康体检实施中的健康管理服务

健康体检实施中的主要工作有优化体检流程和陪同体检服务。

（一）优化体检流程

健康体检要顺利实施，首先要设置合理的健康体检流程（Health Examination Process）。健康体检和医疗服务的最大区别在于健康体检在短时间内人员相对集中，需要因人而异地处理，所以统一、规范的流程设置显得十分重要。其各环节的畅通、连贯，直接影响体检秩序和体检质量。检前的科学指导，检中的优质服务，检后的健康管理服务的顺利实施，不仅能保证体检的质量，减少漏检，而且能合理疏散人群，保证受检者在和谐有序的环境下进行，减少候检时间，克服环境因素带来的拥挤、嘈杂等弊端，让体检者高兴而来，满意而归。

一般来说，根据体检客户人数分为团体体检和个人体检，其中个人体检又分贵宾（VIP）体检和普通客户体检。

客户体检项目具有多样性。针对不同目的的体检需求，要对体检中心各方面工作做合理安排，否则会影响到整个体检的效果。根据体检中心的实际情况，可安排不同的体检流程，原则上以 VIP 优先、空腹项目优先。

由于体检中心的工作一般集中在上午，特别是餐前项目，在人员集中、项目集中的情况下，要能够尽最大能力处理排队无序、各体检室工作量不平衡、环境嘈杂等问题。由于受检人员年龄、性别、职业、受教育程度等的不同，其对体检工作的配合程度差异大，工作人员要及时了解体检者的心理状态，通过良好的沟通及时调整不良局面，以提高体检效率。

以早餐为分界点，把体检项目分为餐前和餐后。要设计出多条体检路线，并安排导检人员进行引导。

（二）陪同体检服务

陪同体检的客户基本为已经合作的企业领导、负责人、资深员工、有特殊情况或优质的个检客户。

陪检的目的是提高客户在整个体检过程的感受度，以及当客户有健康问题时可以及时得到帮助。

主要有两个着重点：一是减少排队及等待时间；二是提高医疗服务质量。

体检前一天晚上体检中心提前和客户沟通好大概几点到体检中心，互相留好联系方式。

体检当天早上工作人员提早在体检中心等待，在客户来之前，要打印好客户的体检导引单。平时等待时间比较久的科室，给客户排队预约。了解重要科室是哪几位医生在岗，给客户安排到医生资质比较不错的科室做检查。

在体检过程中，优先安排空腹的项目。如果客户觉得饿或有高血压、糖尿病等病史，应先安排其就餐。在带领的过程中，和客户多沟通健康方面的小知识可以加分不少。全部项目做完之后，帮客户提交体检单并送其离开。

三、健康体检后的健康管理服务

（一）体检报告的解读

1. 生理数据的关联

体检出来的各种检验数值指标，有些可直接判断，有些则需全面考虑，综合分析，不是 1+1=2 那样简单，不能完全"对号入座"，生化指标的参考值也会因为检验设备的不同而有所差别，不是千篇一律。当某些数据高于或低于参考值时，有时有确诊价值，有时可能只是一个警讯，还需要其他检查结果来综合分析。

一般来说，解读体检报告，应遵循以下原则。

（1）单个系统的关联

体检报告中反映某个生理系统的某个指标异常时，我们不能仅凭这一个指标来确定该系统是否患病，应通过调查问卷及访谈了解受检者家族史、既往史，结合其他相关联的指标来综合评判。例如，血糖值的升高，只是一次的高值不能判定为糖尿病，这时要看尿糖是否为阳性，以及历年体检的血糖水平，甚至可以通过调查问卷及访谈了解受检者家族史、既往病史来支持诊断。

（2）相关系统的关联

人是一个整体，不同生理系统的疾病可能也会影响到其他生理系统的健康。体检中发现的疾病，只有很少一部分是单个独立的，有很大部分与其他相关器官或系统有关联，因此我们在解读体检结果时，一定要把所有的异常和处于正常高值的指标联系起来，全面分析。例如，一位历年体检都发现血压高的人，除了要观察血压的动态变化外，还要关注心、脑、肾的一些病理变化，以判断高血压是否对这些器官造成损害，同时，也要关注血脂、动脉硬化等与之密切相关的情况。

（3）把握纵横两条线

解读体检报告切忌只见树木，不见森林，不仅要结合其他体检结果横向地综合分析，而且更需做纵向的随访，用时间来考验诊断。所谓纵向就是要将历年的体检数据、日常复查和（或）监测的生理指标数据进行连贯对比，综合分析，通过对比直观地了解此次健康检查与历年相比有哪些不同，又有哪些新异常。即使是正常范围内，对比几年的体检数据，可以对身体指标有一个连续、动态的观察，密切追踪，全面了解体检者的健康状况，寻找出可能的致病危险因素和疾病发展趋势，预知其未来患某种疾病的概率。而横向就是上面所说的将单个系统和相关系统数据指标综合起来看，以找到疾病和潜在疾病之根源。

2. 解读体检报告应注意的问题

（1）一次阳性结果不轻易下诊断

健康体检是针对多数人群的初筛，有些指标敏感性高，本身就处于动态水平上，检测到的数值只代表某一刻的水平，很可能受其他因素的影响。所以仅凭报告单中的某几个数据和阳性体征是不能够直接下结论的，需要重复检测，或者辅以其他指标、其他检测，"点""面"结合，综合分析，共同诊断。

（2）注意体检细节不误读

有些体检结果往往受体检环境和体检流程的影响而出现假阳性结果，单看体检报告必然引起误解。比如，血压在餐前、餐后就会有不同变化，有人在爬楼梯后立即量血压，这时的血压高就不足为奇了。还有前列腺特异抗原（PSA）对早期没有症状的前列腺癌的诊断有意义，但如果做了直肠指检及前列腺按摩后抽血做了这项检查，就很可能出现升高的假象，给体检者造成不必要的紧张。

（3）一个结果多种考虑

一个阳性结果往往代表多种可能，这些必须向受检者说明，并进一步随访、观察、复查。比如，体检报告提示受检者存在动脉粥样硬化，其可能是因为高血压、高脂血症、糖尿病、吸烟、肥胖等某一个因素或多个因素的共同作用。

（4）解读体检报告要透彻

解读体检报告应从受检者的生活行为方式、遗传因素、既往健康问题和本次体检结果入手，向受检者明确指出存在哪些健康问题、这些问题的轻重缓急、危害性和相关危险因素，以及下一步的解决指导方案。

3. 面谈与报告结合

将体检报告当面对体检者进行解读，是一个绝佳的解读时机，可以通过面谈，了解受检者更多的信息，并结合体检报告，帮助受检者解除认识上的一些误区，使其真正了解自己的健康状况，采取积极措施，步入健康生活轨道。

（1）寻找主要风险

由于受检者的性别、年龄、职业、个性、身体状况、行为和生活习惯、经济和文化背景等各有不同，通过面谈，可以更直观地了解疾病成因，找出影响健康的主要危险因素，预测健康发展趋势和疾病风险。

（2）警示风险危害

普通意义上的健康体检只是单纯地寻找疾病，以便早发现、早治疗，这固然是体检的一个重要目的，但随着健康管理理念的深入，体检更重要的意义在于寻找健康危险因素。很多人体检后只看结论，不重视边缘指标，如果没有特别的异常，便觉得万事大吉。通过面谈，找到风险并警示风险危害，使其在主观上高度重视自己的健康状况，变被动为主动，积极采取措施避免风险危害，真正达到预防疾病的目的。

（3）寻找干预措施

通过体检寻找健康的主要风险，并对这些风险提出警示，但更重要的是针对健康风险因素制订干预措施，包括饮食、运动、药物、心理、不良生活方式的改变、中医养生保健计划的实施等。以可变可控指标为重点，有目标、有计划、有措施地定期追踪，动态监测，保证健康管理系统工程的顺利实施。当然，从表面看这是一个完美的系统化的流程，但在实际操作中，往往建议雷同，没有个性。而且因各种因素，很多人不能把措施落实到位或不能坚持。面谈为医生（或健康管理师）与受检者之间的沟通提供了一个有效的渠道，通过访谈，可以贴近受检者，对每个不同的个体提出各种切实可行的健康改进计划，使干预措施更加人性化、个性化，更具有实际操作性和指导性，更容易被受检者接受并坚持。

（二）健康体检后风险评估及健康指导

健康体检的指导思想是"治未病"。与常规医疗体检寻找疾病不同，健康体检更侧重于发现边缘及异常指标，对其进行风险评估并给予干预，达到未病先防、已病防变、病后防复的目的。客户健康体检结束后的工作主要有健康风险评估和预警分层、健康指导和随访、检后就医服务、客户服务与管理等。

1. 健康风险评估和预警分层

健康风险评估是对个人的身体状况、生活习惯、行为方式、饮食、运动、心理状态、环境等因素进行逐一分析、对比，得出综合的风险评估结论。

对个体进行健康风险评估后，可以得出量化的评估结果，与同性别、年龄组人群平均风险进行比对，得出个体风险级别，如低风险、较低风险、平均风险、较高风险和高风险等。

同理，根据健康风险评估结果，可以把人群进行分类。

分类的标准主要有两类：健康风险的高低、医疗花费的高低。前者主要根据健康危险因素的多少、疾病危险性的高低等进行人群分组；后者主要根据卫生服务的利用水平、设定的阈值或标准等进行人群划分。不难理解的是，高健康风险人群的医疗卫生花费通常也处于较高水平。

分类后的各个人群，由于已经有效地鉴别了个人及人群的健康危险状态，故可提高干预的针对性和有效性，通过对不同风险的人群采取不同等级的干预手段，可达到资源的最大利用和健康的最大效果。换句话说，健康风险评估后的各个人群，可依据一定的原则采取相应的策略进行健康管理。也只有这样，体检过程和体检报告才能不流于形式，真正实现个性化的健康管理。

2. 操作方法

（1）第一步：准备健康风险评估所需工作条件。

包括计算机、网络和健康风险评估软件。市场上，健康风险评估软件有很多，要进行遴选。建议把软件与体检系统对接，可以直接使用体检数据，能提高工作效率。

（2）第二步：收集个人健康有关信息。

个人健康信息包括年龄、性别、职业、受教育程度等基本信息；家族史、疾病史、膳食习惯、生活方式、体力活动等；体格测量、心电图检查和临床实验室检查结果等。可见，个人健康信息的来源主要为问卷调查和健康体检。在健康体检前，已经针对个体进行过问卷调查的，可以直接使用，否则要补充。

（3）第三步：录入信息并进行健康风险分析。

信息收集完成后，由健康管理师将其录入健康风险评估软件，核查无误后，选择评估内容进行健康风险分析。健康风险评估软件可以评估生活方式、单病种或多病种。按需进行，并出具"个人健康信息清单"、按病种分类的"疾病危险性评价报告"及"个人健康管理处方"等。

（4）第四步：解读健康风险评估报告。

不同软件产生的报告种类及份数会有所不同。但由于健康风险评估的目的是作为健康促进的工具和效果考核的指标，因而在内容上会有许多共同点。

主要的报告内容有个人健康信息汇总、缺血性心血管疾病评估、糖尿病风险评估、肺癌风险评估、高血压评估、生活方式评估、个性化膳食处方、个性化运动处方、重点危险因素等。这些报告帮助受评估者了解未来若干年内患某种疾病的可能性，以及相对于同年龄、同性别的一般人群的相对危险性。

根据报告的预测结果，提示受评估者可努力改变的空间，同时依据受评估者存在的健康危险因素，产生相应的个性化膳食和运动处方，以便进行评估后的后续干预。为客户解读健康风险评估报告时，务必要讲清楚以下几点：

①"个人健康信息汇总"是个体目前健康信息的真实反馈，与相关医疗诊断无关。

②"单病种的评估报告"包括风险等级、危险因素状况、可改变的危险因素提示。风险等级中的低、中或高是相对于同性别、同年龄一般人群的危险性的增减量，是一种预测，并不是明确的诊断。

③健康促进与指导信息。务必把个性化的膳食处方、运动处方介绍清楚，这些才是进行健康风险评估的出发点和落脚点。

3. 健康随访和指导

不良生活习惯和慢性病不是一时形成的，而不良生活习惯的纠正和慢性病的干预控制也不是一蹴而就的，所以要对客户的健康状况进行随访与指导才能实现干预的目的。健康随访，提供健康跟踪、健康讲座、健康调理、健康监控、健康干预、绿色就医通道等健康管理服务，将个体的健康状况调整到正常状态，进行复检流程，判定最新的健康水平。

（1）健康状况监测

使用健康管理平台定期监测客户的健康危险因素、身体指标、异常体检指标、生活习惯、营养状况、心理状态、体能状况等变化情况。

（2）健康指导

对于体检的个体客户，要及时定期用邮件、微信、短信和电话等方式与客户交流，根据实时健康状况监测数据，提出最适当的保健方案，了解其反馈，为其制订下一阶段的管理目标和管理计划，指导其做好日后的健康维护。这种定期的联系有利于与客户建立长期稳定的合作关系。对于团检客户，健康体检完成之后，邀请医生去对方单位进行报告解读，根据企业健康汇总报告中提示的重点问题，安排针对性的健康讲座，提高大家的健康意识和预防意识，在第二年的体检方案的制订中会更加有针对性和对比性。

（3）健康随访技巧

健康管理师对个人或群体进行健康风险评估和分析后，很重要的一项工作就是对个人或群体进行健康指导，此过程主要通过健康管理师与服务对象之间的人际沟通来完成。

健康管理师在工作中与服务对象完成一次有效的随访，应该完成以下工作。

①事前准备。健康管理师要查看服务对象的基本信息和进展情况，建立本次沟通的目标，准备好信息发送方法（如电话、邮件或交谈等）和信息内容。

②总结进展。健康管理师要在开始沟通的最初询问服务对象自上次沟通以来的情况，提问后以聆听为主。通过积极聆听，设身处地去听，用心和用脑去听，来理解对方的意思，并及时进行确认和反馈。当没有听清楚、没有理解对方的话时，要及时提出，一定要完全理解对方所要表达的意思，做到有效沟通。

③确认需求。在对服务对象已有的进步予以肯定后，与其共同分析目前存在的问题。

④达成共识。健康管理师要协助服务对象找到解决问题的办法，并达成进一步共识，拟定下一阶段的目标。

⑤安排下次随访的时间和方式。人体处于不断变化中，由它传达出的健康信息也随之变化，因此健康管理并非一劳永逸，而应时刻更新。通过定期复检、随访随时监测个体的健康变化，掌握其最新的身体状况。根据动态监测的结果，随时调整干预方案，使之在下一阶段最适合该个体执行。

（三）检后就医服务

对于总检医生认为需要接受进一步医疗干预的客户，健康体检机构可以提供检后就医服务。服务形式包括特需门诊和远程会诊等。

1. 特需门诊

首先，客服人员与客户沟通协商并建议特需专家服务，取得同意并签署《特需专家服务知情同意书》。其次，客户在客服人员提供的特需专家信息中选择专家，然后客服人员联系专家、安排就诊并陪同。最后，客服人员要进行定期随访，根据需要继续安排就诊，就诊服务内容包括门诊和手术。

2. 远程会诊

根据客户的具体情况，客服人员在征得客户同意的情况下也可以安排远程会诊。客服人员要全程做好对接、联系、资料存储和长期随访等工作。

参考文献

［1］郭清. 健康管理学 [M]. 北京：人民卫生出版社，2022.

［2］黎壮伟，张广丽. 健康管理 PBL 教程 [M]. 北京：化学工业出版社，2022.

［3］郭清，王大辉. 健康管理学案例与实训教程 [M]. 杭州：浙江大学出版社，2022.

第十四章　养老服务与健康管理

养老服务是指为老年人提供生活照顾、健康维护、心理支持等一系列服务的综合性服务。随着社会老龄化趋势的加剧，养老服务逐渐成为一个重要的产业，而将老年健康管理融入养老服务的健康养老服务也越来越受到重视。

第一节　人口老龄化与养老服务

21 世纪是人口老龄化的时代，目前世界上所有发达国家几乎都已进入老龄化社会，许多发展中国家正在或即将进入老龄化社会。我国从 1999 年开始也进入了老龄化社会，是较早进入老龄化社会的发展中国家之一。正确看待我国的人口老龄化问题，清醒认识人口老龄化带来的机遇和挑战，是积极应对人口老龄化的关键。

一、人口老龄化的界定

一个人可以变老，一个国家的人口也可以变老，但是这两者在概念上有着本质的区别。一个人从新生儿到婴幼儿、青少年、中年、老年时期直至死亡是一个生命过程，是一个不可逆转的单向过程。若一个国家的老年人口增长速度快于青少年人口，就会使人口结构从较年轻的状态变化到较年老的状态，形成人口老龄化；若青少年人口的增长速度快于老年人口，便会形成人口年轻化。因此，人口的结构变化是双向的，它是没有"生命过程"的。总之，人的老化是人的生理和心理的老化，人口的老化是人口结构的变化。

人口老龄化是指一个国家或地区老年人口增长的趋势，按国际通行的标准界定，当一个国家或地区 65 岁及以上人口占总人口的比例达到 7%，或者 60 岁及以上人口占总人口的比例达到 10%，就表示该国家或地区进入了老龄化社会。

20 世纪末，中国 65 岁及以上人口占总人口的比例接近 7%，60 岁及以上人口占总人口的比例超过 10%，正式跨进了老龄化国家的门槛。改革开放以来的 40 多年，我国不仅创造了经济社会发展的奇迹，而且仅用三四十年的时间就实现了许多发达国家用一个世纪甚至更长时间才完成的人口再生产类型的转型，步入低生育率水平国家的行列，也创造了世界人口发展史上的奇迹。与此同时，我国也提前迎来了人口老龄化时代。1999 年，我国 60 岁及以上老年人口达到 1.32 亿人，占总人口的比例超过 10%，标志着我国正式进入老龄化社会。

2021 年 5 月 11 日，第七次人口普查结果公布。普查结果显示，我国 60 岁及以上人口为 26 402 万人，占总人口的 18.70%（其中，65 岁及以上人口为 19 064 万人，占总人口的 13.50%）。与 2010 年相比，60 岁及以上人口的比例上升 5.44 个百分点，65 岁及以上人口的比例上升 4.63 个百分点。数据表明，我国人口老龄化程度进一步加深，未来一段时间仍将面临不断增加的老龄人口带来的压力。60 岁及以上人口 18.70% 的比例意味着我国已经十分接近中度老龄化社会。

二、人口老龄化的影响

老龄化是社会发展的产物，是人类社会文明进步的象征。当今所有发达国家几乎都是老龄化的国家，国际和国内相关的事实证明，人口老龄化可以给社会经济协调发展带来积极的影响，如"人口红利"。但是，从深层次看，人口老龄化的加快终将会成为制约经济发展和产业结构调整的重要因素。鉴于我国人口老龄化的发展速度较快，以及老龄人口规模巨大的特点，我国的人口老龄化必将给社会经济发展的各个方面带来深远的影响。

（一）有效劳动力不足

改革开放 40 多年来，我国的发展道路是利用庞大劳动力等资源优势快速发展工业与外贸，在一定程度而言，这一策略是成功的，而这个成功离不开庞大的年轻劳动力资源，并且 20 世纪 90 年代以来人口出生率的快速下降使社会总赡养比很低，我国得以集中财力、物力与人力投入经济发展。然而，随着快速的老龄化及赡养比的迅速提高，经济投资必然下降，劳动力的短缺也会使成本有很大提高，中国将逐步丧失人口方面的优势。

人口老龄化的发展会导致劳动年龄人口的比例相对下降，劳动年龄人口的相对缩减就意味着有效就业人口的减少。在一定的生产资料和技术条件下，劳动力资源不足可能导致部分生产资料和技术设备更新的停滞，会影响社会生产活动的正常运转，从而导致社会劳动生产率下降及社会生产经济总量降低，进而影响生产力和经济的发展。

近年来，随着劳动适龄人口比例的下降，即劳动力老化，我国将不得不面对劳动力短缺的困境。劳动力老化对总体生产率提高和经济增长的抑制作用较大，因为劳动者的身体素质是劳动生产率高低的决定因素之一。人口老龄化是导致劳动生产率和经济增长速度下降的一个重要因素，而这种消极作用主要体现在其对劳动力资源的影响上。

（二）社会负担加重

人口老龄化增加了社会费用的支出和管理成本，对经济发展产生较大的压力。同时，老龄化的提前到来，增加了医疗费用及养老金的支出。为了满足老年人的精神文化需求，政府兴建了大量的老年活动中心、健身场所等，增加了管理成本。因此，社会负担日益沉重，经济压力剧增，老龄事业的发展落后于对老龄事业的需求。

社会老龄化还会逐步加重年轻人的养老负担。我国从 20 世纪 80 年代初开始实行的计划生育政策，使家庭人口数量得到逐步控制。随着独生子女的父母逐步进入老年阶段，"80 后"不仅面临着工作、住房的压力，也在为父母的养老问题而发愁。尤其是在"421"（一对独生子女结婚后，要承担四位老年人的赡养和一个小孩的抚养）的家庭结构模式中，"80 后"面临的赡养父母的压力远远大于"70 后"和"60 后"。"80 后"夫妇要照顾四位老年人，不论从精力、财力、人力还是心理上，都面临着巨大的压力。受生育选择和女性生育年龄的约束，未来中国家庭将呈现独生子女家庭和二孩、三孩家庭并存并重的局面。在老龄化社会中，由于家庭子女较少，家庭养老照料风险将在较长时期内存在。由此可见，人口老龄化的快速发展将加重中年人尤其是独生子女的养老负担。

人口老龄化还会给医疗体系带来压力。全社会医疗开支猛增，这是人口老龄化带来的必然结果。老龄化与高龄化也会带来总体的国民死亡率增长。例如，2019 年我国人口死亡率为 7.14‰，而在 1981 年，死亡率为 6.36‰，这是我国进入老龄化社会的真实反映。人口老龄化将带来双重压力：其一，医疗资源与开支会更多地流向危重老年病患，压缩其他方面的医疗开支；其二，对老年病患的照护工作需要大量的养老护理员，这将使本已显得短缺的劳动力资源更加紧张。

人口老龄化还会使养老金缺口呈现出加速扩大的趋势。所谓养老金缺口，是指当年的养老金缴费收入不足以弥补养老金支出而形成的赤字。以养老金缺口为代表的养老保障问题事关国家发展全局，也是影响民生保障和社会稳定和谐的基础性问题。自 2002 年以来，随着老年人口比重和老年抚养比重的持续上升，我国养老金收支状况从 2011 年开始日益窘迫，养老金缺口与老年人口比、老年抚养比同步上升，缺口快速扩大（此处养老金缺口的计算中未包含财政补贴）。目前中国养老金缺口的弥补主要依靠国家财政补贴，而日趋扩大的缺口已使国家财政难堪重负。可见，当前中国养老保险制度面临着严峻的挑战，随着人口老龄化的不断加深，潜在的养老金支付危机正在积聚。

（三）社会问题凸显

人口老龄化还使一系列社会问题凸显，这要求我们必须集中全社会的力量面对和解决。

1."空巢"家庭、"留守"老年人问题

从传统意义上看，作为照顾老年人日常生活主力的女性已大规模地进入劳动市场，女性为老年人提供的照顾越来越少。激烈的社会竞争使不少子女要么忙于打拼事业，无暇顾及老年人的生活；要么待业在家，成为"啃老族"。城市子女工作的流动性和农村劳动力外出谋生造成了大量的"空巢老年人""留守老年人"现象。

同样由于计划生育政策，老龄化伴随着少子化，不可避免地使空巢家庭成为老年人家庭的主要形式。养老模式也必然继续发生变化，老年人对儿女的依赖将越来越少，而社会养老的普遍化需要大量的人力和物力。

2．"双独夫妻"问题

由于计划生育政策的长期执行，我国出现了规模庞大的"421"或"422"型家庭结构，在这种结构之下，作为核心的"双独夫妻"，其家庭养老抚幼的责任非常大，这不仅是经济上的压力，更有精神与心理上的压力，尤其当老年人患病时，这种压力尤为突出。他们怎样才能成为不被压垮的一代呢？计划生育政策虽已调整，但因生育意愿持续低迷，这类家庭的数量也会增加。

（四）产业结构调整

随着我国人口结构的转变，人口老龄化的加剧将使得未成年人口的消费品需求逐渐下降，而适应老年人口需求的各种消费品及服务将会不断增加，并由此对我国现有的产业结构提出了挑战。

我国已进入老年型国家，老年人口大量增加，因此要对我国现有的产业结构做出调整，以满足老年人口对物质、精神文化特殊的需要。市场机制将引导社会资源向开发老年人生活用品、保健产品、医疗设备，以及老年大学、老年旅游等产业转移。社会对第三产业的需求将会明显增大。人口老龄化带动第三产业发展，从而有助于调整国民经济增加值的产业结构，并且有力促进了劳动力的产业转移，实质上是促进农业剩余劳动力向第三产业转移，实现了劳动力就业的产业结构调整。

对于多数发达国家而言，老龄化类似于一种富贵病，伴随着经济发展与社会进步，是必然的趋势；但对我国而言，老龄化发展得太快，以至于我们"未富先老"，出现了经济发展与社会养老争夺资源的情况，而中国社会对此还没有做好充分准备。应对中国人口老龄化的冲击，不仅是政府的职责，更离不开社会与公民的共同努力。

三、养老服务与管理的兴起

（一）养老服务与管理是经济发展的产物

在封建社会自给自足的自然经济中，生产力不发达，社会相对贫困。社会由单一的经济单位——家庭组成，家庭既是生产单位，又是消费单位，它具有生育、生产、消费、抚幼、养老等多种功能。家庭收入的多寡，取决于劳动力的数量，春种秋收靠的是老年人所具有的生产知识与实践经验。老年人作为一家之长，不但在生产中起指导规划的决定性作用，而且在家庭财产处理与收入分配方面占主导地位，掌握支配权。在这种情况下，老年人在家庭中具有家长的绝对权威，子孙供养父祖是天经地义的事。在封建社会的家庭中，血缘关系与经济结合在一起，老年人的一切需要由家庭解决，社会没有力量也没有必要向有家庭的老年人提供经济保障和服务。

产业革命带来工业经济的发展。随着生产方式的改变，工厂制度的建立和产品机械化、标准化、商品化的发展，打破了以家庭为生产单位与消费单位的传统。生产社会化带来了生产资料与生产工具使用社会化、生产过程社会化和生产目的社会化，与之相适应的是劳动方式、收入分配方式、消费方式的转变。退休制度推行和生活社会化的发展，要求社会对老年人的经济需要和医疗护理提供保障和服务。而这些需要通过对老年人口进行组织管理和社区服务来实现。

（二）人口老龄化要求服务与管理社会化

随着经济发展，科学技术特别是医疗卫生事业的进步，一些国家的人口逐渐由高出生率、高死亡率向低出生率、低死亡率转变。出生率下降和人口平均寿命的延长，导致人口老龄化，即老年人口的绝对数量增多，老年人口在总人口中所占的比重增大。

老年人口数量增加和老年人口比重上升，意味着社会用于老年人的支出增加和对老年人的赡养系数上升。要处理好代际经济交换中因人口老龄化程度加深所造成的矛盾，需要加强对老年人口的组织管理工作，如养老金的筹措、管理与使用。人口老龄化导致劳动力不足，为了弥补空缺，社会需要退休人员继续参与社会建设。但是老年人再就业不在劳动力人口的就业范畴之内，因而需要建立相应的组织机构，加以管理和协调。日本的"银色人才银行""老年人雇用开发协会"，德国的"高龄专业人才服务中心"，法国的"退休人员技术服务团"，英国的"全国人才银行"都属于此类组织机构。

（三）人口平均寿命延长带来的需求

"人活七十古来稀"这句话表明在人类历史上，人的寿命不长，能活到 70 岁的人为数不多。截至 2019 年，全球人口平均预期寿命最高的国家为日本，已达 84 岁。2020年，我国人口平均预期寿命为 77.9 岁。人口平均预期寿命延长带来晚年岁月的增加。按 60 岁为老年起点年龄计算，很多国家 60 岁人口的平均预期寿年为 20 年左右，这意味着老年阶段相当于人一生时间的 1/4 左右。

晚年岁月的增加意味着闲暇时间的增加，通过有益的活动来消磨闲暇时间，不仅是老年人的需求，也是社会应该为老年人考虑的实际问题。法国前总统瓦莱里·吉斯卡尔·德斯坦曾强调："第三人生（老年阶段）有权利在直到人生最后的一刻，始终保持充实的生活感。晚年不是尾声，而是可以创造价值的人生另一个周期。"这种老年哲学的兴起，让人们退休后的生活更加多样化。于是，一些发达国家为了满足老年人参加业余活动和欢度晚年的需求，建立了各种服务机构和协会团体，开展老年人口文化娱乐生活的组织管理工作。

1982 年提出的《维也纳老龄问题国际行动计划》就指出：旨在造福老年人的政策和行动必须向较年长人士提供满足其自我建树的需要的机会。从广义上说，自我建树的定义为：通过实现个人目标、愿望和潜力达到自我满足。重要的是为老年人制定的各项政策和方案应能促使老年人有机会发挥其力所能及并有益于家庭和社区的各种作用。较年长人士得到个人满足的主要途径是：继续参与家庭和亲属联系，自愿为社区服务，通过正式和非正式学习而继续增长知识，在艺术和手工艺方面自我发挥，参加社区组织和老年人组织，参加宗教活动，参加娱乐活动和旅行，参加非全日工作，以及作为见闻广博的公民参与政治活动。

第二节　养老服务与管理

养老服务是指国家和社会以发扬敬老爱老美德、安定老年人基本生活、维护老年人生理健康、充实老年人精神文化生活为目的而采取的政策措施和提供的设施服务的总称。

养老服务有狭义和广义之分。从狭义上讲，养老服务仅指为老年人提供的生活照顾、康复护理和精神慰藉等服务。从广义上讲，养老服务则是一个大服务的概念，几乎涵盖了老年人衣食住行、生活照料、医疗服务、文化健身娱乐等多个行业领域，包括一切有利于老年人更好生活的正式、非正式的为老服务。

一、养老服务的基本需求

（一）养老金服务

养老金服务包括现收现付制和积累制下国家、企业和个人养老资金的缴付、支出、投资运营及养老金的发放领取等环节的服务，是在养老保障经济制度下运行的服务系统。目前，大多数国家养老金服务的上端——养老金的征缴，中端——养老金的投资运营，下端——养老金的支付和领取，一般都是由政府机构来承担，属于公共服务的一部分。目前，我国养老金服务的上端、中端、下端的需求都在上升。

（二）医疗保健服务

医疗保健服务主要是指围绕医疗和健康保险制度为居家养老或机构养老的老年人提供的医疗保险服务、健康咨询服务、健康检查服务、疾病诊治服务和医疗护理服务等。目前，大多数老年人享受的是与其他年龄段的人群一样的常规社会医疗卫生服务，这与老年人现实的医疗保健需求还有很大差距。

随着养老保障事业的发展，国家和养老机构应该逐步为老年人提供专门的医疗保健服务，实行医疗保险与医院的多项服务挂钩，开展对老年病的专门研究，建立医治各种老年病的专门医院，研发治疗各种老年病的药物和老年保健用品，以此保障老年人的健康和生活质量。

（三）生活护理服务

生活护理服务是指为居家或在专门机构养老的老年人提供的衣、食、住、行等基本生活方面的照顾和护理的服务。生活护理服务是家庭养老和机构养老服务中最基本、最普遍且不可或缺的服务方式，是满足老年人生理需求与安全需求的必要手段。

传统社会中老年人的生活护理服务完全由家庭承担，而随着工业化和生产的社会化，家庭主要劳动者大多外出工作，家中缺少能承担老年人生活护理服务的人员。大中型城市中的空巢老人日益增多，居家老年人生活无人护理的问题日趋严重。尽管养老机构提供了专门的生活护理服务，但是其服务质量普遍不高，需要从膳食、起居、衣着、活动等多方面加以改进，以增加服务方式的科学性。

（四）法律权益服务

法律权益服务是养老保障服务的中心内容之一。法律权益服务主要是指在养老保障制度下维护老年人各项合法权益的服务，既包括涉及养老金的法律服务，也包括医疗保险、伤残保险、老年人护理及文化和消费权益等涉及老年人日常生活各方面的法律权益服务。涉及的法律范畴包括老年人作为普通公民的各项法律权益，以及老年群体受到专门保护的法律权益。许多国家都制定了保护老年人权益的法律，我国也颁布了《中华人民共和国老年人权益保障法》，显示了社会保障中"保护丧失劳动能力者及全体公民基本生活权利"的人文理念。

二、养老服务需求的发展

改革开放和现代化进程提升了人民生活水平，同时也扩大了老年群体的社会服务需求，迎来了老年社会服务的挑战。21世纪，老年群体的社会服务需求已经从过去养老金服务、医疗保健服务和生活护理服务等基本需求延伸到了心理健康服务、消费服务、文化服务和事业发展服务等潜在需求上。过去，这种潜在的需求，不仅由于客观条件的限制而增长缓慢，而且因为社会文化和观念的落后被长期抑制，但目前这种潜在的需求正在逐步显现。

（一）心理健康服务

心理健康服务是养老服务的高级阶段，也是当今社会服务需求增长的重点，更是现今家庭和社会养老服务中普遍缺乏的内容。现代工业社会和信息社会的高速发展，造成了环境恶化、人口密度增加、生活空间缩小、社会竞争加剧、生活节奏加快、生活压力增大等问题，而这一系列的社会问题给人们造成了不同程度的精神压力和精神伤害，导致了心理与精神的疾病。

一般来说，一个社会的现代化程度越高，生活节奏越快，环境压力越大，人们罹患心理疾病的概率就越大。老年群体是一个相对比较脆弱和敏感的群体，每个老年人都经历了人生的风雨与坎坷，走过了他们精力与活力最旺盛的阶段。社会变化带来的生活方式和观念的变化，以及晚年可能出现的经济贫困、健康状况不佳、亲情缺乏等问题，都有可能导致老年人出现心理方面的问题。

因此，当代社会的老年人急切需要科学、正规、良好的心理辅导和心理治疗等一系列的心理健康服务。

（二）老年消费服务

广义的老年消费服务是指针对老年群体的所有消费需求的服务，包括物质和精神两个层面。任何群体都有自己的消费需求和消费偏好，老年人也不例外。但是，目前除了保健品和营养品以外，其他老年人需要的消费产品普遍缺乏。这种现象是老年人陈旧的消费观念、顽固的生活习性、市场开发者的疏忽及市场的趋利性等因素造成的。经历过经济萧条、生活困苦时代的老年人普遍过度节省，"舍不得"是他们共同的消费态度。正因如此，老年人的消费热情和消费动力不足，特别是老年人"吝啬"的消费倾向，导致了老年消费产品的规模和利润有限，挫伤了老年消费产品提供者的积极性，使老年消费大市场未能完全形成，造成了老年消费市场的萎靡。

老年消费服务的第一要素就是产品的针对性和适应性。必须针对老年人的特点，开发出真正满足老年群体消费需求的产品。这些产品包括老年人日常生活的衣物、食品、医疗、文化娱乐产品，还包括社会化养老服务、国内外旅游服务及老年社会价值创造服务等。专业机构更要保护好老年人的消费权益，做好并优化老年人的消费服务。

（三）文化服务

文化服务是社会养老保障服务中的重要内容，主要包括文化学习、文艺活动、体育活动、艺术欣赏、文艺创作、文化团体建设等内容。国家和各地政府举办的老年大学、各地社区建立的文化活动中心和文化站都为老年人提供了一定的文化服务，受到了众多老年人的欢迎。但是，随着老年人服务需求的不断增长和对服务水平要求的不断提高，社会需要提供更加丰富多彩的文化生活和文化产品，以满足老年群体日益增长的文化服务需要。文化团队建设是老年文化服务的重要手段，需要发动全社会一起努力。新闻传媒要发挥更加主动和积极的舆论引导和宣传作用，帮助营造健康的老年文化服务氛围。

（四）事业发展服务

事业发展服务主要包括老年人人生价值的实现和老年社会生产力的开发两个方面。这个服务在马斯洛的"需求层次理论"中可以看作是对老年人"自我实现需求"的满足，这也是社会养老保障服务的最高形式。那些退休的科学家、医生、教授、政治家及其他有一技之长的、仍然存有梦想的老年人都可以根据自己的愿望和实际情况，在退休后较长的生命历程中有所作为。家庭、养老机构和全社会都要为他们的事业发展提供一切力所能及的服务。这种服务不但可以保障老年人在实现自我价值的同时获得满足、健康与幸福，还可以让老年人利用自己的经验积累与后发优势为社会创造价值，做出贡献。

总之，老年社会需求不断增长、需求内涵日益丰富的客观现实使现有的养老保障服务面临挑战，对建立老年社会保障体系提出了新要求。

三、养老服务模式

养老就是在老年人达到一定年龄，以及失去或部分失去劳动能力的时候，使老年人获得物质上和经济上的必要生活条件，并在生活上和精神上获得关心、照顾和帮助，对其提供经济上的供养、日常生活上的照料，以及精神方面的慰藉。

当前，我国人口老龄化表现出速度快、老年人口规模大的特征，并出现了高龄化的趋势。由于计划生育政策的实施，我国"421"型家庭增多，并且成为家庭结构的主流。这种家庭结构使养老面临很大的压力，家庭养老资源的供给在逐渐减少，而需求却在不断增长，另外，机构养老模式又因为传统观念问题、收费问题、服务质量问题等难以在我国全面推行，这种矛盾导致我国家庭养老模式面临严峻的挑战，家庭养老被迫向社会化过度，从而产生了社区居家养老模式。

采用怎样的养老服务模式应对未来日益严峻的人口老龄化形势是我国当前面临的一个重大现实问题。现就几种主要的养老服务模式做以下介绍。

（一）家庭养老模式

家庭养老，即老年人居住在家庭中，主要由具有血缘关系的家庭成员对老年人提供赡养服务的养老模式。

中华民族历来奉行尊老、养老的美德，这种优良传统与华夏文化已融为一体，成为文化传统的主要内容之一，并著称于世界。1982年联合国大会在批准《维也纳老龄问题国际行动计划》时，秘书长瓦尔德海姆就提出："以中国为代表的家庭养老的亚洲方式，是全世界解决老年问题的榜样。"同时，尽管发达国家都建有一定数量条件良好的养老机构，但是居家养老仍然是绝大多数老年人首选的生活方式（主流方式）。据统计，各国选择居家养老的老年人占其总数的比例如下：英国为95.15%，美国为96.13%，瑞典为95.12%，日本为98.16%，菲律宾为83%，新加坡为94%，泰国为87%，越南为94%，印度尼西亚为84%，马来西亚为88%。

我国是奉行家庭养老的国家，历史上便将"养儿防老"视为天经地义，即使进入现代社会，除少数无依无靠的孤寡老年人需依靠国家或乡村集体供养外，家庭养老几乎仍然是所有中国人的自觉选择。在中国，90%的老年人期望在家养老，居家养老在养老观念中的主流地位至今仍未改变。家庭养老不仅体现在代与代之间经济上和生活上的互惠互动，更重要的是体现了精神上的互相慰藉的优势。然而，在生活节奏日益加快、工作竞争更加激烈的今天，随着人口老龄化的加剧，年轻人可用于照顾老年人的时间和精力愈来愈少。

同时，在传统观念更新的冲击下，年轻人照料老年人的意识在逐渐淡化，传统的居家养老模式正经受着时代考验。

（二）机构养老模式

随着工业化进程的加快，社会结构的不断变迁，家庭的类型、规模、结构也发生了变化，家庭养老的传统养老模式开始受到挑战，而机构养老也日渐进入老年人养老的选择范畴。

机构养老包括养老院和养老公寓。养老院的模式为提供住宿、用餐、医疗、设施的集中供养模式。养老院及养老公寓一方面节约子女照顾老年人的时间；另一方面，众多老年人一起生活，在很大程度上减少了他们的孤独感和无助感。生产力水平的不断提高及社会财富的不断累积，为建设社会养老保障体系提供了诸多的有利条件。而近年来养老院和养老公寓也得到了改善和增加，社会养老能力得到增强。然而，国家和政府办的养老院及养老公寓一般都远在郊区，交通十分不便。资金来源单一、数额有限又造成了养老机构数量少、规模小、收养人数有限的问题，服务和基础设施也并不令人满意。条件相对较好的机构收费又极高，做不到让每个老年人都能住进养老院，只有自身条件较好或子女条件较好的老年人才有机会住进好的养老院，所以根本无法满足数量庞大的老年人的需求。

为解决未来人口老龄化时代到来，以及一般性老年人的养老需求，必须引入产业化发展观念，大力发展养老产业是解决养老问题的治本之策。养老产业是涵盖多个领域的综合体系，是由老年消费市场的需求带动的新兴产业，是一项大有可为的新型社会事业。发展养老产业是解决社会养老需求的有效途径，是缓解老年人养老的当务之急。中国养老产业起步晚，总体上看，落后于老龄化的发展形势，现实中还存在着若干显性或隐性的问题。为推动养老产业在中国的新发展，就要在坚持养老产业基本理念的前提下，在创新和规范两个方面做出努力。创新就是要遵循市场规律，从老年人的需求出发，做好市场开发，针对老年人群的特点，整合和开发养老产业的资源，为老年人提供特色化的产品和服务；规范就是政府要从政策和制度上加大对养老产业的扶持和管理力度，保证老年用品和机构服务的质量，提高养老产业从业人员的职业化、专业化水平，使养老产业良性发展。

现阶段中国的养老产业面临着发展的最佳时机，国民经济的持续健康发展，城乡居民经济状况的改善，不断扩大的老年消费需求，为老年市场的发展提供了良好的社会、经济环境和无限的潜力。目前，中国许多省、市都不同程度地实现了养老产业化。

（三）社区居家养老模式

社区居家养老，是指老年人在自己家养老的同时，社会提供帮助，以居家照顾为主，社区养老机构照顾为辅，运用社区养老服务弥补家庭照顾的不足，支持和减轻家人照顾的压力，是一种新型养老模式。这种养老模式的服务内容既能满足老年人的各种需求，实现老有所养、老有所医、老有所乐、老有所学、老有所教，使老年人在自己熟悉的社区环境里生活，不会产生陌生感、孤独感和被抛弃感，又能减轻儿女负担，还有利于老年人的身心健康，是新型的适应老龄化社会的养老模式，也是适合我国国情的社会化养老模式。虽然传统的家庭养老模式和机构养老模式在我国社会养老事业中都发挥着非常重要的作用，但随着我国市场经济的不断发展，这两种养老模式作用的发挥越来越受到其自身运行机制及其他的社会因素的制约。而社区居家养老则是集合两者的优势，将其完美结合，充分利用社会资源弥补家庭养老及社会养老的不足，更好地解决养老这一社会性问题。

国际组织和学术界极力主张大力发展社区助老福利服务事业，为居家养老的老年人提供全方位的服务。早在1982年，《维也纳老龄问题国际行动计划》就强调：社会福利服务应以社区为基础，向老年人提供预防性、补救性和发展方面的服务。中国的人口及社会学专家也认为，在家庭养老功能不断弱化的形势下，应大力发展机构养老，但现阶段机构养老还存在资金不足、技术缺乏、管理不完善、人们的认可度低等问题。而且中国作为发展中国家骤然进入老龄化社会，以经济社会发展水平决定的社会保障、服务系统不可能很快接纳和解决针对几亿老年人的生活服务、护理乃至赡养问题。为此，解决家庭养老助老的职能问题最好的办法就是依靠社区，即让老年人留在他所熟悉的环境里，在继续得到家人照顾的同时，由社区提供家庭力所不能及的帮助及各种服务。实践证明，将社区福利服务引入居家养老模式，是一种非常适合中国现阶段国情的居家养老模式，是针对传统居家养老模式的有益补充和新发展。

（四）医养结合养老模式

作为一种新型的健康养老服务模式，医养结合养老模式是我国养老服务的发展方向和应对人口老龄化的基本要求。这种模式的推广对满足老年人养老中的医疗需求，提升养老服务的整体水平，推进养老服务模式的创新都有着非常积极的意义。

为了确保通过医养结合养老服务模式为老年人提供全方位细致周到的服务，使老年人晚年生活更加舒心，目前，我国医养结合养老服务实践模式可以归纳为以下几种：

1. 医疗机构拓展养老服务模式

医疗机构拓展养老服务模式主要分为两类：一类是规模较小、医疗水平相对较低而空床率相对较高的医疗机构，通过拓展养老服务功能实现医养结合，逐步向康复医院或护理医院转变。这类方式解决了相当一部分慢性病老年人拖占床位的问题，在一定程度上缓解了大型综合医院人满为患的压力。另一类是三甲医院、大型综合医院通过增设老年科室、养老病房等服务设施，开展医养结合服务，在强化医疗功能的基础上拓展养老服务功能，在提供医疗服务的基础上增加养老照护功能。

2. 养老机构增设医疗服务模式

当下我国的养老机构还没有实现医疗资质的全覆盖，养老机构增设医疗服务，满足老年人的医疗需求，获得医疗资质是关键。2014年，原国家卫计委大幅度调整养老机构增设医务室、护理站、相关照护人员及设备的资质审批标准，以鼓励有条件的养老机构开展相关的医疗服务。以此为契机，一些养老机构设立了老年康复训练馆、诊室、输液室、CT室、检验科、诊疗区病房科室等，并定期聘请职业医师指导老年人康复，为新入院老年人进行全面体检、建立老年人健康档案，配备健身康复器材，以提高为老服务的针对性，提升医养结合的有效性。

3. 医疗机构与养老机构合作模式

医疗机构与养老机构建立合作关系是当前比较普遍的现象，也是国家鼓励和倡导的模式。这种模式主要由不具备养老条件的医疗机构和没有医疗资质的养老机构合作组建，二者之间通过相互购买服务的方式建立合作关系，实现资源有效配置。这种模式节省了投资成本，减少了审批时间，同时也降低了双方因合作而产生的风险。

4. 医疗机构与社区家庭合作模式

居家养老是我国最主要、最基本的养老方式，但居家养老所遇到的最大障碍是医疗问题。由于医疗的特殊性，以及我国目前的医疗技术水平，针对家庭的医疗服务主要依靠社区和医院提供。一般城市社区设有医疗服务中心，单独或与周边医疗机构合作，为居家养老者提供医疗和康复服务。社区医疗服务中心一般由政府和企业联合组建，委托专业团队进行管理，设有健康门诊、药房、康复室、超声检查等，并配备大型综合性医院专家出诊，免费为社区老年人提供医疗服务，定期进行健康检查指导。一些社区还通过推行家庭医生制度，为社区内的老年人提供上门服务。

以上述几种主要的养老服务模式为基础，根据老年人的养老意愿和需求，结合自身实际情况制订养老方案。近年来在我国还出现了旅游养老、互助养老、抱团养老、以房养老、异地养老、乡村养老等多种新型的养老模式，随着我国养老服务业的发展，更多的养老服务模式将会不断涌现，更好地满足亿万老年人的养老服务需求。

第三节 养老服务中的健康管理

一、健康老人的标准

（一）健康老人的概念

根据《中国健康老年人标准》（WS/T 802—2022）（简称《标准》），健康老年人指60周岁及以上生活自理或基本自理的老年人，躯体、心理、社会三方面都趋于相互协调与和谐状态。

（二）健康老人的标准

根据《标准》，中国健康老年人应满足下述要求：
①生活自理或基本自理；
②重要脏器的增龄性改变未导致明显的功能异常；
③将影响健康的危险因素控制在与其年龄相适应的范围内；
④营养状况良好；
⑤认知功能基本正常；
⑥乐观积极，自我满意；
⑦具有一定的健康素养，保持良好生活方式；

⑧积极参与家庭和社会活动；

⑨社会适应能力良好。

（三）老年躯体健康

健康老人的躯体应保持较为良好的状态。重要脏器的增龄性改变不应导致明显的功能异常，将影响健康的危险因素应控制在与其年龄相适应的范围内，同时保持良好的营养状况。

老年人的身体健康状况各有不同，主要分为两类：完全健康的老年人和身体并不完全健康的老年人。

对于完全健康的老年人，我们应侧重于帮助他们保持和维护现有的健康生理状况，包括以下几项。

①养生保健：根据老年人的生理特点，通过合理的养生保健计划来预防疾病，延缓衰老。

②营养膳食：确保老年人的饮食均衡，为他们提供充足的营养。

③规律作息：引导老年人保持良好的作息习惯，保证充足的睡眠。

④适度运动：鼓励老年人进行适量的运动，增强体质。

⑤定期体检：定期对老年人进行身体检查，及时发现并处理潜在的健康问题。

对于身体并不完全健康的老年人，我们的工作目标是帮助他们重新获得健康的生理状况或应对身体的不健康因素带来的生活困扰，包括以下几项。

①康复保健：针对老年人具体的健康问题，提供专业的康复治疗和指导。

②医疗护理：提供必要的医疗护理服务，如疾病管理、药物监督等。

③日常生活照料：帮助老年人处理日常生活问题，如洗衣、做饭、清洁等。

维护老年人的生理健康，需要了解老年人的生理特点，通过把握老年期身体的变化特征及规律，有效制订科学合理的养生保健计划，预防疾病，延缓衰老。

随着年龄的增长，人进入老年期后，身体会慢慢衰老，在个体的外形上、组织器官的组成成分上、身体的功能上均发生变化。

首先，在外形上老年人会表现出如下变化：头发变白和稀少，皱纹、老年斑出现，皮肤松弛，视力下降，牙齿松动脱落，身高下降，体重减轻，等等。但在外形变化上个体之间差异很大。

其次，组织器官的组成成分的变化主要表现为：身体总水量减少，细胞内液量减少，不活动性脂肪量增加，脏器、神经及肌肉组织萎缩和重量减少，除心脏外，细胞数量减少，由此不同程度地带来基础代谢量减少、各种功能减退、贮备力降低、适应能力减弱等状况。

最后，身体的各种功能随年龄增加而呈直线下降，主要表现为：体力不支和精神不振、基础代谢率下降、生殖功能低下，其他生理功能，如各脏器系统随着衰老而发生退行性变化，由于各种生理功能的减退而造成各种不适。例如，全身性的气力减退、身体衰弱、身体活动不自如、容易疲劳且不易恢复。局部症状是步行不自由、视力与听力减弱记忆力减退、头发变白、性欲减退等。

总的来说，衰老带来的影响是多方面的，储备力减少、适应力减退、抵抗力低下、自理能力下降都会不同程度地影响到老年人的晚年生活。

（四）老年心理健康

健康老人的心理状况应该是认知功能基本正常，乐观积极，自我满意，具有一定的健康素养，并保持良好的生活方式。

维护老年人心理健康建立在对老年人心理特点的了解和掌握之上。人进入老年期后，随着身体的逐渐老化，心理功能也随之退化，主要表现在以下几个方面。

1. 认知功能的变化

进入老年后，由于听觉、视觉敏锐度的逐渐下降，身体运动的灵活性和速度也明显减退，学习速度也明显变缓，老年人易出现焦虑。由于注意力不足，大脑编码信息的精度及深度均下降，记忆容易出现干扰和抑制，特别是信息主动提取方面，老年人记忆障碍较为明显，有时还会出现错构和虚构。这容易给老年人造成一定的心理困扰，出现挫败感，并导致抑郁和焦虑、愤怒等情绪出现，从而影响其生活。

2. 智力的变化

老年人的液化智力随着年龄的增长在逐渐下降，但晶化智力却有可能由于知识和经验的积累，再加上生理健康和社会文化等相关因素的影响，而随年龄的增长逐渐升高。

3. 动机和需要的变化

首先，在安全需要上，老年人对医疗保障、患病就医、社会治安等方面会有更多的关注；其次，他们对爱和归属的需要主要体现在家人的关爱和社会的关怀上；最后，在自尊和自我价值实现上，有些老年人会要求不管在家庭还是社会上都有自主权，承认他们的价值，维护他们的尊严，尊重他们的人格，过自信、自主、自立的养老生活。

4. 情感的变化

老年人在情感与情绪上较年轻时期容易产生消极情绪，如紧张害怕、孤独寂寞、失落感和抑郁。当然，产生负向情绪的大部分因素都是由于人到晚年将面临更多的生活负性事件。

5. 个性的变化

老年人的个性通常仍保持较高的稳定性和连续性，改变较小，而且主要表现为开放经验与外向人格特质的降低。随着时代和社会的飞速发展，老年人由于未跟上知识结构和观念的迅速更新，通常会表现出个性保守、古板、顽固等特点，甚至还会出现偏执、多疑、幼稚等情况，这往往也与病理生理过程有密切关系。

维护老年人心理健康，其工作目标在于通过运用多种方法和技术，预防和治疗各种心理障碍与心理疾病，目的是维护和促进老年人心理健康，提高他们对社会生活的适应与改造能力。其工作内容具体来说包括三个方面：初级预防，即向人们提供心理健康知识，以防止和减少其心理疾病的发生；二级预防，即尽早发现心理疾患并提供心理与医学的干预；三级预防，即设法减轻慢性精神病人的残疾程度，提高其社会适应能力。

（五）老年社会健康

现代社会科技的发展，除了带给我们丰富的物质生活，还改变了我们的生活方式。手机、电脑等现代化工具的应用，给年轻一代的生活带来了方便快捷，但对于老年人来说，却是挑战。因为随着身体的老化，老年人的认知能力有所退化，造成其对于新事物的学习和接受能力下降。除此之外，社会其他方面的发展变化，也会给老年人的生活带来一些不利的影响，他们可能因此而害怕与社会接触，进而与社会脱节，这些都是老年人晚年幸福生活的障碍。因此，帮助老年人学习新生事物，了解和接受现代社会文明，融入其周围的生活环境，能够从多方面消除由于社会的发展变化给老年人晚年生活带来的不利影响，这也是从事老年服务与管理工作的专业人员的工作内容。

通过对社会生活环境的评估，全面了解老年人目前的社会生活状况，重点关注老年人日常生活中面临的挑战，以及这些挑战会给老年人带来哪些不利的影响，哪些地方需要改善，如何获得相关的社会支持。通常这样的工作应由老年社会工作者来完成，或者通过老年社会工作者召集各方面专业人士组成老年工作团队来完成。其工作内容包括改善老年人日常生活环境、调动社会资源、促进老年人积极参与家庭和社会活动、保持良好的社会适应能力，以及提高与社会的融合。工作目标在于为老年人提供全方面的服务、改善老年人生活状况、营造幸福晚年生活。

二、养老服务中的健康管理概述

随着年龄的增加，老年人的组织器官机能逐渐衰退，感知能力不断下降，活动能力逐步降低。同时，老年人大多患有各种急慢性疾病，疾病加速了生理性衰老，使他们的肌体和器官功能日益退化。老年人对居住环境和社会服务有更高的期待，他们希望能在安全、便利、舒适的人居环境中生活，熟悉的社区能够满足其对日常生活照料、医疗保健、精神慰藉等不同层次的需求，幸福地安度晚年。老年人不仅重视物质需求的满足，而且更加关注精神生活的满足。养老服务中的健康管理工作旨在提高老年人的生活质量，预防和控制潜在的健康问题，以及提供个性化的健康支持和照顾。

（一）一般健康管理

1. 建立健康档案

以社区服务中心为基础，以入户建档形式为所辖社区老年人建立健康档案，记录他们的基本信息、健康状况、用药情况、既往病史等信息，筛选老年病人，并根据所患病种分类排序，掌握第一手资料。社区护士进行分片管理，对社区内 60 岁及以上的老人实行三级预防服务。一旦老人生病住院就会迅速得到关于老人病情治疗、预后及家庭状况的信息，对出院转入社区的老人也可实行连续跟踪医疗服务。

2. 定期体检和健康评估

定期体检和健康评估是养老服务中健康管理的重要环节。通过定期的全面身体检查，可以及时发现潜在的健康问题，并提供有效的干预措施。体检项目应包括常规的生理指标检测、重要器官功能评估及常见老年疾病的筛查等。健康评估可以了解老年人的生活能力、心理健康、营养状况等，为制订个性健康干预方案提供依据。

安排定期的健康检查，包括身体检查、生化检查、影像检查等，以了解老人的健康状况，及时发现并预防潜在的健康问题。提供健康咨询服务，回答老人的健康问题，进行疾病预防、日常保健等方面的教育。

3. 膳食营养指导

营养膳食在养老服务中的健康管理中占据重要地位。老年人营养需求与年轻人不同，应注重膳食的均衡与多样性，以满足身体所需的各种营养素。同时，应关注老年人特殊的营养需求，如增加钙、维生素 D 等物质的摄入，以预防骨质疏松等疾病。对于有特殊饮食需求的老年人，如糖尿病、高血压患者等，应制订个性化的饮食计划。

根据老人的身体状况和医生建议，为他们提供营养指导，包括饮食建议、营养补充等。

4. 运动健身

根据老年人的兴趣爱好、身体状况、慢性病患病情况，选择适合的运动方式、运动频率和运动强度。运动过程中应遵循适量、适度的原则，避免运动过量导致的损伤。同时，应关注老年人的运动安全，提供必要的防护措施。

5. 健康教育

健康教育是提高老年人健康素养的重要途径。应定期开展健康教育活动，向老年人传授健康知识，提高其健康意识和自我保健能力。健康教育内容应涵盖常见老年疾病的预防、基本急救知识、合理用药等方面。

（二）医疗服务管理

1. 医疗康复

医疗康复是指在老年人患病或受伤后，为其提供专业的康复治疗和护理服务，帮助其恢复身体功能。应根据老年人的具体情况，制订个性化的康复计划，并进行定期评估和调整。同时，应向老年人及其家属宣传康复知识和技巧，提高其自我康复能力。

2. 服药监督

根据医生的处方，协助老人正确使用药物，并监督他们的用药情况，确保药物效果和安全。

3. 就医指导与转诊服务

根据老年人患病情况或临床症状，帮助老年人选择合适的医院和医务人员。也可向老年人提供医院特色、医生资质、医疗设备等信息，由老年人选择合适的就诊服务。还可通过提供预约挂号、医生咨询等服务，让老年人在第一时间得到专业的指导和帮助。

（三）心理健康管理

老年人在身体机能衰退的同时，心理机能也面临衰退。社会角色的转换、亲友的离世、时代的变化、与晚辈的代沟、疾病缠身等，都会引起老年人的感怀神伤，严重的还会演变为困扰老年人晚年生活的心理疾病。

为了预防老年人的心理问题、促进老年人的心理健康、提高老年人的生活质量，需要在社区层面大力开展老年心理健康服务，提供心理咨询、心理疏导等服务，帮助他们保持心理健康。

心理健康管理是养老服务中不容忽视的一环。应关注老年人的心理需求，提供心理咨询、心理疏导等服务。同时，应鼓励老年人保持积极的生活态度、参与社交活动，以促进身心健康。对于有心理疾病的老年人，应及时进行诊断和治疗。

社区老年心理健康服务工作主要包括以下几方面的内容。

1. 环境服务

告诉患者的家人，要为患者提供安静、舒适的生活环境，因为良好的环境和气氛对心理疾病的康复非常有利，更有助于老年人身心健康和精神愉快。

2. 陪伴服务

老年人最需要陪伴。心理健康服务人员作为知心好友的陪伴，能增加老年人对生活的信心和安全感，陪伴时的交谈还能使老年人压抑在心头的情绪得到疏泄，心情逐渐舒畅，进而摆脱不良情绪的困扰。

3. 倾听服务

耐心听取老年人"吐苦水"。不少人都有"一吐为快"的感觉，把心中不高兴的事都讲出来之后，就会感觉心情舒畅多了。这种倾听和理解对老年人尤为重要。

4. 疏导服务

有些患有心理问题的老年人固执己见，情绪偏激，影响了他们的认知能力，造成"一叶障目"而"全盘皆黑"的错觉。心理疏导能帮助当事人走出认知的误区，客观而全面地看问题，清除心理障碍。

5. 防范服务

个别有心理问题的老年患者处在心理危机时期，可能做出极端之事，如自杀、伤人或自伤等。在心理健康服务中，要善于发现一些危险信号，防患于未然，及时开导与排遣，化解患者心头的冰霜，帮助其驱散烦恼。

对于老年心理疾病的社区健康服务，护理者一定要融入患者的精神生活，摸清老年患者的心理状态，以"静""情"做主导服务，同时配合药物治疗。

（四）其他健康管理

1. 应急处理

在突发健康事件时，要提供紧急处理措施，并及时联系医生或将患者送往医院救治。

2. 跟踪与评估

定期对老人的健康状况进行跟踪和评估，及时调整健康管理计划，以满足老人的健康需求。

3. 协作与沟通

与家庭医生、社区卫生服务中心等保持密切沟通与协作，共同为老人提供全面的健康管理服务。

参考文献

［1］张岩松. 智慧健康养老服务与管理 [M]. 北京：清华大学出版社，2023.

［2］卢霞，周良才. 老年服务与管理概论 [M]. 北京：北京大学出版社，2022.

［3］中华人民共和国国家卫生健康委员会. 中国健康老年人标准（WS/T 802—2022）[J]. 中华老年医学杂志，2022，41（11）：1263.

［4］刘尚昕，闫佳惠，周白瑜，等. 中国健康老年人标准（WS/T 802—2022）解读 [J]. 中华老年医学杂志，2022，41（11）：1281-1283.

第十五章　职业卫生服务与职业人群健康管理

职业卫生服务是指以保护和促进职工的安全与健康为目的的全部活动，是以健康为中心，以职业人群为对象开展预防性服务，涉及工作环境卫生、职业与劳动卫生等多学科知识。职业人群的健康管理则主要是应用健康状况评估、健康风险评估、健康干预等健康管理知识与技能，对职业健康相关的各类危险因素进行全面识别，并对职业人群健康进行全面管理的过程，也是职业卫生服务的重要组成内容。

第一节　职业与健康

一、工作相关疾病与职业病

1. 工作相关疾病

在生产劳动中，接触生产中使用或产生的有毒化学物质、粉尘气雾、异常的气象条件、高低气压、噪声、振动、微波、X射线、γ射线、细菌、霉菌，长期强迫体位操作，以及局部组织器官持续受压等，均可引起工作相关疾病。工作相关疾病是指一切与工作有关联的疾病、伤害等健康问题，过去曾称为职业性多发病，也称为广义的职业病。

工作相关疾病是与多因素相关的疾病。在职业活动中，由于职业性有害因素等多种因素的作用，导致劳动者患某种疾病或潜在疾病暴露或原有疾病加重。对工作相关疾病来说，工作环境是诱发其发生的重要原因，工作相关疾病比职业病更常见。

常见的工作相关疾病有颈椎病、腕关节综合征、下背痛、工作压力导致的心血管疾病、不良建筑物综合征、干眼症、慢性疲劳综合征、下肢静脉曲张、滑囊炎、胼胝、掌筋膜挛缩症等。

2. 法定职业病

对其中某些危害性较大，诊断标准明确，结合国情，由政府有关部门审定公布的职业病，称为狭义的职业病，或者称法定（规定）职业病。根据《中华人民共和国职业病防治法》，法律上所称的职业病，是指企业、事业单位和个体经济组织等用人单位的劳动者在职业活动中，因接触粉尘、放射性物质和其他有毒、有害因素而引起的疾病。《中华人民共和国职业病防治法》规定职业病的诊断应当由省级卫生行政部门批准的医疗卫生机构承担，必须具备以下4个条件，缺一不可：①患病主体是企业、事业单位或个体经济组织的劳动者；②必须是在从事职业活动的过程中产生的；③必须是因接触粉尘、放射性物质和其他有毒、有害物质等职业病危害因素引起的；④必须是国家公布的职业病分类和目录所列的职业病。

常见的职业病有尘肺病、职业性化学中毒、职业性噪声聋、职业性中暑、手臂振动病、职业性肿瘤、职业性白内障、职业性放射性疾病等。

3. 职业性损害

职业性损害范围较大，除包含上述工作有关疾病和职业病以外，还包括职业伤害。职业伤害，简称工伤，是指工作中由于外部因素（如操作技术、设备、管理等原因及其他不可预测的因素）直接作用引起机体组织的突发性意外损伤，如因职业性事故导致的伤亡及急性化学中毒。

二、职业健康

1950 年，国际劳工组织和世界卫生组织联合职业健康委员会对职业健康给出定义：职业健康应以促进并维持各行业职工的生理、心理及社交处在最好状态为目的，防止职工的健康受工作环境影响，保护职工不受健康危险因素伤害，并将职工安排在适合他们生理和心理的工作环境中。

职业健康是对工作场所内产生或存在的职业性有害因素及其健康损害进行识别、评估、预测和控制的一门科学，其目的是预防和保护劳动者免受职业性有害因素所致的健康影响和危险，使工作适应劳动者，促进和保障劳动者在职业活动中的身心健康和社会福利。

第二节　职业危险因素

职业危险因素是指在职业活动中存在或产生的可能对职业人群健康、安全和作业能力造成不良影响的因素或条件，包括化学因素、物理因素、生物因素、噪声和振动，以及行为生活方式、心理和社会因素等。为有效地保护职业人群的健康，首先需要对这些职业危险因素进行识别和分类。在实际的生产场所中职业病危险因素往往不是单一存在，而是多种因素同时对劳动者的健康产生作用，这种情况危害更大。

一、职业环境因素

职业环境既包括工作场所整体环境，也包括相对独立的工作系统的微观环境，是影响劳动者心理、生理健康及感官舒适性的重要因素。这类因素既包括职业活动的环境空气质量、环境颜色等，也包括职业性有害因素，如噪声、振动、高温与辐射等，以及温度、湿度、风速、照明度等常见的车间建筑卫生学因素。例如，工作环境过冷可能加剧肌肉紧张程度，而过热的工作环境会加重工作负荷对机体的影响；局部或全身振动会导致手部血液循环或退行性疾病问题；照明不足或眩光会增加绊倒或跌落的危险。

（一）一般职业环境

一般职业环境的室内环境应该满足空气清洁卫生、小气候适宜、卫生设施齐全、采光照明良好、隔音性能良好、环境安静整洁等要求。按照污染物来源，室内空气污染可分为燃料燃烧、生物的室内活动、室内建筑装饰材料、室内生物性污染、室内化学用品污染等。

根据世界卫生组织的定义，健康住宅的标准为：①尽可能不使用有毒的建筑材料装修房屋，如含高挥发性有机物、甲醛、放射性的材料；②室内二氧化碳浓度低于0.10%，悬浮粉尘浓度低于 0.15 mg/m^3；③室内气温保持在 17~27 ℃，湿度全年保持在40%~70%；④噪声级小于 50 dB（A）；⑤每天日照要确保在 3 h 以上；⑥设有足够亮度的照明设备，有性能良好的换气设备；⑦有足够的人均建筑面积，并确保私密性；⑧有足够的抗自然灾害的能力；⑨住宅要便于护理老人和残疾人。

室内空气污染的影响包括造成不良建筑物综合征、引起变态反应、诱发癌症、传播传染病、引起中毒性疾病等。例如，不良建筑物综合征（Sick Building Syndrome，SBS）是现代住宅室内多种环境因素联合作用对健康产生影响所致，其确切原因尚不清楚。该疾病多发生在新建或重新装修的办公楼内的工作人员，表现为一系列非特异的症状，世界卫生组织将其称为"不良建筑物综合征"。美国国家环境保护局将不良建筑物综合征归纳出 30 多种症状，主要有眼、鼻、咽喉及上呼吸道刺激症状，以及头痛、疲劳、胸闷、记忆力减退、全身不适、嗜睡、注意力不集中和工作效率低下等。目前认为这是一种非特异性建筑物相关疾病，显然与空调系统通风不良、空气交换率低有关的室内空气污染，特别是 VOC、甲醛、环境烟草烟雾污染有关。但是发病与其他因素，如气温、空气湿度、个人应激及心理特征都可能有关系。又如，尘螨、真菌等多种室内变应原，可引起哮喘、过敏性鼻炎、荨麻疹等变态反应症状。为预防室内空气污染应贯彻执行室内空气质量标准。

（二）特殊职业环境

在生产过程中，可能会存在化学因素、物理因素和生物因素等有害因素，如接触生产中使用或产生的有毒物质、生产性粉尘、异常气象条件、噪声和振动等，这些因素都可能对职工的健康造成不良影响。根据《职业病危害因素分类目录》，将危害因素的性质分为化学因素、粉尘、物理因素、放射性因素、生物因素和生产环境布局和设计。

1. 化学因素

化学因素对职业健康的影响不容忽视。在职业环境中，接触到的化学物质可能包括有毒物质、刺激性物质和腐蚀性物质等。这些化学物质可能导致职业病的发生和健康损害，如中毒、皮肤刺激、呼吸道炎症等。此外，部分化学物质还可能致癌，对从业者的长期健康产生严重影响。针对化学因素的影响，需要采取有效的预防措施，如使用个人防护用品、加强通风排毒、定期检测空气中化学物质的浓度等。

化学因素主要包括铅及其化合物（铅尘、铅烟、铅化合物）、汞及其化合物（汞、氯化汞、汞化合物）、锰及其化合物（锰烟、锰尘、锰化合物）等。可能导致的职业病有铅及其化合物中毒、汞及其化合物中毒、锰及其化合物中毒等，主要是在化工厂、油漆厂、冶金厂、炼油厂中工作时容易接触。

2. 粉尘

粉尘主要包括矽尘（游离二氧化硅含量 ≥ 10%）、煤尘、石墨粉尘、炭黑粉尘等。主要是在煤炭、矿山开采行业工作中容易接触，可能导致的职业病包括矽肺、煤工尘肺、石墨尘肺、炭黑尘肺等。

3. 物理因素

物理因素主要包括物理辐射、噪声、振动和异常气候条件等。物理辐射可能对从业者的循环系统、神经系统、生殖系统等方面产生不良影响，如可能导致白内障、心血管疾病和生殖器官疾病等。

噪声和振动也是职业环境中常见的危险因素。长期接触噪声和振动可能导致嗓音疲劳、听力损失和振动病等疾病。嗓音疲劳主要表现为声音嘶哑、喉咙疼痛和发音困难等症状，而振动病则表现为手指末端麻木、刺痛和灵活性下降等症状。预防和干预措施包括改善工作环境、使用防噪耳塞和防振手套等个人防护用品、定期进行体检、合理安排工作时间和休息时间等。

异常气候条件，如工人经常在高温环境中工作导致中暑，或者经常在高气压或低气压环境下工作容易患减压病、高原病等。

4. 放射性因素

放射性因素主要包括密封放射源产生的电离辐射、非密封放射性物质、X 射线装置产生的电离辐射、加速器产生的电离辐射等。一些从事射线诊断和治疗的医务人员、使用放射性核素或 X 线机探伤的工人、核反应堆或加速器的工作人员，他们通常会受到超剂量限值的照射，当累计剂量达到一定程度后可引起外照射放射病。

5. 生物因素

生物因素对职业健康的影响主要涉及传染病和生物毒素等方面。在职业环境中，可能接触到各种病原体，如细菌、病毒、真菌等，从而导致传染病的传播。此外，部分植物和动物还可能释放出生物毒素，如霉菌毒素、蛇毒等，对从业者的健康产生威胁。预防措施包括加强场所卫生监管、个人防护、定期检查和及时处理等。

6. 生产环境布局和设计

生产环境中的危险因素主要包括生产场所设计不符合卫生标准或要求，如厂房低矮、狭窄，布局不合理，有毒和无毒的工段安排在一起等；缺乏必要的卫生技术设施，如没有通风换气、照明、防尘防毒、防噪声振动设备，或者设备效果不好；职业病危害有关的个人防护用品不全等。

二、工作相关因素

长期以来，职业卫生和职业医学所开展的预防和治疗研究多以作业环境的粉尘、化学毒物及物理因素对劳动者健康产生的危害为主。随着社会经济发展，劳动卫生和职业病的研究范畴也随之扩展，在生理学、生物力学、工程学等学科的基础上，产生了人类工效学。工作场所中的工效学因素包括个体特征、工艺设备及其布局、工作系统设计、作业环境、作业管理和社会心理因素等，不同因素间存在直接或间接的相互影响。因此，在工作当中，需要学会识别工作场所中可能存在的不良工效学因素。

1. 工作中的姿势

姿势负荷是指人体保持某种姿势所产生的负荷，当肌肉处于静止长度且关节自然对齐时，即可实现中性姿势。当关节不处于中性姿势时，其肌肉和肌腱会收缩或拉长。中性姿势可以减少肌肉、肌腱、神经和骨骼的压力。当姿势从中性姿势向运动范围内的极限移动时，被认为是不良姿势。

以不良的身体姿势工作是一种常见的工作相关肌肉骨骼疾患风险因素，如手举过头顶工作，以受限制的姿势工作，在密闭空间工作，以极度弯曲、扭曲或伸展的姿势工作，工作时够不着（位置、工具、设备），以跪、卧或蹲的姿势工作。

保持一定的身体姿势需要很大的肌肉力量，因此可能会导致急性超负荷和（或）肌肉疲劳，如建筑工人有时要以极度伸展的姿势工作，这需要高度激活肌肉组织来支撑手臂；扭转或伸展的身体姿势需要较高的躯干肌肉张力；在不良的身体姿势下，骨骼系统也会产生较大的力，这可能导致急性超负荷和骨骼结构损伤。对于长期倾斜躯干的活动，可能会出现脊椎的退行性疾病，尤其是腰椎区域。

长期保持不良的身体姿势可能导致肌肉疲劳和血液循环显著减慢，肌肉组织功能降低会导致人体反应能力降低，因此可能导致事故风险增加。

2. 工作中的用力和负重

工作中存在很多用力和负重的情况，如推或拉重物、抬举或搬运重物。用力和负重都需要很大的肌肉力量，这可能会导致肌肉严重超负荷和（或）肌肉疲劳。在这种工作过程中，骨骼系统中也会产生较大的力，这可能会导致骨骼结构的急性超负荷和损伤。用力时，力的作用距离身体较远，对腰椎组织有很高的损伤风险。对于长期或频繁高强度用力的任务，存在退行性疾病的风险，尤其是腰椎退行性疾病。另外，在不良身体姿势下用力，则更增加患病的风险。

常见的用力和负重不良情况及相关规定包括：提举和搬运物体质量超过 23 千克；最大提举频次 15 次 / 分钟，此种情况下手工提举任务的总持续时间不应超过每天 1 小时，物体质量不应超过 7 千克；手工运送重物累积质量的推荐限值为 10 000 千克 /8 小时，当移送距离较长（大于 20 米）时，此推荐限值应降为 6000 千克 /8 小时。

另外，作业空间的设计也往往带来工作姿势不良、工作用力过度等问题，如工作空间不足所致不良体位或动作受限；工作站设计所致过多动作或不良体位；工作面高度和尺寸大小不适配；工作空间迫使劳动者采取同一姿势工作。

3. 工作紧张因素

心理和社会因素也是影响员工健康的重要因素之一。劳动者职业活动过程之外的各种经济、文化、认知等因素，与劳动者职业活动过程中的生理、心理特征等密切相关，直接影响个体心理负荷、健康状况、精神状态及应激能力，常见的有工作压力、人际关系、角色冲突、工作与生活不平衡等因素。这些压力可能导致焦虑、抑郁等心理问题，甚至可能引发身体疾病。此外，孤独、社交障碍等社会因素也可能对从业者的身心健康产生影响。预防和干预措施包括提高工作者的心理健康素养、提供心理咨询和支持、加强同事间的交流与合作等。

不良的心理因素还会诱发不良的工作姿势，降低反应能力、协调性，延长工作时间，还可能诱发吸烟、酗酒、作息不规律等不良的行为习惯，增加患其他工作相关疾病的风险。

三、个体行为与生活方式因素

行为生活方式与多数慢性病的发生密切相关，如 25% 的癌症可能是由吸烟所致；一些感染性疾病、意外伤害和职业危害的预防控制需要人们自觉培养良好的行为或改变不良的行为，如禁止酒后驾车、系好安全带是预防车祸的保护行为，交叉使用注射器和不安全性行为是艾滋病致病的行为危险因素。在卫生服务提供及利用方面，也应有良好的行为，如不开大处方、遵医行为、求医行为等。

行为因素对健康影响的共同特点是自创性的、可以改变的。行为影响人群健康，促使人们的行为向着有益于健康的方向转化，能有效地降低行为相关疾病的发病率。

促进健康的行为可分为 5 类：①基本健康行为，指日常生活中一系列有益于健康的基本行为，如保持充足的休息与睡眠、合理营养与平衡膳食、适度运动锻炼、饭前便后洗手等行为。②戒除不良嗜好，不良嗜好是指对健康有危害的个人偏好，如吸烟、酗酒、药物滥用等，戒烟、戒酒等属于戒除不良嗜好行为。③预警行为，指对可能发生的危害健康的事件预先给予警示，从而预防意外事故发生并能在事故发生后正确处置的行为，如驾车系安全带、遇险后自救和他救行为。④避开环境危害，以积极或消极的方式避开对健康有害的各种环境因素所致的危害，这类行为亦是促进健康的行为，如避免吃农药残留超标的蔬菜、积极应对引起心理应激的紧张生活事件等。⑤合理利用卫生服务，指有效合理利用现有卫生服务，包括接受预防服务，如预防接种、定期健康检查、遵从医嘱等。

危害健康的行为可分为 4 类：①不良生活方式与习惯，如高脂饮食、高盐饮食、久坐、缺乏运动、吸烟、酗酒、吃饭过快过饱、压力、长时间疲劳用眼引起的视力疲劳、长时间处于某种不良体位或使用不合理的工具等。②致病行为模式，是导致特异性疾病发生的行为模式，如 A 型行为模式是一种与冠心病密切相关的行为模式，其特征往往表现为雄心勃勃、争强好胜、有时间紧迫感、敌对意识强、具攻击性；C 型行为模式是一种与肿瘤发生有关的行为模式，其核心行为表现为情绪过分压抑和自我克制、爱生闷气。③不良疾病行为，常见的表现形式有：疑病、恐惧、瞒病、讳疾忌医、不及时就诊、不遵从医嘱、迷信等。④违反社会法律和道德的危害健康行为，吸毒、性乱属于此类行为，这些行为既直接危害行为者自身健康，又严重影响社会健康与正常的社会秩序，如吸毒可直接产生成瘾行为，导致吸毒者身体的极度衰竭，而静脉注射毒品还可能感染乙型肝炎和艾滋病；性乱易感染性传播疾病和艾滋病。

第三节　职业人群健康管理

一、职业人群健康管理规范

用人单位应遵守《中华人民共和国职业病防治法》和我国职业病防治工作的总方针，将健康管理工作融入单位发展决策，贯彻落实"健康中国"战略实施要求，积极开展"健康企业""健康单位""健康社区"等行动建设，促进职业人群健康，服务国家健康事业发展大局。

（一）职业健康三级预防

《中华人民共和国职业病防治法》第三条规定，职业病防治工作坚持预防为主、防治结合的方针。由于目前世界上对某些职业病无有效的根治手段，劳动者一旦患有此类职业病，通常情况下是不可逆转的。因此，职业病的关键在于预防，我国确立了预防职业病危害应遵循三级预防的原则：

一级预防又称病因预防，即从根本上消除和控制职业病危险因素，防止职业病的发生。一级预防原则指导下的预防措施包括以下几个方面：①技术措施。以无毒物质代替有毒物质，使用远距离操作或自动化、半自动化操作，防止有害物质"跑、冒、滴、漏"；加强通风、除尘、排毒措施。②组织措施。合理组织、安排劳动过程，建立、健全劳动制度，贯彻执行国家制定的卫生法规。③卫生保健措施。做好就业前身体检查，发现易感者和职业禁忌证；做好卫生宣传、健康教育；注意平衡膳食和保健食品供给，加强锻炼，提高机体抵抗力。

二级预防又称临床前期预防，通过早期发现、早期诊断、早期治疗防止病损的发展。二级预防原则指导下的预防措施包括以下几个方面：①对职业接触人群开展普查、筛检、定期健康检查，明确诊断，及时治疗。②定期对生产环境进行监测，发现问题立即采取防治对策。

三级预防又称临床预防，患者在明确诊断后，得到及时、合理的处理，防止疾病恶化及复发，防止劳动能力丧失。对慢性职业病患者，通过医学监护，预防并发症和伤残。通过功能性和心理康复治疗，做到病而不残，残而不废，达到延长寿命的目的。三级预防原则指导下的预防措施包括以下几个方面：①贯彻落实有关职业卫生和职业病防治的法律法规和卫生标准。②生产工艺采用新技术、新工艺，可少产生或不产生有害因素。③改进通风和防护设备，控制有害因素的危害。④加强个体防护。⑤进行现场职业卫生调查。⑥做好日常的职业卫生预防（监测、查体、教育、健康监护等）。

（二）职业健康保护行动

依据《中华人民共和国职业病防治法》和职业病预防控制有关文件规定，职业健康保护行动兼顾传统职业病的防治和新型职业健康危险因素的应对，从综合性、全方位的角度，分别提出政府劳动者、用人单位、个人应采取的举措及行动，旨在通过长期发力、综合治理，努力提升职业健康管理水平。

政府层面的行动主要包括：研究修订职业健康法律法规、标准和规章；研发、推广有利于职业健康的新技术、新工艺、新设备和新材料；完善职业健康技术支撑体系；加强职业健康监管体系建设；加强职业健康监督检查、优化职业病诊断程序和服务、加大保障力度；改进信息管理机制和信息化建设；组织开展"健康企业"创建活动，拓宽丰富职业健康范围，积极研究将工作压力、肌肉骨骼疾病等新职业病危害纳入保护范围，营造职业健康文化等7个方面。

用人单位的行动主要包括：为劳动者提供卫生、环保、舒适和人性化的工作环境；建立健全各项职业健康制度；加强建设项目职业病防护设施"三同时"管理，优先采用有利于防治职业病和保护劳动者健康的新技术、新工艺、新设备、新材料；加强职业病危害项目申报、日常监测、定期检测与评价，在醒目位置设置职业病危害公告栏，对产生严重职业病危害的作业岗位，应当在其醒目位置，设置警示标识和中文警示说明；建立职业病防治和健康管理责任制；建立职业健康监护制度；规范劳动用工管理，依法与劳动者签订劳动合同，为劳动者缴纳工伤保险费等7个方面。

劳动者个人行动主要包括：倡导职业健康工作方式；提高健康素养、树立职业健康意识；强化职业病防治法律意识，知法、懂法；加强劳动过程防护，严格按照操作规程进行作业，自觉、正确地佩戴个人防护用品；提升急性职业病危害事故的应急处置能力；加强防暑降温措施；除企业职工外，加强长时间伏案低头工作或长期前倾坐姿人员、教师、交通警察、医生、护士、驾驶员等特殊职业人群的健康保护等7个方面。

从社会层面、企业层面、个人层面综合施策，树牢健康发展理念，推动健康关口前移，抓好预防工作，切断发病链条，降低职业病的发生率。通过共同努力创造一个安全健康的工作环境，为从业者提供良好的发展平台和生活保障。

（三）健康企业建设

提高企业的健康管理水平，不仅有助于保障员工的身心健康，同时也有助于增强员工的凝聚力和向心力，提高生产效率和服务质量。

有健康的员工才能成就健康的企业，"健康企业"涵盖了企业的健康政策、健康环境、健康文化、职业性相关危险因素控制等内容。通过不断完善企业管理制度，有效改善企业环境，提升健康管理和服务水平，打造企业健康文化，满足企业员工健康需求，实现企业建设与人的健康协调发展。"健康企业"建设应坚持党委政府领导、部门统筹协调、企业负责、专业机构指导、全员"共建共享"的指导方针，按照属地化管理、自愿参与的原则，面向全国各级各类企业开展。

为指导各地开展好"健康企业"建设，2019年，全国爱卫办、国家卫生健康委、工业和信息化部、生态环境部、全国总工会、共青团中央、全国妇联联合发布《健康企业建设规范（试行）》，明确了企业需重点落实的4方面工作任务：

一是营造健康文化。广泛开展职业健康、慢性病防治、传染病防控和心理健康等健康知识宣传教育活动，提高员工健康素养。关爱员工身心健康，构建和谐、平等、信任、宽容的人文环境。切实履行社会责任。

二是建立健全管理制度。制订"健康企业"工作计划，结合企业性质、作业内容、劳动者健康需求和健康影响因素等，建立完善与劳动者健康相关的各项规章制度，规范企业劳动用工管理。

三是建设健康环境。完善企业基础设施，为劳动者提供布局合理、设施完善、整洁卫生、绿色环保、舒适优美和人性化的工作生产环境。积极开展控烟工作，打造无烟环境。落实建设项目职业病防护设施"三同时"制度，做好职业病危害预评价、职业病防护设施设计及竣工验收、职业病危害控制效果评价。

四是提供健康管理与服务。鼓励依据有关标准设立医务室、紧急救援站等，配备急救箱等设备。建立劳动者健康管理服务体系，实施人群分类健康管理和指导。制订应急预案，防止传染病传播流行。制订并实施员工心理援助计划，提供心理咨询等服务。组织开展适合不同工作场所或工作方式特点的健身活动。落实《女职工劳动保护特别规定》。依法依规开展职业病防治工作。

二、职业人群健康管理流程

用人单位应明确健康管理职责部门和专/兼职管理人员，负责开展健康管理工作。按照《健康管理保健服务规范》（GB/T 39509—2020）的规定，建立健全健康管理体系和健康管理工作流程。实施科学动态的健康管理并持续改进，实现健康管理水平不断提升，健康服务体系更加完善，职业人群健康素养水平稳步提高，健康生活方式得以普及，各类疾病风险因素得到有效预防、控制或消除，职业人群健康和生命质量显著改善，生产水平和效益水平不断提高等。

健康管理工作流程有准备阶段、分析阶段、实施阶段、评估阶段四部分，准备阶段包括采集健康信息、实施健康自测问卷、健康档案管理；分析阶段包括健康体检、健康风险评估以便将人群分类管理、制订干预方案、风险因素报告、制订干预计划、形成干预方案和干预后的随访；实施阶段包括实施健康干预措施、制订具体服务日程安排、执行干预方案、实施过程质量监督等；评估阶段包括健康管理效果评估、健康干预执行记录、健康管理改善信息、审查评价效果等（图15-1）。

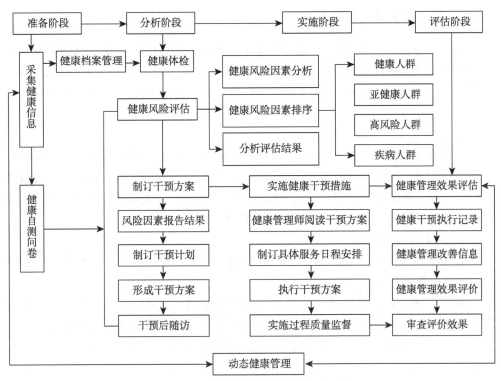

图 15-1　职业人群健康管理工作流程

三、职业人群健康管理内容

（一）职业人群健康基本要求

用人单位整体环境整洁、卫生，功能分区明确、布局合理。用地绿化覆盖率或绿地率应符合国家、地方标准要求。生产设备安全卫生应符合《生产设备安全卫生设计总则》（GB 5083—2023）等的要求。空气质量应符合《室内空气质量标准》（GB/T 18883—2022）、《工作场所有害因素职业接触限值　第 1 部分：化学有害因素》（GBZ 2.1—2019）等的要求。饮用水质量符合《生活饮用水卫生标准》（GB 5749-2022）、《二次供水设施卫生规范》（GB 17051—1997）、《食品安全国家标准包装饮用水》（GB 19298—2014）、《饮用净水水质标准》（CJ 94—2005）等的要求。声环境应符合《声环境质量标准》（GB 3096—2008）、《工作场所有害因素职业接触限值　第 2 部分：物理因素》（GBZ 2.2—2007）等的要求。光环境应符合《建筑采光设计标准》（GB 50033—2013）、《建筑照明设计标准》（GB/T 50034—2024）等的要求。并建设职业安全文化和制度、实施应急救援制度、提供防护设施。

（二）职业健康管理主要内容

在上述基本要求的基础上，用人单位还可从定期健康检查、建立健康档案、实施健康监测与反馈、进行健康教育与促进、提供健康咨询与关怀、提供饮食健康指导、组织健康活动、实施健康激励、提供健康福利等方面进行职业健康管理。具体包含以下内容：

1. 制定健康管理政策

制定符合用人单位实际情况的健康政策是提高用人单位健康管理水平的关键。在制定健康政策时，需要考虑政策实施的目的、具体健康指标的设立、健康管理流程等方面。同时，用人单位需要根据自身的实际情况和行业特点，制订相应的健康管理方案和实施细则，以确保健康政策的有效性和可操作性。

2. 保障设施与环境

为减少职业危险因素的影响，工作场所的改进和规范必不可少。保障工作环境是提高用人单位健康管理水平的基础。

首先应合理布局工作场所，关注工作环境的监测、公共设施的维护、安全制度的落实，确保空气流通良好，减少噪声和振动源，对工作环境中存在的有害因素进行评估和控制；其次应加强场所卫生管理规范，健全排污系统；另外还可以通过增加绿化设施、提供休息空间等方式改善工作环境，通过增加运动设施和场地等，为职业人群提供良好的运动环境和条件。这些改进和规范有助于减少职业危险因素的影响，降低职业病的发生率，同时也有助于提高员工的工作效率和积极性。

3. 定期开展健康检查

定期开展健康检查是提高用人单位健康管理水平的重要措施，用人单位应每年定期组织员工进行体检。职业健康检查应执行《放射工作人员健康要求及监护规范》（GBZ 98—2020）、《职业健康监护技术规范》（GBZ 188—2014）等的规定。一般健康检查项目包括健康史、躯体症状、生活习惯、精神压力、睡眠健康、健康素养等健康自测问卷项目，体格检查，心理检查，血尿常规、肝肾功能、血脂血糖等实验室检查，以及心电图、胸片、超声等辅助检查。对高危人群还可以提供个性化的健康检查项目，如心脑血管疾病风险筛查、2 型糖尿病风险筛查、慢性阻塞性肺疾病风险筛查、恶性肿瘤风险筛查等。特殊工种另有检查规定的，还应执行相关规定。及时发现员工存在的健康问题，帮助员工更好地了解自身的身体状况。

4. 进行健康评估

生活方式及行为评估可采用调查问卷方式进行，包括膳食、运动习惯、睡眠评估等。疾病风险评估可采用量表评价法，并结合生理、生化、心理检查指标来进行分析预测。心理健康评估可采用心理健康测评量表，针对行为、认知能力、人格特征、情绪等进行评估。每年应至少开展一次健康管理综合效果评估，对健康管理体系、管理人员能力、健康监测手段、评估机制、健康促进策略及措施、目标或指标控制等进行评估并持续改进。环境、食品安全、职业卫生等的评估资料可为健康评估提供支撑。

5. 建立健康档案

用人单位可以建立健康档案，跟踪记录职工的健康状况，建立职工健康档案时，要确保档案的真实性、准确性、连续性、完整性。通过定期更新健康档案，可以更好地了解员工的健康状况，为健康教育等提供依据。

6. 健康监测与反馈

用人单位可以建立健康跟踪机制，如定期监测员工的身体健康指标、对员工的健康状况进行监控等，及时跟进处理异常情况，并调整健康管理方案。鼓励用人单位建立职工健康信息远程监测预警机制，如利用可佩戴腕式手表、数字体重秤、智能血糖仪等智能设备采集、监测健康信息等。这可以帮助用人单位更好地了解员工的身体健康状况，并提供相应的帮助和支持。

用人单位也可以让员工了解更多的健康数据和信息，如定期公布员工的身体健康数据、提供健康数据分析报告等，提高员工的健康意识。帮助员工更好地关注自己的身体健康，有助于提高用人单位的整体健康水平。

7. 实施健康教育

进行健康培训和教育是提高用人单位健康管理水平的有效途径。开展多种形式的健康教育，如定期组织健康知识讲座、发放健康宣传资料、开展内部健康培训等，普及健康知识，引导职工关注自身健康，让员工更加深入地了解健康知识和技能，从而提高员工的健康意识、健康素养和自我保健能力，帮助员工养成良好的生活习惯和工作习惯。

健康教育的具体内容可以包括中国公民健康素养、职业健康教育、心理健康教育、慢性非传染性疾病健康教育、传染性疾病健康教育、应急健康教育、公共卫生健康教育、基本健康技能、心理健康、良好的行为生活方式、职业病预防、劳动保护指导等。并根据员工的年龄、性别、职业等特点，制订相应的培训计划和教育内容，以提高培训和教育效果。

劝阻吸烟者戒烟，不吸烟员工占员工总数比例不低于80%；限制饮酒，每日饮酒量（酒精含量）男性不超过 25 g、女性不超过 15 g，孕妇禁止饮酒；健康教育人群参与率不低于80%，员工具备基本健康素养的人数占员工总数的比例不低于30%。

8. 心理健康咨询

关注员工的心理健康是提高用人单位健康管理水平的重要内容。实施心理健康促进行动，有效提升心理健康素养水平，预防和控制焦虑、抑郁、职业倦怠等心理行为问题和精神障碍。用人单位可通过设立心理健康咨询室、聘请专业的心理咨询师、开设心理健康讲座、设立健康咨询平台并每年组织开展心理健康评估、提供心理咨询绿色通道、提供心理危机援助服务、将心理健康促进融入工会活动等方式，并提供多种途径，如在线健康咨询、电话健康咨询，为员工提供及时的心理健康咨询服务，帮助员工解决心理问题，调节心理状态。

9. 饮食健康指导

用人单位应提供健康的饮食指导，遵循平衡膳食八准则：食物多样，合理搭配；

吃动平衡，健康体重；多吃蔬果、奶类、全谷、大豆；适量吃鱼、禽、蛋、瘦肉；少盐少油，控糖限酒；规律进餐，足量饮水；会烹会选，会看标签；公筷分餐，杜绝浪费。人均每日摄入食盐不高于5 g、食用油不高于25 g、糖不高于25 g、蔬菜和水果不低于500 g，每日摄入食物种类不少于12种，每周不少于25种。

提倡有条件的用人单位提供相关设施，如营养搭配的餐饮、面包房等，让职工能够享受到健康的饮食。制订营养均衡的餐饮计划，提供种类丰富、营养均衡的菜品，满足职工的口味和营养需求。关注食材的采购、餐食的烹饪、定期的餐食检查等方面，确保员工摄入的营养均衡、全面。同时，可以根据员工的口味和需求，制订多样化的餐饮计划，提供健康、美味的餐食。此外，可以配合餐饮奖励制度，鼓励员工保持健康的饮食习惯。

10. 组织体育锻炼

提倡用人单位设置健身设施，如健身房、瑜伽房等，或者购买健身服务。满足职工的健身需求，帮助职工保持健康的身体和良好的心态。此外，还可以组织各类体育活动。例如，各类体育比赛、健身培训、瑜伽课程、健康徒步、健康烹饪比赛等，鼓励员工参与其中，促进身心健康。并组织开设健康课程，如运动健身课程、饮食健康课程等，帮助员工提高健康管理的技能和知识。

为员工提供相对固定的健身场地及设施，健身设施种类一般不少于3种；鼓励员工经常参加体育锻炼，每周参加体育锻炼频度不低于3次，每次体育锻炼持续时间不低于30分钟，每次体育锻炼的运动强度达到中等及以上，经常参加体育锻炼的员工人数占员工总数的比例不低于40%。

11. 设立健康激励

实施健康激励是提高用人单位健康管理水平的有效手段。用人单位可以设立健康奖项，鼓励员工积极参与健康管理和健康项目。同时，可以制定相应的奖励政策，如对积极参与健身活动、保持良好心理状态的员工给予一定的奖励和荣誉，激发员工参与健康管理的积极性。此外，可以设立员工健康管理俱乐部或类似组织，通过组织各种活动和奖励措施来鼓励员工参与其中。提高员工对健康管理的认同度和参与度，丰富用人单位的文化建设，形成良好的用人单位健康文化氛围。

12. 完善健康福利

用人单位可以设立健康保障计划，为员工提供医疗报销、疾病预防等方面的福利。同时，需要建立完善的福利制度和流程，确保员工能够方便快捷地享受到这些福利。有条件的用人单位可以为员工购买健康保险，如医疗保险、意外伤害保险等，为员工提供身体健康保障，减轻员工的健康风险压力。

用人单位可以倡导家庭健康，如提供家庭健康咨询、家庭健身指导等，将员工的健康管理延伸到家庭中。可以为员工提供家庭健康教育课程，鼓励员工与其家人共同关注和改善生活习惯。

总之，在进行职业健康管理时，用人单位可根据自身的实际情况选择合适的措施，并确保这些措施能够有效地促进职工的健康状况。同时，还应该不断改进和完善健康管理体系，以适应不断变化的市场环境和社会需求。

（三）重点人群和疾病的健康管理

1. 慢性非传染性疾病风险人群

针对慢性非传染性疾病风险人群，应采取下列策略及措施：健康生活方式推广、定期健康检查、膳食与营养指导、运动康复指导、亚健康理疗保健服务、心理健康促进与提升指导、根据情况调整作业岗位等。

（1）心脑血管疾病

实施心脑血管疾病防治行动，预防心脑血管疾病的发生，降低其发病率、病死率。促进措施有：组织血压正常者至少每年测量血压，组织或指导血压为正常高值者（120 ~ 139 mmHg/80 ~ 89 mmHg）及其他高危人群开展经常性血压监测；30 岁及以上人群高血压知晓率不低于 65%；组织 40 岁以下血脂正常人群每 2 ~ 5 年检测 1 次血脂，40 岁及以上人群至少每年检测 1 次血脂，心脑血管疾病高危人群每 6 个月检测 1次血脂；35 岁及以上人群年度血脂检测率不低于 35%；针对心脑血管疾病高危人群及患者，根据其健康体质合理确定运动形式和运动限度，以健走、慢跑、游泳、太极拳等为主，活动量一般为中等强度；积极组织开展脑卒中、急性心肌梗死等突发性心脑血管疾病的应急救护技能培训，包括发病初期正确的自救措施及紧急就医指导等，取得急救培训证书的人数占职工总数比例不低于 3%。

（2）糖尿病

实施糖尿病防治行动，预防糖尿病及其并发症发生发展，降低其发病率。促进措施有：组织 40 岁及以上人群每年至少检测 1 次空腹血糖，组织糖尿病前期人群每半年检测 1 次空腹血糖或餐后 2 h 血糖，为糖尿病患者提供合理膳食指导和血糖监测服务，为糖尿病患者提供合理运动指导。

（3）慢性呼吸系统疾病

实施慢性呼吸系统疾病防治行动，预防其发生发展，降低其发病率、病死率。促进措施有：工作场所全面禁烟，劝导吸烟职业人群戒烟；组织 40 岁及以上人群每年检查 1 次肺功能，40 岁及以上人群慢阻肺知晓率达到 30% 以上；组织慢性呼吸系统疾病高危人群（长期吸烟者、职业粉尘或化学物质暴露等危险因素接触者，以及有活动后气短或呼吸困难、慢性咳嗽咳痰、反复下呼吸道感染等症状者）每年检查 1 次肺功能；组织慢性呼吸系统疾病高危人群接种流感疫苗和肺炎球菌疫苗等呼吸系统疾病疫苗。

（4）癌症

实施癌症防治行动，预防癌症发生，降低其发病率、病死率。促进措施有：组织践行戒烟限酒、合理饮食、科学运动等健康生活方式等；预防、控制或消除环境和职业活动过程中接触的致癌危险因素；组织开展防癌体检，重点筛查胃癌、食管癌、结直肠癌、肺癌、宫颈癌、乳腺癌等；普及癌症防治核心信息及知识，知识知晓率达到 80%以上等。

2. 传染病及地方病风险人群

实施传染病及地方病防治行动，预防艾滋病、乙肝、丙肝、结核病、寄生虫病及地方病等的发生，降低其发病率、感染率等。促进措施有：保障工作场所环境卫生、食品安全卫生、饮用水卫生等；针对被传染病病原体污染的污水、污物、场所和物品，按照卫生要求进行严格消毒处理；传染病患者、病原携带者和疑似传染病患者，在治愈前或在排除传染病嫌疑前，不应从事易使该传染病扩散的工作；建立传染病疫苗接种情况自我监督机制，主动组织进行传染性疾病疫苗接种；针对氟（砷）中毒、大骨节病、克山病、水源性高碘导致的甲状腺异常等地方病，采取相关元素机体摄入调节等措施等。

3. 职业病高风险人群

针对工作中接触传染病病原微生物的人员，应采取下列干预策略及措施：传染源无害化处置，工作场所隔离、通风、消杀等，工作活动精准管控，人群疫苗接种，个体防护等。

针对工作中接触职业病危害因素的人员，应采取下列策略及措施：职业病危害因素接触水平满足《工作场所有害因素职业接触限值 第1部分：化学有害因素》（GBZ 2.1—2019）、《工作场所有害因素职业接触限值 第2部分：物理因素》（GBZ 2.2—2007）的要求；逐步替代落后的生产工艺及设备、材料；配置符合要求的防护条件、设施、用品；落实职业禁忌保护等。

实施职业健康保护行动，解决新旧职业健康问题，保障职业人群健康权益。促进措施有：落实职业病危害源头预防措施，从根本上控制或消除职业病危害因素；职业病危害严重的单位规范开展职业病监测评估，工作场所职业病危害因素监测合格率达到85%以上，职业病危害项目申报率、职业健康检查率、职业健康知识知晓率分别达到90%以上；加强职业活动中新兴危害的辨识评估，针对长时间、高强度、重复用力、快速移动等作业，采取工间操、眼保健操等保护措施，预防和控制过度疲劳及工作相关肌肉骨骼系统疾病的发生；开展劳动过程防护与监督，推动职业病危害工程防护、个体防护技术及装备升级；规范劳动工时管理，严格落实每日8 h工作制度，因特殊原因需延长工作时间的，每日不超过3 h，每月不超过36 h等。

（四）职业人群的自我健康管理

"职业健康达人"指用人单位中自觉树立健康意识、主动践行健康行为、积极参与健康管理、善于传播健康理念、具有较好健康影响力的职业健康代表人物。除满足遵纪守法的基本条件外，还应该达到健康素养、自主健康管理、健康影响力等方面的标准。

1. 自我健康素养

掌握相关的职业病危害预防和控制知识，具有较强的健康意识，熟悉职业病防治相关法律法规的主要内容。

为了有效预防职业病的发生，正确使用个人防护用品至关重要。常见的个人防护用品包括口罩、手套、耳塞、护目镜、工作服等。在使用个人防护用品时，应注意以下几点：首先，应选择符合防护要求的个人防护用品，如防尘口罩需要具有过滤元件，能够过滤掉空气中的颗粒物；其次，应正确佩戴个人防护用品，如佩戴口罩时应注意紧密贴合面部、调整鼻夹位置等；最后，应定期更换个人防护用品，保证其防护效果。

掌握本单位职业健康管理制度和操作规程的基本要求，自觉参加职业健康培训及健康教育活动。掌握职业病危害事故相关急救知识和应急处置方法，具有自救、互救能力。了解工作相关疾病和常见病的防治常识。

2. 主动健康

践行健康生活方式，合理膳食、适量运动、戒烟限酒、心理平衡。首先，应保持健康的生活方式，如合理安排饮食、适当进行体育锻炼等；其次，应避免吸烟和过量饮酒等不良生活习惯；此外还应加强健康教育，提高从业者的健康意识和自我保护能力。这些措施有助于提高从业者的身体素质和心理素质，从而更好地应对职业环境中的危险因素。

参考文献

［1］中华全国总工会劳动和经济工作部，国家卫生健康委职业安全卫生研究中心 . 职工职业健康管理手册 [M]. 北京：中国工人出版社，2023.

［2］刘明清 . 预防医学 [M]. 北京：人民卫生出版社，2021.

［3］国家电网公司北京电力医院，国网山东省电力公司电力科学研究院，航天中心医院 . 工作场所职业人群健康管理指南 [J]. 健康体检与管理，2023，4（2）：91-100.

［4］中国疾病预防控制中心职业卫生与中毒控制所 . 监测与评估标准目录及 PDF 文件下载（截至 2022 年 3 月 31 日）[EB/OL].（2021-9-14）[2023-12-25]. https://niohp.chinacdc.cn/zyws/wefscvn/202109/t20210914_236250.htm.